神经外科护士
临床思维实训案例

主 审　于红静

主 编　颜红波　张丹芬　欧丽珊

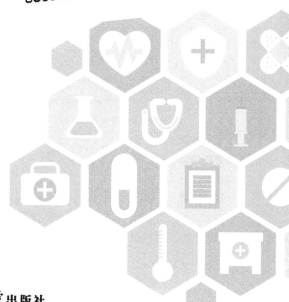

华南理工大学出版社
SOUTH CHINA UNIVERSITY OF TECHNOLOGY PRESS
·广州·

图书在版编目（CIP）数据

神经外科护士临床思维实训案例/颜红波，张丹芬，欧丽珊主编. -- 广州：华南理工大学出版社，2024.12. -- ISBN 978-7-5623-7887-7

Ⅰ. R473.6

中国国家版本馆 CIP 数据核字第 2024RM3707 号

Shenjing Waike Hushi Linchuang Siwei Shixun Anli
神经外科护士临床思维实训案例
颜红波　张丹芬　欧丽珊　主编

出 版 人：房俊东
出版发行：华南理工大学出版社
　　　　　（广州五山华南理工大学 17 号楼，邮编 510640）
　　　　　http：//hg. cb. scut. edu. cn　E-mail：scutc13@ scut. edu. cn
　　　　　营销部电话：020 - 87113487　87111048（传真）
策划编辑：董　平
责任编辑：欧建岸
责任校对：伍佩轩
印 刷 者：广州小明数码印刷有限公司
开　　本：787mm×1092mm　1/16　印张：16.25　字数：375 千
版　　次：2024 年 12 月第 1 版　印次：2024 年 12 月第 1 次印刷
定　　价：50.00 元

编 委 会

主　审　于红静

主　编　颜红波　张丹芬　欧丽珊

副主编　许川徽　何钰熙　孙平静　黄凤爱　鲍　文

编　者　关玉仙　改　娜　许川徽　刘嘉韵　刘明泽　孙平静

　　　　李嘉欣　何钰熙　张丹芬　张美丽　张敏娜　张亿欢

　　　　林淑莹　林文妃　欧丽珊　郭小丽　黄凤爱　雷清梅

　　　　袁杰东　鲍　文　颜红波

前　言

护士临床思维不仅关乎患者的治疗效果，更直接关系到患者的生命安全和医疗体验。《"健康中国2030"规划纲要》和《全国护理事业发展规划（2021—2025年)》指出，临床需要培养具有岗位胜任力和综合思辨能力的高素质人才。在当今日新月异的医疗环境中，护士作为医疗团队中不可或缺的一员，其临床思维能力的培养与提升显得尤为重要。神经外科作为临床高风险科室，神经外科护士更加需要具备敏锐的观察力、丰富的专业知识和灵活的思维模式，以利准确判断患者的病情，制定科学合理的护理计划，并及时调整护理措施，确保患者得到最佳的护理效果。

为引导护士在实践中学习和掌握临床思维的方法和技巧，切实提高神经外科疾病临床护理质量，我们汲取20余名在神经外科工作的专科护士的护理经验，精选了25个具有代表性的临床护理真实案例，编写成这本《神经外科护士临床思维实训案例》。本书共分六章，包括颅脑损伤、神经系统肿瘤、脑血管疾病、脊髓脊柱疾病、功能神经外科疾病和颅脑其他典型或罕见病的临床护理实训案例。每个案例都附有详细的解析和讨论，帮助护士深入理解案例中的关键点，掌握临床思维的精髓。本书通过对临床实训案例的系统剖析，采用情景模拟的方法，以问题为导向设置实训场景，融入护理工作思路，深入挖掘护理实践中的核心要素，为护士提供详尽而实用的护理知识和护理实战方法，引导护士培养临床思维能力。同时，本书将各类神经外科疾病的病理生理特点、临床表现等贯穿案例实训过程，从不同的角度指导护士学习疾病的发生或发展，了解确诊依据，知晓治疗手段，掌握整体护理的实践知识。我们还注重护理实践中的医患、医护沟通技巧训练等，帮助专业护士从病例实训中分析判断和学习沟通技巧。在案例实训的过程中，我们注重培养护士分析问题、解决问题的能力以及批判性思维和创新性思维。同时，我们也鼓励护士在阅读案例的过程中，结合自己的实践经验进行反思和总结，不断提升自己的临床思维能力。

我们希望，通过本书中案例分析和实践经验分享，能帮助护士提升临床思维能力，更好地应对复杂多变的临床环境，为患者提供更加优质、高效的护理服务；同时对广大护理同仁有所借鉴和启示。

由于时间仓促和水平有限，书中如有疏漏错误，敬请读者批评指正。

编者

2024年5月

目　录

第一章 颅脑损伤临床护理实训案例

第一节 慢性硬膜下血肿临床护理实训案例

一、案例介绍

基本信息：患者罗某，男，72 岁，已婚，小学文化水平。

入院时间：2023 年 10 月 10 日。

诊断：双侧额颞顶慢性硬膜下血肿。

主诉：头部外伤 2 个月，头晕、头痛，伴双下肢乏力 1 周。

现病史：2 个月前摔倒致伤头部，伤后未治疗。1 周前出现反复头晕、头痛伴双下肢乏力，急诊行颅脑平扫发现双侧额颞顶慢性硬膜下血肿。为进一步治疗，急诊入院。

既往史：高血压 10 余年，规律口服硝苯地平 10mg，一天两次，血压控制良好。

过敏史：无。

其他：日常生活自理。

专科情况：T:36.8℃，P:78 次/分，R:18次/分，BP:176/78mmHg。神志清，GCS:E4V5M6 = 15 分，双侧瞳孔等圆等大，直径为 3mm，对光反应灵敏。双上肢肌力Ⅴ级，双下肢肌力Ⅳ级，步态不稳。颈抵抗三横指，脑膜刺激征阳性，全身温触觉、痛觉等感觉存在，对称，浅、深反射均可引出。

影像学检查：10 月 10 日颅脑平扫提示双侧额颞顶慢性硬膜下血肿，如图 1 - 1 所示。

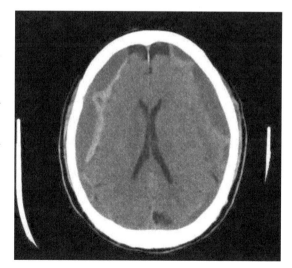

图 1 - 1 10 月 10 日颅脑平扫

主要诊疗经过：急诊入院后常规予护胃、消炎、脱水、营养支持治疗，积极完善术前相关检查。10 月 10 日在手术室全麻下行双侧额颞顶慢性硬膜下血肿钻孔引流术，术后返回神经外科监护室，予脱水、护胃、消炎、营养支持治疗。

二、护理临床思维实训过程

临床场景 1

10 月 10 日 9:45，患者罗某急诊被收入神经外科监护室。管床护士新收患者，给患者留置导尿管时发现患者双侧腹股沟处有片状潮红，局部皮肤泛白增厚脱屑。询问患者，了解到患者平时不怎么注意个人卫生，清洁不到位。如果你是管床护士，你应如何进一步进行皮肤评估与护理？

思维提示

（1）评估患者皮损面积大小及分布的位置。

（2）评估皮损严重程度（自我观察皮肤所对应的情况）：

1）评估局部有无红斑、水肿、渗出或结痂；

2）评估局部表皮有无剥脱、皮肤增厚或皮肤干燥。

（3）评估患者的主观症状：

1）评估局部有无瘙痒感；

2）是否会影响睡眠情况。

（4）评估患者皮损的形态。

（5）评估皮损伴随的其他症状。

护理评估结果

患者双侧腹股沟及肛周皮肤有 10cm×15cm 环形红斑，无渗出，表面见鳞屑，表皮干燥，有脱屑。患者自觉中度瘙痒，平时影响睡眠，无法入睡。

问题思考

患者罗某的皮肤问题是股癣、皮炎还是湿疹？

知识链接

1. 体癣

指发生于除头皮、毛发、掌跖和甲板外的浅表部位的皮肤癣菌感染。股癣则特指发生于腹股沟、会阴部、肛周和臀部的皮肤癣菌感染，属于特殊部位的体癣。股癣多数是由红色毛癣菌、须癣毛癣菌和絮状表皮癣菌等真菌引起。它们主要感染人体浅表组织，故又称为浅部真菌。癣的发病原因主要与皮肤癣菌感染有关；皮炎则是由多种因素综合导致的皮肤疾病。皮炎是指由各种内、外部感染或非感染性因素导致的皮肤炎症的一个泛称，并非一种独立疾病，其病因与遗传、物理、化学、环境、精神因素、

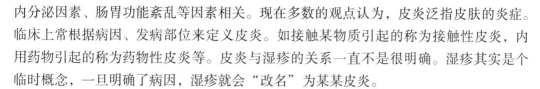

内分泌因素、肠胃功能紊乱等因素相关。现在多数的观点认为，皮炎泛指皮肤的炎症。临床上常根据病因、发病部位来定义皮炎。如接触某物质引起的称为接触性皮炎，内用药物引起的称为药物性皮炎等。皮炎与湿疹的关系一直不是很明确。湿疹其实是个临时概念，一旦明确了病因，湿疹就会"改名"为某某皮炎。

2. 湿疹皮炎

湿疹皮炎的症状会表现为患处有成片的红斑、密集或散在的小丘疹，或是肉眼难见的水疱，严重时可出现大片渗液或糜烂，可伴有瘙痒。而癣可分为头癣、体癣、股癣、手癣、足癣、甲癣。头癣主要表现为头皮上有蝶状黄癣痂，或有鳞屑性脱发斑；皮癣和股癣皮损以丘疹、丘疱疹、水疱和境界清楚的红色鳞屑性斑片为主。最简单的口诀：皮炎一发一大片，且边界不清；癣病面积小，呈环状，边界清晰，且存在红色鳞屑性。诊断的金标准是皮屑真菌免疫荧光染色检测。

护理判断

患者罗某的皮肤问题考虑为股癣。

问题思考

如果你是管床护士，你应如何对患者罗某落实皮肤护理？

护理要点

（1）做好床边隔离。包括医护人员与患者，患者自身部位之间。股癣是真菌引起的皮肤病，这些真菌可通过毛巾、衣物、被褥等传染，也可通过直接接触相互传染。患者物品应专人专用。

（2）保持皮肤干爽卫生。阴股部皮肤薄嫩，且较温暖湿润，非常适宜真菌生长，容易患上股癣。到了夏季股癣一般会更严重。要做好皮肤清洁，可以适当使用一些爽身粉保持患处干爽卫生。

（3）保持阴部通风透气。如果阴股部不透气，容易导致汗液淤积。应穿宽松透气的棉布裤子让汗液顺利蒸发，同时尽可能打开双腿保持通风透气。

（4）适度清洁。由于阴股部的皮肤较娇嫩，不要用力清洗以免擦破皮肤造成感染，不要用过度刺激的药水以免刺激皮肤，可以用温水轻轻冲洗。

（5）全程规范治疗癣病。如果患了癣病，应该及时治疗以免引起其他部位的癣病。

护理处置

每天早上使用碳酸氢钠冲洗患处，冲洗干净自然晾干，使用红外线灯照射，注意不要损伤患者皮肤，保持干燥，涂抹达克宁药膏后撒上达克宁粉，保持干燥，注意通风。总结为十个字："一洗二照三涂四撒五晾"。

临床场景 2

10 月 10 日 11:00，患者罗某一直吵闹说："我没病，要回家！"管床护士在床边为罗某留置动脉置管，突然发现罗某无反应，评估意识状态，GCS：E2V2M4 = 8 分，痛刺激睁眼，发单音，痛刺激四肢躲避，报告管床医生。予立即外出行颅脑平扫检查。颅脑平扫提示：右额颞顶新鲜血肿。医生开具医嘱：予急诊行慢性硬膜下血肿钻孔引流术。

问题思考

如果你是管床护士，你将如何进行术前护理及准备？

思维提示

1. 术前护理

（1）体位：保持环境安静，抬高床头 15°～30° 以利于其颅内静脉回流，降低颅内压。

（2）病情观察：严密观察患者意识状态、生命体征、瞳孔、神经系统症状，结合其他临床表现评估颅内血肿或脑水肿的进展情况，如有异常及时通知医生。

（3）用药护理：遵医嘱予甘露醇 250mL 快速滴入。使用过程中应避免渗透压失衡和严重脱水，维持血浆渗透压和脑血流动力学的稳定。准确记录出入量，并注意纠正电解质紊乱。使用高渗性液体后，血容量突然增加，可能加重循环系统负担，有导致心力衰竭或肺水肿的危险，应注意观察。

（4）预防颅内压增高，控制好患者的血压，遵医嘱使用硝普钠或乌拉地尔等降压药。避免病人情绪剧烈波动，保持呼吸道通畅。当呼吸道梗阻时，病人用力呼吸导致胸腔内压力增高。由于颅内静脉无静脉瓣，胸腔内压力能直接逆行传导到颅内静脉，加重颅内压增高。及时清除呼吸道分泌物，有舌后坠影响呼吸者，应及时安置口咽通气管。及时处理躁动和控制癫痫发作，躁动可使病人颅内压进一步增高，适当使用镇静剂，避免强制约束导致病人剧烈挣扎而加重病情。做好安全护理，防止坠床等。

2. 积极完善术前准备

（1）术前剃头保持头部清洁，检查头部皮肤有无损伤，做好手术部位标记。

（2）遵医嘱予交叉配血，禁食禁饮，必要时胃肠减压，积极完善其他术前检查，如 CT、心电图、胸部 X 线检查、药物过敏试验等。

问题思考

患者血肿进展可能原因有哪些？

思维提示

考虑患者罗某可能的原因与老年性脑萎缩后颅内空间相对增大有关。尤以老年人额前或枕后着力时，脑组织在颅腔内的移动度较大，最易撕破自大脑表面汇入上矢状窦的桥静脉，其次静脉窦、蛛网膜或硬膜下肿瘤受损出血，血液积聚于硬脑膜下腔引起硬脑膜内层炎性反应形成包膜，新生包膜产生组织活化物质进入血肿腔使局部纤维蛋白溶解过多，纤维蛋白降解产物升高，后者的抗血凝作用使血肿腔内失去凝血功能导致包膜新生的毛细血管不断出血及血浆渗出，从而使血肿扩大。血压高，情绪不稳定，躁动引起颅内压增加，脑组织受压。

<h2 style="text-align:center">临床场景 3</h2>

10 月 11 日 2：15，患者罗某术后返回监护室，带入气管插管。患者对呼唤睁眼，可按嘱活动，伴轻微呛咳，有自主呼吸，协助医生予床边拔除气管导管，拔管后患者咳嗽，咳嗽声干净有力，自述无痰，对答切题，无不适。拔管约 5min 后，患者出现轻微吸气性喉鸣音，但无诉呼吸不畅，血氧饱和度在 93%～95% 波动。作为管床护士，你将作出什么反应？

问题思考

患者出现这样的表现，是因为分泌物堵塞，喉痉挛还是支气管痉挛？

知识链接

1. 喉痉挛

喉痉挛是指喉部肌肉反射性痉挛收缩，使声带内收，声门部分或完全关闭而导致病人出现不同程度的呼吸困难甚至完全性的呼吸道梗阻。喉痉挛是机体防止异物入侵的保护性反射（声门闭合反射）过度亢进的表现，常发生于浅麻醉状态下以及气管拔管后，此时麻醉深度过浅，不足以抑制喉痉挛反射。

2. 临床表现

临床表现因梗阻的程度和呼吸力量的不同而表现出不同的吸气性呼吸困难。

（1）轻度：仅真声带发生痉挛性收缩，使声门变窄，随呼吸气流可发出轻微吸气性喉鸣音，但无明显通气障碍。

（2）中度：真假声带均发生痉挛性收缩，但声门并未完全关闭，因气流明显受阻而发出粗糙的吸气性喉鸣音，并出现呼吸三凹征。

（3）重度：咽喉部肌肉皆进入痉挛状态，声门紧闭，使呼吸道完全梗阻，因无气流通过反而无任何声音，病人很快呈发绀状态。

3. 引起喉痉挛的原因

（1）浅麻醉下气道内操作：如吸痰、放置口咽或鼻咽通气道、气管插管或拔管对咽喉部产生的刺激。

（2）气道内血液、分泌物或返流的胃内容物等刺激诱发所致。

（3）非气管插管浅全麻下行眼部、头颈部、剥离骨膜、扩肛、牵拉内脏等操作。

（4）浅麻醉下搬动病人，尤其喉头高敏的小儿使用氯胺酮后。

（5）吸入刺激性麻醉药（如乙醚），静脉使用具有兴奋迷走神经、增加气道分泌物、促使组胺释放的药物（如硫喷妥钠、氯胺酮、阿曲库铵等）。

（6）低钙（神经肌肉兴奋性增高）。

（7）缺氧，二氧化碳蓄积。

通常喉痉挛解除后，患者恢复迅速且无后遗症，少数可出现负压性肺水肿且需要特殊治疗。80%的负压性肺水肿发生于上呼吸道梗阻解除之后，但也有部分情况延缓发生在梗阻解除之后 4～6h。故在喉痉挛发生 4～6h 之后如不发生负压性肺水肿则认为之后亦不发生。

问题思考

在清理完呼吸道分泌物后，患者仍发出吸气性喉鸣音，且明显吸气性呼吸困难，考虑为喉痉挛。如果你是管床护士，你如何对患者罗某采取相应的护理措施？

护理处置

喉痉挛的处理：

（1）立即停止一切可能的不良刺激。

（2）清除咽喉部的分泌物。

（3）托下颌，开放气道，同时给予面罩吸氧，调高氧浓度。

（4）遵医嘱予解痉平喘类药物。予地塞米松 5mg 静脉注射，予雾化给药，直接作用于喉部及各级支气管平滑肌，解除气道痉挛，改善通气功能；并能湿化呼吸道，促进肺泡表面活性物质生成，防止肺泡萎陷；而且还有恢复纤毛黏液毯传送带及湿化溶解痰痂作用，利于痰液吸出，对解除呼吸道梗阻有双重作用。

（5）密切关注患者的病情变化、患者意识、瞳孔的变化、生命体征，呼吸的频率、节律，血氧饱和度情况、血气结果。

（6）及时安慰患者，告诉患者不用紧张焦虑，保持情绪稳定，尽量用鼻子吸气，嘴巴呼气，保持呼吸平顺。

临床场景 4

患者罗某术后第 3d，出现间断低热，诉尿道口刺痛，不断拉扯尿管，见尿液混浊。遵医嘱予留取尿常规及中段尿标本，结果显示尿常规定量：真菌 3304.00/UL，真菌 G 试验：白色念珠菌。你作为管床护士，应如何评估及采取相应护理？

思维提示

（1）评估患者尿管留置时长；

（2）评估尿管是否通畅；

（3）评估尿液颜色、性质、量；

（4）评估患者的主观症状，有无尿频、尿急、尿痛等不适；

（5）评估尿道口是否保持清洁，有无分泌物。

护理评估结果

10月10日留置尿管，留置尿管时长超过72h，尿管通畅，引出淡黄色浑浊尿液，每2h的尿量在150～280mL波动，患者主诉有尿频、尿痛感，见尿道口有淡黄色分泌物。

问题思考

考虑患者罗某为尿管相关性尿路感染，如果你是管床护士，你如何对患者罗某采取相应的护理措施？

知识链接

1. 导管相关性尿路感染定义

（1）导管相关性尿路感染：指患者留置导尿管后，或者拔除导尿管48h内发生的泌尿系统感染。美国的尿路感染发生率在医院感染中排名第一，约占40%，其中80%是由留置导尿管引起的。有报道显示，留置导尿管患者的尿路感染风险以每天3%～10%的速度递增，留置导尿管超过10d的患者中有一半能够检测到菌尿。

（2）感染的途径：细菌可经由导尿管的腔内途径或者腔外途径造成感染。腔外感染途径为：微生物在导尿管外表面增殖，通常不形成生物膜；细菌在插入导尿管过程中或插入导尿管后定植，通常是由于在操作中无菌技术遭到破坏；细菌在插入导尿管2～3d后定植，通常是由于操作引发。腔内感染途径为：当集尿系统的密闭性被打破，细菌乘虚而入；微生物随尿液由集尿袋逆流至膀胱，损坏膀胱表面黏膜层，促使更多生物膜形成。细菌生物膜的形成是导管相关性尿路感染主要发病原因，它固着在尿管内表面、尖端和球囊部位，有活力细胞的细菌生物膜会引起持久感染，水晶生物膜能形成硬壳和结石阻塞尿管，并造成膀胱和尿道上皮细胞损伤，引发肾盂肾炎和败血症，同时由于尿路感染引发医院相关血源性感染的病死率达32.80%。

2. 预防导管相关性尿路感染的护理措施

（1）留置导尿管的指征：

1）留置导尿管时间越长，导管相关性尿路感染发生率越高。因此，只有确实有留置导尿管指征的患者才推荐留置。

2）留置导尿管应在其他排尿方法都不能使用时才被考虑。

3）留置导尿管期间，应定期评估是否有继续留置导尿管的必要，若无必要应尽快拔除。

（2）人员素质与要求：

1）所有尿管留置都应该由专业人员遵守无菌技术操作原则置入；

2）医务人员在插尿管前或任何尿管系统操作之前注意手卫生并使用手套；

3）医务人员应遵守手卫生，在护理尿管患者之前使用一次性手套；

4）必须对留置导尿管的患者及其家属进行手卫生宣教，以保证他们护理尿管前后及时洗手；

5）留取尿标本时，必须使用无菌技术从采样口进行采集；

6）留置尿管期间，适当的尿管护理可减少导管相关性尿路感染的发生。

（3）减少尿道损伤：

1）12F管径尿管是成年男性、女性长期留置导尿管者最适宜的尿管管径；

2）插入尿管前，充分润滑尿管前端可减少置管时尿道刺激及导管相关性尿路感染的发生（5B）；

3）成人尿管气囊注入水量为10mL，儿童为3～5mL；

4）妥善固定尿管可避免尿管牵扯尿道引起尿道损伤而导致的导管相关性尿路感染的发生。

（4）防止逆行感染：

1）倒尿指征时应及时排空尿袋以保持排尿通畅和预防返流；

2）每个患者使用独立的尿壶排空尿袋，排尿时注意防止尿液飞溅或尿袋排尿口接触非无菌的尿壶；

3）留置导尿管前，尿道口应按照当地指南或制度要求进行清洁；

4）尿道口常规使用水和肥皂进行清洁；

5）尿袋必须放于膀胱水平以下，不能与地面接触。

（5）保持尿管系统密闭性：

1）留置导尿管应与无菌密闭尿袋连接；

2）膀胱灌注或冲洗不能用于预防导管相关性尿路感染；

3）不建议常规更换尿管或尿袋，建议当尿管或尿袋有感染、尿管堵塞、尿管或尿袋破损等指征时才予以更换；

4）除非要更换尿袋，否则尽量不要分离尿管和尿袋连接系统。

（6）保持尿管系统通畅性：

1）增加液体摄入量，保证每小时尿量为50～100mL，以保持排尿通畅，预防堵管；

2）保持排尿通畅，避免尿管打折；

3）维持尿液pH值为5～6可预防尿液结晶导致的尿管堵塞。

护理要点

（1）妥善固定尿管，避免打折、弯曲，保证集尿袋高度低于膀胱水平，避免接触地面，防止逆行感染。

（2）保持尿液引流装置密闭、通畅和完整，活动或搬运时夹闭引流管以防止尿液逆流。

（3）应当使用个人专用的收集容器及时清空集尿袋中尿液。清空集尿袋中尿液时，要遵循无菌操作原则，避免集尿袋的出口触碰到收集容器。

（4）留取尿标本进行微生物病原学检测时，应当消毒导尿管后使用无菌注射器抽取标本送检。

（5）遵医嘱使用抗真菌治疗。目前，膀胱冲洗不作为患者留置导尿管期间预防导尿管相关尿路感染的措施，而是作为预防和解决患者血尿导致的血块凝集、治疗已经发生的导尿管相关尿路感染以及尿路真菌感染等问题的一种手段。尽管膀胱冲洗不被推荐用于尿路感染的预防，但对于已经发生尿路感染的患者而言，膀胱底部内壁被大量沉渣、结晶以及生物被膜等异物覆盖，冲洗对内壁黏膜损害甚微，反之对异物具有冲刷引流作用，有利于尿路感染的治疗。同时提倡生理性的膀胱冲洗，不破坏尿路的密闭性，保持尿路的通畅，每天饮水量 2000mL 以上，保持 50～100mL/h 尿量能有效地冲洗尿道，以减少细菌的滋生，达到预防感染的发生。

（6）应当保持尿道口清洁，留置导尿管期间，应当每日清洁或冲洗尿道口。

（7）及时评估留置导尿管的必要性，不需要时尽早拔除导尿管，尽可能缩短留置导尿管时间。在维护导尿管时，要严格执行手卫生。

（李嘉欣、何钰熙、张丹芬）

第二节　闭合性颅脑损伤临床护理实训案例

一、案例介绍

基本信息：梁某，男，51 岁，初中文化。

入院时间：2023 年 3 月 15 日 9:15。

诊断：闭合性颅脑损伤。

主诉：外伤致昏迷 2h。

现病史：2h 前患者因骑自行车被小车撞倒致昏迷，送入急诊就诊。患者呼之不应，痛刺激不睁眼，发单音，四肢躲避，左右瞳孔等圆等大，直径约 3mm，对光反射灵敏，无呕吐，无抽搐，无大小便失禁。在急诊行头颅螺旋平扫、胸部螺旋平扫检查及抽血化验后收入神经外科监护室治疗。

既往史：无。

过敏史：无。

专科情况：T：37.0℃，HR：105次/分，R：22次/分，SpO$_2$：97%，BP：150/98mmHg。意识昏迷，GCS：E1M4V2＝7分，呼之不应，痛刺激不睁眼，发单音，四肢躲避，双侧瞳孔等圆等大，直径约3mm，对光反射灵敏，无呕吐，无抽搐，无大小便失禁。

主要诊疗经过：入院后予脱水、抗炎、止血、保护胃黏膜、营养脑神经、降血压等治疗，入院当天因发生病情变化后完善术前准备，送手术室急诊行左额颞开颅血肿清除术＋去骨瓣减压术＋颅内压探头置入术。术后躁动，予止血、镇静镇痛等治疗。

二、护理临床思维实训过程

临床场景 1

3月15日9:15，梁某由急诊护士车床送到监护室，梁某躁动呻吟，呼喊："我要小便，头好痛。"见患者梁某痛苦表情，颜面部及头部可见血迹，衣服多处破损伴有血迹。查腹部膨隆，诉恶心，随后呕吐咖啡色胃内容物，量约100mL，非喷射性。如果你是管床护士，你应如何做好入院评估及处置？

思维提示

（1）优先解决目前紧急问题：患者呕吐大量胃内容物，预防因呕吐物进入气道而导致窒息。

（2）判断患者颅脑受伤程度，评估患者意识，观察瞳孔及肢体肌力情况。

（3）同时给予心电监护，监测生命体征，及早发现有无颅内压增高征象。

（4）患者腹部膨隆，排查是否为尿潴留还是腹腔有出血。

（5）因车祸导致的外伤，警惕有无复合伤，要重点查看开放性伤口出血部位，特别注意四肢肢体、胸肋骨、脊柱椎体有无骨折，脏器有无出血。

（6）与急诊护士做交接班，了解患者外伤经过及急诊已做的诊疗：检查、化验有哪些阳性结果。

（7）向患者及家属做入院宣教。

护理评估及护理

（1）呕吐处理：

1）患者呕吐咖啡色胃内容物，首要应保持呼吸道通畅，为避免窒息及误吸，立即检查口腔有无异物，并给予头偏向一侧，在无法判断有无并发脊柱损伤情况下，务必先保持头颈胸成一直线，避免加重病情。

2）及时清理口鼻腔呕吐物及分泌物，必要时予吸引器吸出或用手、开口器、舌钳拉出舌头，彻底清除口腔及呼吸道异物、呕吐物及凝血块，必要时置入口咽通气管、行气管插管或气管切开术，及时抽吸分泌物，以保持呼吸道通畅。

（2）患者意识及瞳孔情况：患者 GCS：E2V4M6 = 12 分，痛刺激睁眼，对答部分错乱，言语清晰，四肢按嘱活动，四肢肌力Ⅴ级，左右瞳孔等圆等大，直径约 3mm，对光反射灵敏。

（3）心电监护显示：T：36.8℃，HR：98次/分，R：21次/分，SpO_2：95%，BP：185/101mmHg。给予中流量吸氧。关注有无呼吸形态改变，是否存在脑干损伤。患者血压高，诉有头痛，有可能颅内压增高导致。建立静脉通道，给予降颅压及降血压治疗。

（4）患者腹部膨隆，自诉有尿意，叩诊膀胱区呈浊音，确定为尿潴留，即予留置尿管，注意一次性放尿不宜超过 1000mL，避免因快速排空膀胱导致突然的压力骤降，血液快速进入膀胱内引起膀胱壁血管的破裂出血。留置尿管后观察尿液颜色、性质和量。

（5）检查患者全身皮肤情况：发现患者左眉弓处有一伤口，约 3cm×2cm，有血性液体流出，协助医生进行缝合伤口。左颜面部多处擦伤肿胀伴渗血，左耳廓内有未干的血迹，清洁颜面部及耳廓内血迹。观察耳内有无活动性出血或液体流出，及时发现有无脑脊液漏。多处擦伤皮肤予消毒后保持干燥。见左侧肢体多处擦伤肿胀，左肩颈部、左手臂、左腰部、左小腿均有瘀紫肿胀，检查四肢有无活动障碍，有无骨折征象，需提醒医生进一步拍 X 片，确定是否有肢体骨折、脊柱骨折及胸肋骨骨折。

（6）向急诊护士了解受伤的过程，了解患者在急诊已做的检验项目。头颅螺旋平扫检查显示左侧颞叶脑挫裂伤、左额颞硬膜下血肿、左颞硬膜外血肿。胸部螺旋平扫检查显示左肺肺炎。急诊抽血化验：急诊 8 项、血常规＋血型、凝血四项、感染四项、心肌四酶，结果未出。要关注抽血结果。

（7）将患者身上污物清理干净，协助更换病人服，告知患者车祸后已入院，安抚患者，解除其焦虑。向家属介绍科室环境及入院后的相关制度、患者所需用品及跟医生的沟通渠道。

知识链接

1. 闭合性颅脑损伤

指的是伤者颅骨、头皮表层出现有开放性创口，而硬脑膜处于完整状态，颅脑内部与外界之间未有交界，属于闭合性伤害。多为外因所致。常见致伤因素包括交通事故、钝器击伤、外力打击等。

2. 闭合性颅脑损伤的分类

颅脑损伤包括颅伤、脑伤、并发后遗症三大类。

（1）颅伤：具体细化为头皮损伤（擦伤、挫伤、裂伤、撕脱伤）和颅骨损伤（颅盖骨骨折、颅底骨折、崩裂骨折），其中颅盖骨骨折主要表现为颅骨压痕/擦伤、粉碎骨折、穿孔骨折等；颅底骨折则包含单盖对纯底冲颅联性底合骨骨折。

（2）脑伤：包括原发性脑损伤（脑震荡、脑挫裂伤、弥漫性轴索损伤、原发性脑干损伤）、继发性脑损伤（颅内血肿、脑水肿、脑肿胀、脑疝）。

（3）并发后遗症：包括颅骨缺损、植物生存状态、外伤性脑脊液、外伤后颅骨骨髓炎。

3. 分级

颅脑损伤按严重程度分四级。

（1）轻型脑损伤：即单纯脑震荡，昏迷时间 <30min，患者有轻度头痛、头晕，可有颅骨骨折，但神经系统及脑脊液检查无明显异常，GCS 计分为 13～15 分。

（2）中型脑损伤：轻度脑挫裂伤，昏迷时间 <12h，有轻度生命体征改变及神经系统症状，可有颅骨骨折及蛛网膜下腔出血，GCS 计分为 9～12 分。

（3）重型脑损伤：广泛脑挫裂伤、脑干损伤或颅内血肿，昏迷时间 >12h，意识障碍进行性加重或清醒后再度昏迷，生命体征有明显变化，有明显神经系统阳性体征，广泛颅骨骨折及蛛网膜下腔出血，GCS 计分为 6～8 分。

（4）特重型脑损伤：原发性创伤严重或伴有其他系统器官的严重创伤，创伤后深昏迷，去大脑强直或有脑疝形成，双侧瞳孔散大，生命体征严重紊乱，呼吸困难或停止，GCS 计分为 3～5 分。

颅内血肿按部位分为：

（1）硬膜外血肿。出血积聚于颅骨与硬脑膜之间，与颅骨损伤有密切关系。典型临床表现是在原发性意识障碍后有一段中间清醒期，再度意识障碍，并逐渐加重。病变发展可有颅内压增高和脑疝表现。CT 显示多表现为颅内板下"双凸镜形"或"梭形"异常征象（图 1-2a）。

（2）硬膜下血肿。出血积聚在硬脑膜与蛛网膜之间，多由对冲性脑挫裂伤导致脑皮质内血管破裂所致，以意识障碍、颅内压增高、瞳孔改变和神经系统体征为主要临床表现。CT 显示多表现为颅内板下"新月形"或"月牙形"异常征象（图 1-2b）。

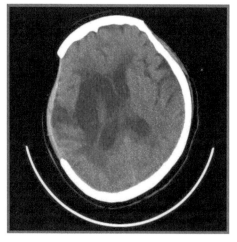 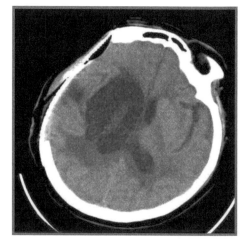

（a）右侧颞顶部梭形异常高密度影　　　　（b）右侧颅内板下新月形高密度影

图 1-2　颅内血肿头颅 CT

（3）脑内血肿。血肿位于脑实质内，出血多来自挫裂的脑实质血管。临床表现为颅内压症状明显，意识障碍进行性加重或伤后持续昏迷。

（4）脑室内血肿。指血肿位于脑室系统内，出血来源主要为深部脑内血肿破溃入脑室或脑室壁、脉络丛损伤所致。

临床场景2

3月15日9:30，医生到场新收患者，与急诊医生做完交接，了解患者梁某的基本病程及体查后开具医嘱。患者诉头痛，仍多次恶心、呕吐咖啡色胃内容物，生命体征显示：HR:105次/分，R:22次/分，SpO_2:96%，BP:142/78mmHg，接检验科报危急值：血钾2.7mmol/L。你将如何安排医嘱的执行？按颅脑损伤护理常规，其中药物医嘱如下：

A. 甘露醇注射液250mL IVD Q8H

B. 0.9%氯化钠注射液100mL + 泮托拉唑钠40mg IVD BID

C. 5%葡萄糖注射液250mL + 10%氯化钾注射液10mL IVD QD

D. 0.9%氯化钠注射液10mL + 苏灵2u IV BID

E. 5%葡萄糖注射液100mL + 赛菲特0.5g IVD BID

F. 5%葡萄糖注射液50mL + 硝普钠50mg IVD QD

G. 10%葡萄糖注射液250mL + 奥邦0.48g IVD QD

思维提示

（1）护士接收到医嘱后，应先查看医生医嘱是否正确再执行。

（2）患者外伤后致颅内血肿及脑挫裂伤，目前头痛呕吐，可能由颅内压增高导致，需给予脱水降低颅内压，同时予止血治疗。

（3）血钾低，给予静脉补充血钾，注意见尿补钾。

（4）患者多次呕吐咖啡色胃内容物，予保护胃黏膜及补充液体。

（5）患者明显脑损伤，予脑神经营养治疗。

（6）患者血压较前明显有下降，硝普钠可视血压情况再决定。

医嘱的执行

（1）医生补钾医嘱错误，配置浓度过高，与医生沟通后重新开具医嘱为：C. 5%葡萄糖注射液500mL + 10%氯化钾注射液15mL IVD QD。

（2）患者颅压增高急需降压止血治疗，同时存在血钾偏低，故此患者应开通双静脉通道，双通路同时输液。因此医嘱应安排顺序：①A→E→B→G，②D→C。

后续与医生进一步沟通：

（1）患者频繁呕吐会丢失钾离子，且使用甘露醇脱水利尿后尿液内也会排出大量钾离子。因此要与医生沟通，在患者补钾后要监测电解质及酸碱度，及时纠正电解质紊乱及酸碱平衡。

（2）患者处于频繁呕吐状态。为减少患者因呕吐引起误吸或窒息的风险，及时与医生沟通，开具留置胃管行胃肠减压医嘱。

知识链接

1. 使用甘露醇脱水治疗时的注意事项

甘露醇为高渗透性药物，主要通过迅速提高血浆渗透压使脑组织水分向血浆转移，降低颅内压。由于甘露醇经肾小球滤过，几乎不被肾小管吸收，在肾小管保持的水分维持其渗透压，导致水和电解质经肾脏排出体外，而产生脱水及利尿作用。使用时应注意以下问题：

（1）静滴时注意避免漏出血管导致组织损伤坏死。

（2）甘露醇脱水治疗对低血压的患者可引起不良后果，需注意及时补充丢失的电解质及血容量。

（3）长期大剂量应用甘露醇可引起急性肾功能衰竭，应注意监测肾功能。

（4）对于长期使用甘露醇脱水患者要密切监测血浆渗透压，血浆渗透压＞310mmol/L时甘露醇脱水效果有限，且可使肾功能损害概率增加，此时宜改用甘油果糖、白蛋白、呋塞米等其他脱水药物。

（5）大量或长期脱水患者，尤其是老年和儿童患者，应监测血容量、电解质水平及心脏功能。应特别关注低血容量引发的脑缺血、甘露醇快速静滴引发的心功能不全，以及高剂量脱水引起的电解质紊乱。

2. 低钾的相关知识

（1）病因：

1）摄入减少。正常情况下，钾的摄入量为40～120mmol/d。当存在钾缺乏时，肾脏可以将钾排泄减少至5～25mmol/d，所以单纯的摄入减少极少会引起低钾血症。

2）胃肠道丢失。任何原因（呕吐、腹泻、轻泻药或导管引流）导致的胃或肠分泌物丢失，都可引起钾丢失。

3）肾脏丢失。利尿剂、盐皮质激素活性增加、不能重吸收的阴离子的排泄导致尿钾的消耗丢失。

4）向细胞内转运。胰岛素作用增强、β肾上腺素能活性增强、细胞外pH值升高可使进入细胞的钾增多，从而引起低钾血症。

5）其他原因。低钾血症可发生于出汗过多的患者，以及接受透析或血浆置换的患者。

（2）临床表现。低钾血症的临床表现为四肢酸软无力，出现不同程度的神经、肌肉系统的松弛软瘫，尤以下肢最为明显，严重时还会伴有心血管系统的功能障碍，如胸闷、心悸，甚至可出现呼吸肌麻痹、呼吸困难以及严重心律失常、肾异常和葡萄糖耐受不良。其中引发心律失常的风险在以下患者中最高：年龄较大的患者、有器质性心脏病的患者以及使用地高辛或抗心律失常药物的患者。

（3）处理原则。应确定低钾血症的基础病因，尤其是存在低镁血症或重分布性低钾血症时。对于同时存在低镁血症的患者，仅进行补钾治疗可能很难治愈；对于重分布性低钾血症患者，补钾可导致反跳性高钾血症。对于交感神经张力增强导致的重分布性低钾血症患者（如，甲状腺毒性低钾性周期性麻痹的患者），给予非选择性 β 受体阻滞剂（如普萘洛尔）可快速逆转低钾血症及相关症状。

1）轻度至中度低钾血症：血清钾浓度为 3.0～3.4mmol/L。若无持续性尿液失钾，建议：初始口服钾 10～20mmol、一日 2～4 次（20～80mmol/d）。

2）重度低钾血症：若低钾血症为重度（血清钾浓度＜2.5～3.0mmol/L）或存在症状（心律失常、明显肌无力或横纹肌溶解）。必须更快速补钾：口服给予氯化钾，剂量为一次 40mmol、一日 3～4 次；对于还接受静脉补钾的患者，每 2～3h 给予20mmol，建议治疗初期应每 2～4h 测量 1 次血清钾浓度，以确定治疗反应。如果患者可耐受，应维持该方案至血清钾浓度持续高于 3.0～3.5mmol/L 且低钾血症导致的症状或体征消失。对大多数患者静脉补钾可能的剂量范围为：每 2～3h 20mmol 至每小时10～20mmol（最大推荐速度）；高达 40mmol/h 的速度已被用于治疗危及生命的低钾血症。补钾速度高于 20mmol/h 会严重刺激外周静脉，因此液体应输入大的中心静脉或输入多根外周静脉。故应限制加入每种特定容积的输注容器中的最大钾量，以降低不小心给予绝对大量钾的风险。建议：

1）在适合非葡萄糖液体的 1000mL 容器中，建议最大钾量为 60mmol；

2）在 100～200mL 小容量外周静脉输液袋中，建议钾量为 10mmol；

3）在 100mL 小容量大中心静脉输液袋中，建议最大钾量为 40mmol。

（4）补钾的护理：

1）补钾的途径有口服补钾和静脉补钾。静脉补钾时严禁静脉推注。

2）轻者鼓励进食，口服钾盐，以氯化钾首选。但直接口服氯化钾对胃刺激性较大，且口感不佳。可将 10% 氯化钾稀释于果汁或牛奶中餐后服用，也可口服 10% 枸橼酸钾。

3）静脉补钾时：

①浓度以含钾 20～40mmol/L，或氯化钾 1.5～3.0mmol/L 为宜。病情严重，病程长者浓度可至 60mmol/L，须在持续心电监护下使用。

②输液速度切忌过快，一般控制在不超过 1g/h，速度为 30～40 滴/分钟。速度过快，血清钾浓度突然增高，可导致心脏骤停。

③为预防高血钾，晶体液以 5% 葡萄糖注射液为宜，不宜输大量生理盐水（除非需补充钠离子），因为输注大量生理盐水可导致原尿中钠离子浓度增高，远曲小管钠钾离子交换量增加，钾从尿中丢失增多，反而影响治疗效果。

④在停止补钾 24h 后，血钾正常，可改用口服补钾（血钾 3.5mmol/L 时体内仍缺钾 10%）。

⑤静脉补钾时疼痛的护理：钾离子对血管壁有强烈的刺激作用，使支配血管的神

经兴奋，引起血管收缩甚至痉挛，致血流速度减慢，局部含钾浓度相对较高而引起疼痛。所以要选择较粗大的静脉或深静脉置管，以减少局部刺激。外周血管穿刺者，可将针柄逆时针翻转180°至对侧固定，将针头斜面对向血管下壁，药物流向发生改变，相对远离或避开了对体表敏感的神经末梢的刺激，血管下壁及深部组织敏感度差，疼痛的发生率明显降低。输注过程中出现疼痛时，可用硝酸甘油局部螺旋式轻轻涂擦，通过皮肤吸收，扩张血管，松弛平滑肌，解除血管痉挛。

⑥静脉炎的预防：避免在同一静脉或同一部位反复穿刺，减少对血管的机械性刺激；在穿刺部位给予保暖，减少血管痉挛，使血管壁扩张，通透性增高，减少静脉炎症状及血管壁损伤。如发现局部肿胀、疼痛，说明液体有外渗，应立即更换穿刺部位，局部用50%硫酸镁湿敷，防止局部组织坏死。

（5）补钾的观察：

1）应密切观察患者肢体肌力、呼吸困难等症状是否改善。一般补钾3g后症状应有所好转。若补钾过多过快，对心脏会产生抑制作用，因此对严重低钾患者应进行持续心电监护，密切观察低钾引起的心电变化是否好转，及时调整补钾的速度和量。如发现T波高尖，QRS波群增宽等高钾血症心电图特征，应立即停止补钾并做相应处理。

2）严密观察尿量，尿量超700mL/d或超30mL/h时补钾较安全。严重低钾血症时会引发急性肾功能衰竭，需监测肾功能。

3）应每小时监测电解质，关注血钾。重度低钾可继发代谢性碱中毒而加重低钾血症。同时应1~2h监测血气分析，及时纠正酸碱平衡。

临床场景3

3月15日11:20，患者大喊："我头痛好难受，给我打止痛药吧。"见患者较前躁动，辗转反侧，心电监护仪显示：HR：113次/分，R：23次/分，SpO$_2$：95%~97%，BP：200/121mmHg，予硝普钠控制血压，血压波动大，难以控制。15min后患者较前安静，右上肢握拳屈曲于胸前，右下肢强直过伸，伴随鼾音明显，呼吸深大，血压高，心率较前下降。

问题思考

（1）患者在头痛躁动时能否使用镇痛镇静药物？

（2）患者安静下来，是安静入睡还是有病情变化？

思维提示

（1）分析躁动原因，对于刚发病患者在未明确躁动及头痛加重原因时，不可轻率给予镇静镇痛药，以免掩盖病情及混淆病情观察。

（2）根据病人的入院诊断，结合患者临床症状加重：头痛加剧，频繁呕吐，在躁动后突然安静状态下，警惕患者发生加重继发性脑损伤（如颅内出血增加、脑水肿或脑肿胀加重），要立即评估患者意识瞳孔。

护理评估结果

（1）评估意识瞳孔及肌力：GCS：E1V2M4＝7分，痛刺激不睁眼，发单音，痛刺激左侧肢体躲避，右侧肢体屈曲，左右瞳孔不等大，左侧直径约4mm，右侧直径约3mm，对光反射迟钝。右侧肢体肌张力高，右上肢握拳屈曲于胸前，右下肢强直过伸。

（2）监测生命体征：T：37.0℃，HR：87次/分，R：15次/分，SpO_2：92%～94%，BP：160/92mmHg。

护理处置

（1）患者意识下降，立即给予甘露醇快速静滴脱水降压治疗，紧急通知医生，床边预备好抢救物品。

（2）患者呼吸声大，鼾音明显，舌根后坠，血氧偏低，唇周甲床无见明显发绀。即予面罩吸氧，调大氧流量，抬高床头，予口咽通或鼻咽通辅助通气，观察口鼻腔有无分泌物予及时吸出，密切观察患者血氧及呼吸音有无改善，观察呼吸频率及节律，必要时通知麻醉师行气管插管。

（3）血压高予硝普钠静脉泵给药，将血压控制在120～130mmHg，注意关注其药效，避免出现低血压导致脑灌注不足而进一步加重脑损伤。

（4）如急需行头颅螺旋平扫检查时，协同医生备齐抢救物品（如抢救箱、呼吸球囊）护送患者外出检查，确保外出转运过程安全。

知识链接

（1）加重继发性脑损伤的危险因素（secondary brain insult factor，SBIF）：是指在原发性脑损伤后，诸如颅内压、脑灌注压、体温、血压等指标若发生异常改变，可引起脑组织再次损伤，从而加重继发性脑损伤。这些异常改变的指标也可称之为二次脑损伤因素。

（2）原因：临床上常见的SBIF主要有颅内压升高、脑灌注压降低、低血压、低氧血症、体温升高、心动过缓或心动过速、水电解质及酸碱平衡失调、急诊肾功能损害、血糖增高、凝血功能障碍等。及早发现，有效地监测、防治这些SBIF可提高颅脑损伤的救治水平，并改善伤者的预后。

临床场景4

3月15日11：50，患者在医生护士护送下外出行头颅螺旋平扫，检查结果显示：颅内出血增加，脑水肿加重。回室后立即完善术前准备，如备皮、持续胃肠减压、交叉配血等，12：20接通知送手术室行左额颞开颅血肿清除术＋去骨瓣减压术＋ICP置入术。18：50术毕回监护室继续治疗。3月16日9：00，术后第一天，患者GCS：E1VTM5

=6T，痛刺激不睁眼，留置经口气管插管，持续呼吸机辅助通气，呼吸机有自主呼吸触发，无人机对抗，左侧肢体见自主活动，不按嘱，痛刺激能定位，右侧肢体未见活动，肌张力高，痛刺激屈曲，左右瞳孔等圆等大，直径约 3mm，对光反射迟钝，头部敷料干洁，ICP 值波动在 5～10mmHg，生命体征正常平稳。11:00 护士予患者翻身后，患者出现躁动，躁动时伴心率快、呼吸促、血压高及 ICP 值升高，有明显呼吸机抵抗，医生开具医嘱进行镇静镇痛处理。作为管床护士，你应如何进行评估处理？

思维提示

患者在躁动时明显影响生命体征，为避免继续加重继发性脑损伤，及时分析导致患者躁动原因，解决问题使其安静。

护理评估结果及处置

（1）查看患者左右瞳孔等圆等大，直径约 3mm，对光反射迟钝，无躁动前 ICP 值在正常范围内，生命体征相对正常平稳，排除因颅内高压而引起的烦躁。

（2）检查患者气管插管通畅，吸痰量少，气囊压力合适，气管插管平齿外露刻度同前，双侧胸廓起伏对称，听诊呼吸音对称，排除因气管插管导致呼吸道不畅或异位而引起的躁动。

（3）检查患者腹软，膀胱区无膨隆，尿管能引出淡黄色尿液，尿液性质无异常，排除因尿管不畅而引起的躁动。

（4）查看患者无排大便，肢体无受压，排除其他身体刺激而引起的躁动。

（5）患者术后第一天，麻醉药物基本代谢，患者有可能处于苏醒朦胧状态，头部术口的疼痛，对留置气管插管、尿管等侵入管道的不耐受，患者本身皮肤组织多处擦伤挫伤的疼痛，导致患者烦躁不安。

（6）明确患者烦躁原因，以免再加重继发性脑损伤，可按照医嘱给予镇静镇痛对症治疗，同时进行适当的肢体约束，预防坠床及非计划性拔管。

知识链接

（1）镇静镇痛的目的：神经外科颅脑损伤特别是脑挫裂伤患者应激反应和交感神经兴奋，引发脑血管收缩而造成脑缺血、缺氧甚至脑水肿，对预后不利，影响病情恢复。因此，正确合理的镇痛镇静治疗有利于降低患者的脑氧代谢速率，降低颅内压，也可以减轻患者的疼痛焦躁，使患者能耐受各种侵入性操作，减少治疗中的痛苦及对身心健康的不良影响，从而改善预后。但镇静不足，患者易出现躁动、血压异常升高、疼痛等临床症状，增加心脑耗氧量，继而会出现颅内压增高、脑水肿和脑出血等严重并发症；镇静过度可导致患者昏迷、血压降低、呼吸系统抑制。

（2）镇静镇痛的要求：推荐以最小剂量药物维持患者最佳生理状态，减少因镇静镇痛不足或镇静镇痛过度所带来的不良后果，以利于患者更佳的预后。

（3）镇静镇痛的评估：目前临床上常使用疼痛评估和镇静深度监测方法。

2018 年版镇静镇痛指南指出：ICU 患者应常规进行疼痛评估（强推荐，中级证据质量）。部分文献表明：常规疼痛评估有助于缩短 ICU 住院时间、机械通气时间并降低呼吸机相关性肺炎的发生率，有助于降低病死率。建议对于能自主表达的患者应用 NRS 评分，对于不能表达但具有躯体运动功能、行为可以观察的患者应用 CPOT 评分量表，其对疼痛程度的评价具有较高的可信度和一致性，见表 1 - 1。

表 1 - 1　重症监护患者疼痛评估表（CPOT）

指标			
	0 分	1 分	2 分
面部表情	放松的（无特殊面部表情）	眼眶紧或提肌收缩，绷紧的（皱眉、眉毛低垂）	所有以上面部表情伴眼睑紧闭，面部扭曲
肢体活动	没有活动	防卫状态	试图坐起、爬起、辗转反侧、烦躁不安、牵拉管道
肌肉紧张程度	松弛的（弯曲四肢时无抵抗）	紧张僵硬（在弯曲四肢时有抵抗）	非常紧张、僵硬（在弯曲四肢时剧烈抵抗）
通气依从性(气管插管患者)	与呼吸机没有抵抗、没有警报	断断续续的报警，有咳嗽	抵抗呼吸机不同步，频繁警报
发声（非气管插管患者）	安静的、正常音调	叹气、呻吟	哭泣、喊叫
总分			
备注：CPOT≥3 分时，提示患者存在疼痛，需遵医嘱使用或调节镇痛药物			

2018 年版镇静镇痛指南推荐：在镇静治疗的同时或之前给予镇痛治疗（强推荐，中级证据质量）。理论依据：大部分患者烦躁的首要原因是疼痛和不适感，故重症患者应首先考虑镇痛治疗，镇痛应作为镇静的基础。研究表明，联合镇痛治疗的镇静方案能减少疼痛发生率，降低患者镇痛评分，降低机械通气的使用率，减少气管插管时间及缩短住院时间。使用镇痛为先的镇静方法也要权衡镇痛药可干扰呼吸动力，降低胃动力及增加实施肠内营养的难度，同时还要考虑停药所导致的疼痛复发。

推荐实施镇静后要对镇静深度进行密切监测，RASS 和 SAS 评分是常用可靠的镇静评估工具（强推荐，中级证据质量）。理论依据：镇痛镇静治疗的目的是在维持机体基本灌注氧合的基础上，尽可能保护器官储备功能，减轻器官过度代偿的氧耗做功。同时，保持危重症患者处于最舒适和安全的镇静状态是 ICU 镇静治疗的重要目标之一，因此需要定时评估患者的镇静程度以便于调整镇静药物及其剂量以达到预期目标。趋近目标：浅镇静 RASS -2 ～ +1 分、SAS 3～4 分；较深镇静 RASS -3 ～4 分、SAS 2

分；深镇静 RASS -5 分、SAS 1 分，见表 1-2、表 1-3。

表 1-2 RASS 镇静程度评分表

分值	描述	定义
+4	有攻击性	有暴力行为
+3	非常躁动	试着拔出呼吸管、胃管或静脉点滴
+2	躁动焦虑	身体激烈移动，无法配合呼吸机
+1	不安焦虑	焦虑紧张但身体只有轻微的移动
0	清醒平静	清醒自然状态
-1	昏昏欲睡	没有完全清醒，但可保持清醒超过 10s
-2	轻度镇静	无法维持清醒超过 10s
-3	中度镇静	对声音有反应
-4	重度镇静	对身体刺激有反应
-5	昏迷	对声音及身体刺激都无反应

表 1-3 Riker 镇静和躁动评分表

分值	描述	定义
7	危险躁动	拉拽气管内插管，试图拔除各种导管，翻越床栏，攻击医护人员，在床上辗转挣扎
6	非常躁动	需要保护性束缚并反复语言提示劝阻，咬气管插管
5	躁动	焦虑或身体躁动，经言语提示劝阻可安静
4	安静合作	安静，容易唤醒，服从指令
3	镇静	嗜睡，语言刺激或轻轻摇动可唤醒并能服从简单指令，但又迅即入睡
2	非常镇静	对躯体刺激有反应，不能交流及服从指令，有自主运动
1	不能唤醒	对恶性刺激无或仅有轻微反应，不能交流及服从指令

（4）常用药物：

1）苯二氮䓬类药物。是中枢神经系统 GABA 受体激动剂，具有抗焦虑、遗忘、镇静、催眠和抗惊厥作用。ICU 最常用的是咪唑安定，其是该类药物中相对水溶性最强的药物，具有起效快、持续时间相对短、血浆清除率较高的特点。作为 ICU 患者重要的镇静药物之一，特别适用于焦虑、癫痫发作，以及酒精戒断治疗，且在深度镇静、不记忆（遗忘），或联合其他镇痛镇静药使用以降低彼此不良反应方面仍具有很重要的作用。但近年来的研究表明，苯二氮䓬类药物容易引起蓄积、代谢较慢，增加镇静深度，从而会进一步延长机械通气时间及住院时间。

2）丙泊酚。也是 ICU 常用的镇静药物之一，具有起效快，作用时间短，撤药后能快速清醒，镇静深度呈剂量依赖性的特点，亦可产生遗忘作用和抗惊厥作用。另外，还具有减少脑血流、降低颅内压和降低脑氧代谢率的作用。用于颅脑损伤患者的镇静可减轻 ICP 的升高。丙泊酚单次注射时可出现暂时性呼吸抑制和血压下降、心动过缓，尤见于心脏储备功能差、低血容量的患者。其他的不良反应包括高甘油三酯血症、急性胰腺炎和横纹肌损伤。丙泊酚使用时可出现外周静脉注射痛，因此临床多采用持续缓慢静脉输注方式。另外，部分患者长期使用后可能出现诱导耐药。因其巨大的分布容积所致的短效性，丙泊酚与苯二氮䓬类相比能改善 ICU 住院时间等指标，还能减少机械通气时间，但对短期病死率无影响。

3）右美托咪定。是选择性 α_2 受体激动剂，通过抑制蓝斑核去甲肾上腺素释放和竞争性结合 α_2 受体，起到减轻交感兴奋风暴、抗焦虑和轻度的镇痛镇静作用，但无抗惊厥作用。由于不作用于中脑网状上行系统和 GABA 受体，使用右美托咪定镇静的患者更容易唤醒，呼吸抑制较少。右美托咪定镇静高峰出现在静脉给药后 1h 内，能快速分布于周围组织并被肝脏代谢。重度肝功能障碍的患者会延长右美托咪定的清除，应适当降低剂量。另外，右美托咪定兼具镇痛作用，可减少阿片类药物的需求。右美托咪定最常见的不良反应是低血压和心动过缓，静脉负荷剂量过快给予可引起血压与心率波动，故在 ICU 给予负荷剂量时一定要注意输注速度，必要时可适当延长输注时间。相比苯二氮䓬类和丙泊酚等镇静药物，应用右美托咪定可以明显减少 ICU 住院时间，缩短机械通气时间。

（5）镇痛镇静的并发症：

1）ICU 获得性肌无力。炎症反应、长期深镇静、神经—肌肉阻滞剂、制动、糖皮质激素等多种因素可导致 ICU 获得性肌无力，神经—肌肉阻滞剂和深镇静是其中重要的诱导因素。神经—肌肉阻滞剂通过抑制神经肌肉偶联而抑制肌肉的收缩活性，从而导致肌无力。神经—肌肉阻滞剂通常与足量的镇静药物或镇痛药物联合应用。神经肌肉阻滞剂的应用不仅会导致即刻肌肉功能抑制，药物的残余效应也会导致 ICU 获得性肌无力。

2）循环功能抑制。对于血流动力学不稳定、低血容量或交感兴奋性升高的患者，镇痛镇静治疗容易引发低血压。右美托咪定具有抗交感作用，可导致心动过缓和低血压。因此镇痛镇静治疗期间应进行循环功能监测，根据患者的血流动力学变化调整给药剂量及速度，并适当进行液体复苏，必要时给予血管活性药物，力求维持血流动力学平稳。

3）呼吸功能抑制。多种镇痛镇静药物都可产生呼吸抑制，深度镇静还可以导致患者咳嗽和排痰能力减弱，影响呼吸功能恢复和气道分泌物的清除，增加肺部感染机会。因此在实施镇痛镇静过程中要密切监测呼吸频率、节律及幅度，并在病情允许的情况下尽可能及时调整为浅镇静。

4）影响消化功能。阿片类镇痛药物可抑制肠道蠕动导致便秘和腹胀。配合应用促胃肠动力药物，联合应用非阿片类镇痛药物和新型阿片类制剂等措施以减少上述不良反应。

5）其他。镇痛镇静后患者自主活动减少，加之疼痛感觉变弱，会引起患者较长时间维持于某一体位，继而容易造成压疮、深静脉血栓等并发症，因此对于接受镇痛镇静治疗的重症患者应采取加强体疗、变换体位、早期活动等方式以减少上述并发症的发生。

（郭小丽、何钰熙、张丹芬）

第三节　颅骨缺损临床护理实训案例

一、案例介绍

基本信息：应某，男，55岁，已婚，初中文化水平。

入院时间：2023年3月12日。

诊断：右侧额颞顶颅骨缺损。

主诉：脑出血术后颅骨缺损6月余。

现病史：患者为行右侧颅骨缺损修补术，门诊拟"右侧额颞顶颅骨缺损"收治入院。

既往史：6月余前行右侧额颞顶开颅右侧基底节血肿清除术＋去骨瓣减压术。

过敏史：无。

其他：患者轮椅入院，日常生活完全不能自理，需妻子陪同住院。

专科情况：T:36.4℃，P:82次/分，BP:138/66mmHg，R:20次/分，GCS:E3V2M6＝11分。患者呼唤睁眼，发单音，按嘱活动，右侧肌力Ⅴ级，肌张力正常，左侧肢体刺激可定位，肌张力正常。双侧瞳孔等圆等大，直径3mm，对光反应灵敏。

营养评估：身高170cm；体重因轮椅入院，无法获得；肱三头肌皮褶厚度（TSF）6mm；小腿围25cm；腹围81cm；营养风险评估（NRS2002）3分。

影像学检查：3月12日头颅螺旋平扫：右侧术区颅骨局部缺如，脑内多发腔隙性梗塞死灶，双侧脑室旁脑白质变性改变，脑萎缩，如图1－3a所示。

3月24日头颅螺旋平扫：右侧颞骨呈修补术后改变，术区少许积气。脑内多发腔隙性梗塞灶，双侧脑室旁脑白质变性改变，脑萎缩，如图1－3b所示。

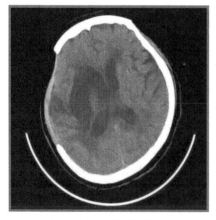　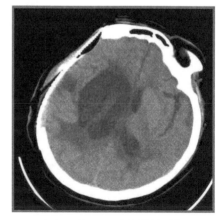

（a）3月12日头颅螺旋平扫　　　　　（b）3月24日头颅螺旋平扫

图1－3

入院后实验室检验结果见表1-4。

表1-4　入院后实验室化验结果

项目	3月13日	3月24日	4月4日	参考范围	单位
白细胞计数	7.55	10.69	6.46	$(3.5\sim9.5)\times10^9$	L
血红蛋白	148	114	108	$130\sim175$	g/L
血钾	3.85	3.76	3.56	$3.5\sim5.5$	mmol/L
血钠	141.9	135.4	137.4	$137\sim147$	mmol/L
血钙	2.51	2.05	2.21	$2.11\sim2.52$	mmol/L
白蛋白	38.7	32.1	37.9	$40\sim55$	g/L
总蛋白	68.4	58.8	62.5	$65\sim85$	g/L

主要诊疗经过：入院予控压、解痉、预防癫痫、改善循环等治疗。3月23日行右侧额颞顶颅骨缺损修补手术，术后予护脑、脱水、营养神经、预防癫痫等对症治疗。4月6日出院。

二、护理临床思维实训过程

临床场景1

3月12日，患者GCS评分为11分。营养管理上，遵医嘱予留置鼻胃管，行管饲喂养。管床护士在执行鼻饲喂养的医嘱时，护理组长提出：患者为什么不需要进行吞咽功能评估就直接选择鼻胃管喂养？管饲喂养的初始速度是多少？肠内营养实施的护理要点是什么？你要从哪些方面回答？

思维提示

喂养途径的选择从患者吞咽功能情况以及患者意识程度回答，护理要点从速度、温度、浓度等方面回答。

知识链接

1. 进食途径选择

（1）吞咽功能筛查。根据中华护理学会发布的脑卒中后吞咽障碍患者进食护理团体标准，应采用格拉斯哥评分判断患者的意识状态，总分15分为意识清楚，12～14分为轻度意识障碍，9～11分为中度意识障碍，3～8分为重度意识障碍（昏迷）。中、重度意识障碍患者，无需进行吞咽功能筛查，应给予留置鼻胃管或鼻肠管。意识清楚、轻度意识障碍、能主动配合的患者，应在脑卒中发病后初次经口进食、水或服药之前采用改良洼田饮水试验进行吞咽功能筛查。

（2）肠内营养。

1）经口喂养。能经口进食者，《中国卒中肠内营养护理指南》中建议选择口服营养补充剂，对严重吞咽困难且预计＞7d者，或需要机械通气并伴意识水平下降的危重症患者，建议尽早开始管饲喂养。

2）管饲喂养。

①鼻胃管。留置鼻胃管，神经重症患者肠内喂养护理专家共识推荐置入时测量眉心到脐的距离，使胃管末端达到或接近幽门。多个国内的临床综述建议胃管的插管长度在常规测量基础上增加10～15cm，以避免因人为测量误差、体位改变、咳嗽等原因造成的管道末端移位，也确保胃管尖端部分所有侧孔都在胃内，减少由于胃管最末侧孔在食管而引起的食物反流，降低食道反流发生率。正常成年人鼻腔前庭至食管起始处长度为25～28cm，食管起始处至贲门长度为25～27cm，贲门至幽门长度为5～12cm，则鼻腔经食管、胃体至幽门长度为55～65cm。

②鼻胃肠管。高误吸风险患者建议幽门后喂养。高误吸风险定义为神志障碍、胃潴留、连续镇静肌松、肠道麻痹等临床医生判断有误吸风险的状况。2016年美国重症营养指南中指出以下情况应考虑高误吸风险：无法保护的气道、机械通气、年龄＞70岁、意识水平下降、神经功能缺损、仰卧位、胃食管反流、搬运出ICU、间歇推注给予肠内营养、口腔护理不佳以及护士患者比例不足；中国神经外科重症患者。营养治疗专家共识（2022年版）中补充了高误吸风险的患者还有吞咽功能障碍、声门或贲门关闭功能不全、合并神经系统或精神类疾病以及使用镇静或肌松药物。

（3）肠外营养。肠外营养是通过静脉途径为机体输注氨基酸、葡萄糖、脂类、电解质、维生素和微量元素等营养素的临床营养治疗方式，帮助不能正常进食或高代谢情况下的患者维持良好的营养状况，改善胃肠功能障碍患者的生活质量，已成为现代医学的重要组成部分。肠外营养分为完全肠外营养和补充性肠外营养。

1）适应症：包括不能通过肠内途径提供营养素者，或肠内营养无法满足能量与蛋白质目标需要量者。临床常见需应用肠外营养的疾病有胃肠道梗阻、难治性呕吐和腹泻、胃肠道消化与吸收功能障碍（包括肠缺血、炎性肠病、短肠综合征、高排量性肠瘘、严重放射性肠炎等）、重度胰腺炎、腹膜炎、腹腔间隔室综合征、胃肠道出血、肿瘤恶病质恶液质、高度应激或严重分解代谢等。

2）输注途径：

①葡萄糖浓度≤10%、蛋白质浓度＜5%或全营养混合液，渗透压摩尔浓度不超过900mOsm/L，预期使用肠外营养≤10d，应选择上肢外周静脉（留置针、中长导管）输注。外周输注速度宜慢，将滴速控制在50～60滴/分钟可减少静脉炎的发生。

②肠外营养超过10d或输注高渗透浓度≥900mmol/L，推荐经中心静脉途径输注，置管路径包括锁骨下静脉、颈内静脉、股静脉和经外周静脉穿刺中心静脉置管。

③需肠外营养的化疗患者推荐静脉输液。

④中心血管通路装置可用于所有类型输液治疗的给药。

2. 肠内营养实施的护理要点

（1）剂量。对刚开始进行管饲喂养的患者，采取渐进式喂养策略，在早期（前72h），保持＜70%的能量目标；住院第1周内逐步达到70%～100%。一般第1日用1/4总量，第2日可增至1/2总量，3d后达到70%或全量。对于因喂养不耐受导致7～10d仍未达60%目标喂养量者，建议补充肠外营养。

（2）温度。《中国卒中肠内营养护理指南》推荐说明：

①指南纳入证据显示：肠内营养液加温输注能够降低患者腹痛、腹胀、恶心等的发生率，且卒中患者胃肠道对加温输注的肠内营养液更易耐受。

②肠内营养液温度控制在37℃～40℃较为适宜。

③肠内营养液温度过低可导致肠黏膜微血管收缩，进而产生肠蠕动或肠痉挛，易引起腹痛、腹胀、恶心等并发症。

④肠内营养液温度过高，可导致胃肠道黏膜损伤。故推荐肠内营养液进行合理加温输注。

（3）速度。《中国卒中营养标准化管理专家共识》提及输注速度从慢到快，即首日肠内营养输注20～50mL/h，每4～24h增加10～50mL/h，次日起逐渐加至80～100mL/h，12～24h内输注完毕。《重症病人胃肠功能障碍肠内营养专家共识（2021版）》中提到根据胃肠功能损伤评分（AGI）选择营养制剂及调整初始鼻饲速度。胃肠功能正常或轻度损害病人（AGI≤Ⅰ级），尝试初始速度为25mL/h的整蛋白肠内营养配方；胃肠功能中度损害病人（如AGIⅡ级～Ⅲ级），尝试初始速度为10～15mL/h的短肽型预消化肠内营养配方；Ⅱ级→15mL/h，且评估耐受性12h/次；Ⅲ级→10mL/h胃肠功能重度损害病人（如AGIⅣ级），暂无法肠内营养。期间动态评估胃肠道耐受性，动态监测腹内压，缓慢、谨慎、逐步增加喂养速度直至达到目标喂养量。

（4）浓度。低浓度开始，肠内营养制剂的渗透浓度主要取决于游离氨基酸和电解质的含量，非要素型肠内营养制剂的渗透浓度较要素型低。肠内营养制剂分为等渗（＜350mOsm/L）、中等高渗（350mOsm/L～550mOsm/L）和显著高渗（＞550 mOsm/L），非要素型肠内营养制剂基本均为等渗。制剂的渗透浓度与胃肠道耐受性密切相关，高渗制剂容易引起腹泻或其他胃肠道反应，等渗制剂一般耐受性良好。

（5）高度。《中国卒中肠内营养护理指南》推荐病情许可者将床头抬高≥30°（1A），并在肠内营养后继续维持原体位30min以上（2D）。推荐说明：卒中患者肠内营养时，床头抬高≥30°能明显降低患者并发症发生率，且在肠内营养后维持原体位超30min时临床效果更好。故推荐肠内营养时，病情许可者床头抬高≥30°，且在肠内营养后继续维持该体位超30min，但应排除低颅压等特殊情况。

（6）保存。营养制剂开封后，宜在常温下使用或保存＜4h，4℃下保存＜24h，防止腹泻发生。配制的EN制剂常温保存不宜＞4h。超过4h应置于冰箱冷藏，24h未用完应弃去。营养液与静脉药液分开放置。

护理处置

（1）患者 GCS 评分为 11 分，属于中度意识障碍，无需进行吞咽功能评估，患者暂时无恶心、呕吐、误吸等情况，故选择留置鼻胃管。

（2）速度：使用营养输注泵，初始速度为 30mL/h，4h 后回抽，无胃潴留，调整速度为 50mL/h。

（3）其他护理要点：

①剂量。输注容量从少到多，逐渐达到全量。遵医嘱予能全力 500mL QD。

②温度。调节营养输注泵机器的温度为 37℃，使用营养输注泵自带的加温器，放在靠近患者端的营养供应管路处，但要注意避免烫伤患者。

③浓度。能全力为等渗营养制剂（300mOsm/L）。

④高度。该患者无禁忌证，管饲喂养时，抬高床头≥30°。

⑤保存。确保全力营养制剂在 24h 内能使用完毕。

临床场景 2

家属：护士你好，我想问一下，应某一周后要做手术。我看网上说，手术之前吃得好一点，做完手术就会恢复得快一点。那我要不要买点营养品给他吃？

我：阿姨，你先别急，听我和你说……

如果你是管床护士，你会如何对家属进行管饲喂养的饮食宣教？

思维提示

从术前营养管理来回答及采取措施。

知识链接

围手术期指从患者决定需要手术治疗开始至康复出院的全过程，包括术前、术中和术后三个阶段。外科手术患者营养不良患病率为 20%～80%，这与不同人群及所采用的营养评定方法和标准有关，其中年龄＞65 岁、恶性肿瘤、胃肠道疾病、重症及病理性肥胖患者营养不良风险更高。外科手术患者营养不良的原因主要是各类急、慢性疾病所致的进食不足、手术创伤应激、胃肠功能不全及各种治疗的不良反应等，这些因素均可引起机体分解代谢增加、自身组织消耗，从而造成营养不良。食物摄入不足是外科住院患者营养不良最常见的原因。疾病造成无法正常进食或进食不足，手术前准备如术前禁食、术后较长时间无法正常进食均可影响营养物质的摄入，从而造成体重丢失、术后并发症发生率升高、器官功能降低、病死率增加。营养不良不仅损害机体组织、器官的生理功能，而且可增加手术风险、提高手术后并发症发生率及病死率。大量临床研究结果显示，营养不良患者术后并发症（包括感染、吻合口瘘等）发生率、病死率升高，ICU 停留时间及住院时间延长，医疗费用增加，从而影响患者的临床结局及生活质量。营养支持是围手术期处理的重要组成部分。目前的证据表明，围手术期合理的营养支持能减轻患者分解状态和瘦组织丢失，有助于患者早期下床活动并尽快恢复，明显降低术后并发症发生率，缩短住院时间和ICU停留时间，改善临床结局。

1. 术前营养管理

（1）术前营养支持强调蛋白质补充，有利于术后恢复。建议非肿瘤患者术前每餐保证≥18g的蛋白质摄入，肿瘤患者术前每餐≥25g的蛋白质摄入以达到每天蛋白质需要量。

（2）术前营养支持首推口服高蛋白质食物和口服营养补充剂；次选管饲肠内营养，如热卡和蛋白质无法达到目标量，可考虑行肠外营养支持。摄入目标能量为 $25 \sim 30$ kcal/（kg·d）和蛋白质量为 1.5 g/（kg·d）。对于高危营养风险的患者，由于这类患者本身可能存在厌食、进食量少或消化道不全梗阻等原因，蛋白质摄入目标量至少 1.2 g/（kg·d）。由于这类患者多数不能通过正常的食物获得充分的营养补充，除高蛋白质食物以外，推荐术前使用高蛋白口服营养补充剂或免疫营养，建议每日保证3顿口服营养补充剂，且每日口服营养补充剂的热卡量至少 $400 \sim 600$ kcal。当患者不能通过口服营养补充剂的方式补充营养时，应放置肠内营养管，开始≥7d的管饲肠内营养支持。如果口服营养补充剂和肠内营养支持2种方式仍达不到蛋白质和（或）热卡要求（＜推荐摄入量的50%），建议术前行肠外营养支持改善营养状况。

（3）围手术期营养不良患者推荐使用口服营养补充剂≥7d。术前需肠外营养支持的患者推荐营养支持时间为 $7 \sim 14$ d，部分重度营养不良患者，可酌情延长至4周。

（4）对于胃肠道功能正常的患者，建议使用整蛋白型肠内营养；对于胃肠道功能受损或吸收障碍的患者，可使用氨基酸型或短肽型的肠内营养；对于肿瘤患者，可使用免疫营养。

（5）不建议术前隔夜禁食。推荐在术前10h和2h分别口服12.5%碳水化合物饮品800mL和400mL。在麻醉诱导前2h口服≤500mL透明液体是安全的。

2. 术后营养管理

（1）术后早期恢复经口进食是安全的，且对术后恢复至关重要。推荐应用成品营养制剂以保证蛋白质摄入。

（2）患者在术后接受营养支持时，摄入热卡的目标量为 $25 \sim 30$ kcal/（kg·d），摄入蛋白质的目标量是 $1.5 \sim 2$ g/（kg·d）。当患者口服营养能够摄入＞50%的营养目标量时，首选口服营养补充剂和蛋白粉营养辅助（ $2 \sim 3$ 次/天）以此满足蛋白质及能量需要；当经口摄入＜50%的营养目标量时，需要通过管饲肠内营养进行营养支持；如果口服和管饲肠内营养仍无法达到50%的蛋白质或热卡的需要量＞7d时，则应启动肠外营养。当术后 $5 \sim 7$ d内经口服或肠内无法满足能量需求时，预计营养治疗持续时间＞7d应启动肠外营养。

医护共同处置

患者身高170cm，因为卧床无法获得体重。能量计算采取标准体重，标准体重＝

身高 −105，故标准体重为65kg。

（1）术前现状。患者能量目标量为1625～1950 kcal/d，蛋白质需要量为97.5g/d。患者目前营养制剂为能全力营养制剂1000mL/d，能提供能量1000kcal以及蛋白质40g。患者能量摄入量为目标需要量的61.5%，蛋白质摄入量为目标需要量的41%，均未达目标需要量的70%以上。

（2）改进措施。告知患者家属，目前患者进食量少，不利于患者术后的恢复。因为蛋白质摄入量不足，需要购买蛋白粉，增加蛋白质的摄入量。此外还增加能全力营养制剂500mL，以及增加蛋白粉10g（含蛋白粉8g）+温水100mL鼻饲，每天一次。并且叮嘱家属及下一班的管床护士，观察患者有无胃潴留、腹胀、呕吐、腹泻等肠内营养并发症，并根据患者实际情况调整营养方案。

临床场景 3

3月24日，患者术后第一天继续进行管饲喂养，能全力饮食500mL/d，患者无肠内营养并发症。3月25日能全力增至1000mL/d。3月26日早上，患者出现腹胀，腹部触之稍硬，叩诊呈鼓音，无压痛及反跳痛等症状。作为管床护士，针对患者目前的状况，下一步你应该采取什么样的护理措施？

思维提示

观察肠内营养实施护理要点有没有落实到位，以及根据腹内压来调整鼻饲速度。

知识链接

长时间卧床造成的胃功能紊乱极易引起腹胀，常表现为肠蠕动减弱，肠充气及由此引起的呕吐及呼吸困难等并发症。清醒者主诉腹部有胀气感，或体查腹部膨隆，叩诊呈明显鼓音，触诊较硬、移动度下降、紧张度增高或3h内腹围≥3cm（或腹围较鼻饲前增大且腹部触诊较硬、移动度下降、紧张度增高）。

1. 评估

（1）腹围值。腹围测量采用150cm软尺，测量的起点是受试者的肚脐，用防水铅笔在受试者的腰部做标记，并在每次呼气时在相同地方测量腰围。神经外科重症患者往往伴有意识障碍，监测频率应取决于患者的喂养情况，但建议 >1 次/天。

（2）浅触诊和深触诊。通过施加足够的压力使浅触诊形成1～2cm的凹陷，深触诊形成2.5～7.5cm的凹陷。如果腹部柔软、活动、不紧张，则认为没有腹胀；腹部坚硬则认为腹胀。

（3）胃肠道功能：胃胀、呕吐、腹泻。

（4）体格检查。胃残余体积、听肠音、观察腹胀。

2. 干预及处理

（1）体位：患者出现呕吐或腹胀，推荐使用胃复安及床头抬高30°～45°。

（2）用药：

1）益生菌能改善胃肠功能和营养状况，减少腹泻、腹胀、呕吐、便秘的发生率。

2）腹胀、便秘或顽固性便秘，可使用比沙可啶等刺激性缓泻药；胃排空延迟可使用胃复安以预防或治疗腹胀。

（3）肠内营养干预：参考本章"临床场景1"中的知识链接。此外，还需增加腹部按摩，顺时针腹部按摩，2次/日，15分钟/次。

（4）腹内压监测：

1）腹内压：指腹腔封闭腔隙内，在稳定状态下所产生的压力。

2）腹内高压：指持续或反复出现病理性腹内压 >12mmHg。

3）腹内压分级：腹内压持续或反复 >12mmHg，会出现腹内高压状态。腹内压持续 >20mmHg 同时伴有新的器官功能障碍或衰竭，或发生腹腔间室综合征。

4）膀胱压：膀胱压可作为间接测量的腹内压。膀胱压的测量方法为：患者取平卧位，排空膀胱，注入无菌生理盐水 25mL，30～60 秒后保持尿管与测压管相通，以腋中线髂嵴水平为零点，用标尺测量水柱高度，在患者呼气末读数，测量结果以 mmHg 为单位（$1mmHg = 1.36cmH_2O$）。

5）监测：腹部有病理症状、低灌注或液体过负荷重症者在接受肠内营养治疗期间应监测腹内压，4～6h/次。

6）腹内压与肠内营养的关系：肠内营养前，腹内压约为 14mmHg 者有高不耐受性，<11mmHg 者则可耐受；腹内压 12～15mmHg，继续肠内营养，维持原速度；腹内压 16～20mmHg，减少原速度的 50%，进行滋养型喂养（即 10～20kcal/h 或 <500kcal/d）；腹内压 >20mmHg，暂停肠内营养。

护理处置

1. 评估

（1）腹围值：呼气时测量腰围，结果为 83cm，患者基础腹围为 81cm。

（2）浅触诊和深触诊：通过施加足够的压力，浅触诊形成 1cm 的凹陷，深触诊形成 4cm 的凹陷。腹部触之稍硬。

（3）胃肠道功能：无呕吐及腹泻。

（4）体格检查：

1）胃残余量：30～100mL。

2）肠鸣音：3次/分钟。

（5）腹内压测量。测量膀胱压，结果为 $15cmH_2O$，$1cmH_2O = 0.735mmHg$，所以腹内压为 11mmHg。

2. 护理措施

患者 3h 内腹围未增加 3cm 以上，触诊结果患者稍腹胀，但通过膀胱压间接测量腹内压，腹内压为 11mmHg，故继续维持原速度进行鼻饲喂养。

（黄凤爱、何钰熙、张丹芬）

第二章　神经系统肿瘤临床护理实训案例

第一节　脑胶质瘤临床护理实训案例

一、案例介绍

基本信息：陈某，男，42岁，已婚，初中文化水平。

入院时间：2024年3月4日。

诊断：左额胶质母细胞瘤。

主诉：胶质瘤切除术后1年余，返院化疗。

现病史：患者因"胶质瘤切除术后1年余，返院化疗"入院。精神状态一般，睡眠良好，大小便正常，体力情况如常，体重无明显变化，门诊拟"胶质母细胞瘤"入院。

既往史：2年前于我院行"右额顶开颅右额基底节区巨大占位性病变切除术"，病理结果为胶质母细胞瘤。因肿瘤复发，于1年前行"冠状切口左额开颅左额占位病变切除术"。术后多次返院予口服替膜唑胺治疗，病情好转后出院。4个月前患者于外院行放疗，具体诊治经过不详，疗效不确切。

过敏史：无。

其他：日常生活自理，情绪稳定，独自住院。入院以来，精神状态一般，食欲一般，睡眠良好，二便正常。

专科情况：T:36.1℃，P:94次/分，BP:125/85mmHg，R:20次/分。GCS:E4M6V5 = 15分，双侧瞳孔等圆等大，直径3mm，对光反应灵敏，四肢肌力Ⅴ级，肌张力正常。

影像学检查：3月6日颅脑MR+增强结果：考虑双侧额叶、左侧岛叶至左侧颞极肿瘤复发，数量较前增多，范围较前增大，其中左侧颞极及右侧颞叶病灶为新发转移，

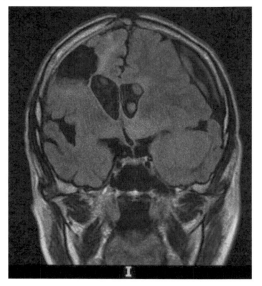

图2-1　3月6日 颅脑MR+增强

如图2-1所示。右侧颞叶异常强化斑块状致密影，需考虑新发转移灶可能。双侧颞叶

术后改变，右侧额叶术区边缘结节样强化，范围较前相仿，强化程度增多；右额部、左额颞部硬膜下积液，范围较术前相仿。

入院后实验室检验结果见表 2 - 1。

表 2 - 1　入院后实验室化验结果

项目	3 月 5 日	3 月 8 日	3 月 11 日	参考范围	单位
白细胞计数	3.2	2.6	2.9	3.5～9.5	10^9/L
红细胞计数	3.9	3.8	4.1	4.3～5.8	10^{12}/L
血小板计数	64	58	55	125～350	10^9/L
淋巴细胞绝对值	0.70	0.56	0.63	1.1～3.2	10^9/L
丙戊酸血药浓度	28.14	–	83.05	50～100	mg/L
载脂蛋白 B	0.64	–	–	0.8～0.9	g/L
氯	110.8	–	107.5	99～110	mmol/L
抗凝血酶活性	72.4	–	–	75～125	%

主要诊疗经过：入院后予增强免疫力、抗癫痫、改善记忆障碍对症处理。3 月 5 日查血常规，血小板偏低、白细胞偏低，予升高血液中白细胞治疗。3 月 6 日血液内科会诊认为患者血象情况可耐受一般化疗，自 3 月 6 日起使用替莫唑胺胶囊 260mg +（达攸同）贝伐珠单抗注射液化疗。化疗后，患者无特殊不适，于 3 月 12 日出院。

二、护理临床思维实训过程

临床场景 1

3 月 4 日 11:21，管床护士接诊患者陈某，对他进行病史采集后，得知患者入院前在家曾有癫痫发作。如果你是管床护士，你将如何做出进一步病史采集和宣教？

思维提示

（1）询问患者癫痫发作的状态及持续时间、发作频率，有无伴发症状等。

（2）受手术、癫痫、抗癫痫药物、放疗以及肿瘤本身的影响，胶质瘤患者容易出现认知功能减退。而陈某认知功能下降，容易忘记服用药物，丙戊酸血药浓度不稳定，可导致癫痫发生。

（3）简易精神状态量表（MMSE）是目前应用最为普遍的认知功能评价量表，操作方便。该量表包括定向力、记忆力、注意力和计算力、回忆能力、语言能力 5 个维度，每回答正确 1 题计 1 分，总分 0～30 分，得分越低提示认知功能越差。文盲≤17

分，小学≤20分，初中以上≤24分作为认知功能障碍划分标准。

护理评估结果与宣教

1. 病史采集

陈某入院前在家癫痫发作2次，最后一次发作时间为入院前一天晚上，持续时间1～2min。据家属描述癫痫发作时呼叫陈某不应，左上肢抖动，无牙关紧闭、口吐白沫、尿失禁等。

2. 认知功能评估

MMSE量表评分25分，其中患者的计算力、回忆能力下降。询问患者入院前在家是否已服用抗癫痫药物，患者无法回忆。

3. 健康宣教

指导规律服用抗癫痫药，切忌突然停药、减药、漏服药或自行换药，可使用闹钟提醒服药。要充分休息，养好良好的生活习惯，注意劳逸结合，饮食清淡，避免辛辣刺激性食物。

问题思考

（1）为什么胶质瘤患者会出现癫痫发作？
（2）有哪些方法可以改善胶质瘤患者的认知功能？

知识链接

1. 胶质瘤相关癫痫

脑胶质瘤是最常见的颅内恶性肿瘤，约占中枢神经系统原发恶性肿瘤的81%，同时也是致痫性最强的脑肿瘤类型之一。胶质瘤相关癫痫（glioma-related epilepsy，GRE）即继发于胶质瘤的症状性癫痫，其具有发作普遍、控制困难以及与胶质瘤的复发或进展相关等特点，严重影响患者的生命质量。

2. 胶质瘤相关癫痫的发病机制及流行病学

目前，GRE的发病机制尚不明确，总体来看其形成受多种因素的影响，包括肿瘤组织学、肿瘤位置遗传因素、血脑屏障的完整性以及肿瘤周围微环境（神经递质、离子浓度、缺氧）的改变。中低级别胶质瘤（Low-grade，LGG）与高级别胶质瘤（High-grade，HGG）在发病机制上可能存在一定差异，一般认为，LGG的癫痫发生主要源于瘤周微环境的变化；而HGG则多与组织损伤介导的直接物理效应有关。发病机制的不同可能导致了两者流行病学的差异：LGG生长缓慢，致痫性强，癫痫发作是其患者最常见的首发症状，此外还有一部分患者在病程后期发作，整体癫痫发病率高达65%～90%；而HGG患者中GRE的发病率为40%～64%。常规抗癫痫药物（antiepileptic dru 葡萄糖注射液，AEDs）和抗肿瘤治疗对GRE的疗效较差，20%～40%患者的癫痫发作难以有效控制。此外，流行病学数据显示：肿瘤全切除是有益于GRE患者术后癫痫控制的重要因素；术后癫痫的加重或复发往往提示胶质瘤的进展或复发；存在术前 GRE 的胶质瘤患者的生存期相对较长。

3. 改善胶质瘤患者认知的方法

（1）减少手术损伤。手术过程中平衡肿瘤的切除率与功能的保留，一直是术者关注的重点。随着影像学和显微外科的不断发展，手术可以在安全范围内最大限度地切除肿瘤，术中超声与术中 MRI 的应用，可以清楚判断肿瘤残余。根据神经导航，优化手术入路，提高手术安全性与有效性。结合神经电生理及唤醒开颅，进一步判断术中病人认知功能，使术后认知功能最大程度地保留。

（2）精准放射治疗。合适低剂量的放疗可以减少对肿瘤周围正常组织的影响，同时保证靶区的有效性及安全性。寻求低剂量的放疗并最大限度减少认知障碍，是国内外学者不断探索的目标。研究表明：具有较低的进入剂量而没有退出剂量的质子疗法能够保护正常脑组织，有利于保留认知功能。立体定向放射治疗通过将放射线高度集中于靶点以减少对周围正常组织的损伤，其认知下降远低于全脑放疗。随着新型放疗技术的广泛应用，放疗对认知的影响在不久的将来或许可以有效降低。

（3）药物治疗。改善认知功能的药物在多项研究都有所报道：活性氧清除剂类胡萝卜素及抗氧化剂通过减轻氧化应激和炎症，在肿瘤病人的认知中发挥着积极作用。多奈哌齐抑制乙酰胆碱酯酶的活性，增加脑灌注，有助于改善注意力、记忆力与执行力。美金刚通过阻断谷氨酸浓度病理性升高延缓认知功能下降。银杏叶提取物通过清除自由基和改善脑循环来提高病人认知功能。随着对大脑功能和结构的进一步认识，未来可能有更多的新药用于治疗甚至预防放化疗所致的认知功能减退。

（4）康复治疗。认知康复尚未广泛应用于胶质瘤，目前缺乏确切的证据来证明对胶质瘤病人进行康复治疗的益处。一项针对胶质瘤康复治疗的荟萃分析表明，康复治疗可以显著改善病人的生活质量，改善运动能力和认知能力。尽管目前相关研究有限，但术后指导病人进行认知功能的康复训练、塑造可替代功能对于认知功能的改善可能是有益的。

（5）心理治疗。神经胶质瘤病人的认知功能受损与疾病早期进展、总生存率降低以及功能独立性和生活质量降低有关。一项针对脑胶质瘤术后患者的为期 4 周的集束化认知行为干预的结果表明，认知行为干预能够改善患者疾病恐惧及负性情绪，增强心理安全感。心理治疗可以改善病人的执行功能，对生存质量的提升具有积极影响。随着远程医疗和互联网的发展，远程心理干预具有巨大应用潜力。

临床场景 2

3 月 4 日 12:37，管床护士巡视病房时发现患者双眼不自主眨眼，眼球向左凝视，呼之不应，左上肢抖动。如果你是管床护士，你将如何处理？

思维提示

（1）结合患者病史，确定患者癫痫发作，患者意识丧失，有喉痉挛、口腔、气道分泌物增多的可能，有窒息的危险。监测患者生命体征，评估患者意识、瞳孔、肌力、肌张力变化，注意观察患者有无牙关紧闭、喉痉挛、口腔及气道分泌物增多，以及发作过程中有无呼吸减慢或暂停情况。

（2）患者突然意识丧失，有受伤的危险。

（3）患者存在认知障碍，记忆力下降。癫痫发作可能与患者入院前（今早）忘记服用抗癫痫药物有关。

护理评估结果

（1）患者癫痫发作时呼之不应，双侧瞳孔3mm，直接、间接对光反射灵敏，无牙关紧闭、喉痉挛、口腔及气道分泌物增多，无呼吸减慢或暂停等情况。

（2）患者2min后癫痫发作停止。

意识评估：GCS：E3M6V5＝14分，患者呼唤睁眼，能按吩咐活动，能回忆起刚刚发生的事情，反应稍迟钝。

测量生命体征：T:36.2℃，P:98次/分，BP:123/78mmHg，R:20次/分，SpO_2:98%。

体查结果：双侧瞳孔等圆等大，直径为3mm，对光反应灵敏；四肢肌力Ⅴ级，肌张力正常。

护理措施

（1）癫痫发作时，保持其呼吸道通畅，予侧卧位或平卧位头偏一侧，予低流量氧气吸入，拉上双侧床栏防止患者坠床。护士不离开患者床边，请同病房家属叫其他同事通知医生，做好抢救的准备。

（2）观察患者发作时间及缓解时间、意识恢复时间，有无头痛、疲乏及行为异常。

（3）发作停止后观察患者心理反应，关心、理解、尊重患者，鼓励患者表达自己的心理感受。

（4）重点交班，为预防患者出现漏服药情况，患者的药物需要护士服药到口。

临床场景 3

3月5日，管床护士在化验系统查看陈某的化验结果时发现陈某白细胞计数3.2×10^9/L，血小板计数64×10^9/L。如果你是管床护士，你将进行什么样的评估与护理？

思维提示

（1）患者血小板减少，应重点评估患者有无与出血相关的体征及特点，包括有无皮肤黏膜瘀点、紫癜或瘀斑，有无鼻腔黏膜与牙龈出血，有无关节肿胀、压痛、畸形及其功能障碍等。护理过程应避免增加出血的危险或加重出血。

（2）患者白细胞减少容易发生感染，应加强营养，注意预防感染。

护理评估结果

检查患者身体未发现皮肤黏膜瘀点、紫癜或瘀斑，无鼻腔黏膜与牙龈出血，无关节肿胀、压痛、畸形及其功能障碍等。

护理措施

1. 病情观察

注意观察患者有无出血及其先兆，如患者突发主诉头痛，注意检查瞳孔的形状、大小、对光反射是否存在，有无脑膜刺激征，监测生命体征与意识状态的变化，警惕颅内出血。密切观察患者体温，一旦出现发热，提示有感染存在时，寻找常见感染灶的症状或体征，如咽痛、咳嗽、咳痰、尿路刺激征、肛周疼痛等，做好实验室检查的标本采集工作。

2. 饮食护理

指导患者进食高蛋白质、高维生素、适量纤维、易消化的软食，禁食过硬、粗糙的食物。如出现便秘可酌情使用开塞露或缓泻剂，避免排便时过于用力、腹压骤增而诱发内脏出血及颅内出血。

3. 预防出血

保持床单平整，衣着轻软、宽松，保持室内湿度 50%～60%，保证充足睡眠。指导患者避免肢体的碰撞或外伤，勿用手指抠鼻，使用软毛牙刷刷牙，忌用牙签剔牙，淋浴时避免水温过高或用力擦洗皮肤。各项护理操作动作轻柔，尽量减少穿刺次数，结扎止血带不宜过紧和时间过长，穿刺部位拔针后延长按压时间。

4. 预防感染

保持病室内空气清新，物品清洁，限制探视人数及次数，指导患者戴口罩，避免到人群聚集的地方或与上呼吸道感染的其他病患接触。加强口腔护理，指导患者进餐后、睡前、晨起清洁口腔，用生理盐水含漱。保持皮肤清洁、干燥，勤沐浴、更衣，勤剪指甲。保持大便通畅，避免用力排便诱发肛裂。进行各项有创护理操作，严格无菌操作。

知识链接

1. 肿瘤化疗所致血小板减少症（chemotherapy induced thrombocytopenia，CIT）

指抗肿瘤化疗药物对骨髓产生抑制机制，尤其是对巨核系细胞产生抑制作用，导致外周血中血小板计数低于正常值的一种最常见的肿瘤治疗并发症，是临床常见的血液学毒性反应。当血小板计数 $<50 \times 10^9/L$ 时，可引起皮肤或黏膜出血，同时患者在承受手术和侵袭性创伤性检查中存在一定风险；当血小板计数 $<20 \times 10^9/L$ 时，有自发性

出血的高危险性；当血小板计数 $<10 \times 10^9/L$ 时，则有自发性出血的极高危险性。

2. 肿瘤化疗所致血小板减少症的治疗

（1）输注血小板。对于成人白血病和多数实体瘤患者，当血小板 $\leq 10 \times 10^9/L$ 时，需预防输注血小板。血小板输注是对严重血小板减少症患者最快、最有效的治疗方法之一。在规范输注血小板的前提下，有必要使用促血小板生长细胞因子来减少血小板输注带来的并发症。

（2）促血小板生长因子。重组人血小板生成素与重组人白细胞介素11可以减轻实体肿瘤患者接受化疗后血小板计数下降的程度和缩短血小板减少的持续时间，减少血小板输注次数，有利于下一步治疗计划的顺利完成。咖啡酸片可有效预防和治疗药物对血小板减少的不良反应，具有抗氧化和抗细胞凋亡的作用，从而升高血小板计数；有效预防并减轻化疗过程中的骨髓抑制，有利于白细胞和血小板恢复正常。

3. 肿瘤化疗后白细胞减少症

白细胞减少症，是指由各种因素导致成人外周血白细胞 $<4.0 \times 10^9/L$。骨髓抑制是化疗药物最常见毒副反应。当机体接受化疗药物后，以粒细胞为主的白细胞数量会呈进行性下降，并伴随有不同程度的红细胞、血小板减少和血红蛋白数值降低，称之为肿瘤化疗后白细胞减少症。

4. 肿瘤化疗后白细胞减少症西医预防

（1）一级预防。精准的给予预防性粒细胞集落刺激因子（G-CSF），包括聚乙二醇化重组人力细胞刺激因子（PEG-rhG-CSF）和重组人力细胞集落刺激因子（rhG-CSF），可降低肿瘤患者化疗相关中性粒细胞减少症的发生率、持续时间和严重程度。对于接受高风险化疗方案的患者，不论何种治疗目标，均建议预防性使用 G-CSF。

（2）二级预防。如果前一个化疗周期中患者发生发热性中性粒细胞减少症（FN）或剂量限制性中性粒细胞减少症，则下个化疗周期可以考虑预防性使用 G-CSF。但要根据肿瘤对化疗的敏感性、肿瘤的恶性程度、增殖速度和患者的预后、化疗目的，决定是否需要使用 G-CSF 或进行方案调整。

（3）预防使用抗生素：中性粒细胞减少患者预防性使用抗生素尚存在争议，虽可能避免感染的发生，但也可能诱导耐药。

5. 肿瘤化疗后白细胞减少症中医预防

（1）基本原则：基于疾病种类、化疗方案、药物剂量、患者身体状况及药物敏感性不同，放化疗后白细胞减少的具体程度和时间不同，遵循"未病先防、既病防变"的中医"治未病"理论，结合临床实际，建议所有符合西医一级预防、二级预防指征接受化疗和同步放化疗患者接受中医预防；对于不符合西医预防指征患者，如接受 FN 中风险化疗方案治疗但没有相关风险评估因素的患者以及接受 FN 低风险化疗方案治疗的患者，也可以接受中医预防治疗。

（2）食补预防。根据"脾为后天之本"的中医理论，饮食干预有助于预防患者化疗后白细胞减少症，可根据患者体质与证候合理搭配使用。常用于预防的食材多具有药食同源特征，常用培补脾胃、益气生血之品，可选用人参、太子参、西洋参、红枣、山药、海参、阿胶、鹿角胶、甲鱼、冬虫夏草、银耳、枸杞、黄芪、胡桃肉、花生仁等。

（3）外治预防。针灸可促进骨髓白细胞向外周血中释放、延长白细胞寿命，同时其具有简、便、廉特点，常选取培元固本、调补脾肾的穴位，取穴：关元、气海、足三里、中脘、三阴交、合谷、太溪、脾俞、肾俞、悬钟等穴位。每次选择≥3 个穴位，其中血海、三阴交、悬钟直刺 1 寸，施以捻转平补平泻手法各 1min 或用补法，主穴可加用温针灸，留针 30min，隔 10min 捻针 1 次。下肢穴位左右隔日交替施术。1 次/天，10 次 1 个周期。也可依据临床需要延长治疗时间。针灸治疗要求血小板计数≥50 × 10^9/L。穴位贴敷也是临床较为常用的外治方法，对于预防白细胞减少症疗效显著。常选用的穴位包括足三里、关元、内关、中脘、脾俞、肾俞等。贴敷药物的组成以益气健脾为主。耳穴压豆、中药外洗等也是常用的有效预防外治法。常选用的外洗中药包括艾叶、桑枝、桂枝等药物；耳穴压豆可选用脾、胃、肾等穴位。

（4）中药预防。中药汤剂以固护脾胃、益气生血为基本治法，可单独应用，也可与针灸、穴位注射等外治法合用。推荐方剂：当归补血汤、八珍汤等。常用药物：当归、黄芪、党参、茯苓、白术、炙甘草、川芎、白芍、熟地等。选择有充分文献支持能预防放化疗后白细胞减少症或配合放化疗能够舒缓白细胞减少速度和幅度的中成药，如血速升颗粒、地榆升白片和芪胶升白胶囊等。

6. 白细胞减少症伴有血小板减少的中医治疗

放化疗后白细胞减少症伴有血小板减少，患者常见心慌气短、头晕乏力、腰膝酸软、恶心纳差以及紫癜、衄血等出血症状，大多归为中医学"虚劳""血证"范畴，治疗上需重视是否具有出血症状。如伴有鼻衄、齿衄、紫癜等出血症状，在辩证论治基础上加用仙鹤草、小蓟、肿节风、藕节炭、茜草炭、白茅根等；如出血症状不明显，以心慌气短、头晕乏力、腰膝酸软等虚劳症状为主要表现，则加用补益固摄中药，如灵芝、补骨脂、黄精、五味子、阿胶、山萸肉、白芨等。推荐使用中成药有养血饮口服液、血复生胶囊等。

临床场景 4

3 月 6 日，血液内科医师会诊认为，患者目前白细胞、红细胞、血小板情况可耐受一般化疗。医生开具替莫唑胺胶囊 260mg PO QD、（达攸同）贝伐珠单抗注射液 500mg IVD QD。如果你是管床护士，下一步的护理重点是什么？

知识链接

1. 替莫唑胺胶囊的作用及不良反应

（1）作用：替莫唑胺胶囊是一种治疗恶性脑肿瘤的化学药物。它广泛用于治疗神经胶质瘤、髓母细胞瘤和转移性脑瘤等。替莫唑胺作为一种 DNA 碱基修饰剂，作用原理是抑制肿瘤细胞的分裂和增殖。它的主要作用是向 DNA 链中插入甲基基团，从而破坏 DNA 的结构和功能。这样一来，肿瘤细胞就无法正确地复制和传递遗传信息，最终导致其死亡。替莫唑胺还可以诱导肿瘤细胞发生自噬，降低细胞的代谢活性和细胞存活率，也有利于肿瘤细胞的消失。

（2）用药不良反应包括：

1）感染：口腔念珠菌病、单纯疱疹、咽炎、伤口感染。

2）血液和淋巴系统：白细胞减少、淋巴细胞减少、中性粒细胞减少、血小板减少。

3）代谢和营养：食欲减退、高血糖、体重下降。

4）精神障碍：焦虑、情绪不稳定、失眠。

2. 贝伐珠单抗的作用及不良反应

贝伐珠单抗适用于转移性结直肠癌、晚期、转移性或复发性非小细胞肺癌。最严重的药物不良反应是胃肠道穿孔和出血。其他不良反应还包括高血压、蛋白尿、疲乏或乏力、腹泻、腹痛、可逆性后部脑病综合征、血栓栓塞、充血性心力衰竭、伤口愈合、感染、白细胞减少和血小板减少等。

思维提示

化疗药物的使用会进一步加重骨髓抑制。需及时检测患者血象变化，同时也要预防发生出血及感染。

护理重点

1. 静脉用药注意事项

化疗药物外渗可引起注射周围组织硬结、坏死。在使用化疗药物过程中，要选择粗直且富有弹性的血管，争取一次性穿刺成功。输液前先用 0.9% 氯化钠注射液滴注确保无液体渗漏后，再滴入化疗药。用药过程中，加强巡视，保持静脉输液通畅，严密观察局部血管变化，局部有无渗漏。若出现局部肿胀，立即拔管并重新穿刺。静脉注射完毕可夹紧开关，见回血后拔出，或输入少量生理盐水拔管，以防化疗药物渗入皮下组织。

2. 胃肠道反应及胃肠道穿孔、出血

由于化疗药对患者消化道黏膜有直接刺激作用，对黏膜上皮细胞生长有抑制作用，同时还可影响植物神经系统以及延髓化学感受，使用化疗后恶心、呕吐是最常见的不良反应。遵嘱使用化疗前给予盐酸托烷司琼注射液静脉滴注，如化疗期间呕吐可给予甲氧氯普胺肌内注射。呕吐频繁者注意其有无水、电解质紊乱，及时补充液体，必要时采用静脉营养支持治疗。指导患者根据自己的口味准备可口的饭菜，以高蛋白、富含维生素和矿物质的清淡、易消化软食为主，宜少食多餐，禁食生冷、油腻、刺激性食物。观察患者如果有突发的腹部疼痛、呕血或便血，呈急性面容，腹式呼吸减弱或消失，全腹有明显的压痛和反跳痛，警惕其出现胃肠道穿孔，予立即禁食、胃肠减压、静脉补液，并做好术前准备。

3. 骨髓抑制反应

注意体温变化，做好保暖和个人卫生，避免过度劳累，预防感冒，病室定时开窗通风，保持空气新鲜；注意患者有无牙出血、鼻出血、皮下出血等症状，有无穿刺后凝血时间延长；化疗中定期监测血象。如有异常可采取营养支持和药物治疗，必要时给予输血小板。

4. 心理护理

胶质瘤患者的心理负担重，对生命前景较为关注，强烈的求生欲望使患者即使知道自己所患疾病不能治愈但也希望延长生命。因而肿瘤患者的心理护理非常重要，有效的心理护理可以起到药物所不能达到的作用。患者经历手术创伤加上身患癌症的复杂心理，最显著的心理特点是由于对化疗知识缺乏、治疗效果茫然和惧怕化疗药物所致的不良反应等，易产生悲观、恐惧等情绪。针对患者的这一心理特点，护士在治疗前要热情地与患者交谈，鼓励患者树立信心，向患者讲解治疗的过程、效果及其必要性以及化疗过程中的注意事项，耐心解答各种问题，建立良好的护患关系。

（关玉仙、张丹芬、颜红波）

第二节　听神经瘤临床护理实训案例

一、案例介绍

基本信息：患者，女，26 岁，已婚，大专文化水平。

入院时间：2023 年 1 月 6 日。

诊断：听神经瘤。

主诉：反复头晕伴视物模糊 3 月余。

现病史：患者于 3 个月前无明显诱因出现头晕，呈天旋地转感，伴恶心呕吐，呕吐物为胃内容物，非喷射状，自觉视物模糊，视物重影，近 3 月来逐渐加重。因患者处于孕期，担心检查影响胎儿发育，遂一直保守止晕治疗，未予其他处理。6d 前患者自然分娩一女婴，分娩过程顺利，产后第 2d 患者自觉头晕、恶心，视物模糊等症状较前加重。完善颅脑 MR 提示："1. 右侧桥小脑角池占位，考虑前庭神经鞘瘤；2. 梗阻性脑积水；3 颈椎骨质增生。"现患者为寻求进一步诊断治疗来我院就医，在门诊拟诊断为"颅内占位"收入院。

既往史：无。

过敏史：无。

其他：患者自发病以来精神状态一般，食欲一般，睡眠良好，二便正常，体力情况如常，体重无明显变化。配偶陪护，照护及支持系统良好。

专科情况：T:36.3℃，P:85 次/分，BP:100/59mmHg，R:20 次/分。查体：GCS：15 分，双侧瞳孔等大等圆，直径 2mm，直接和间接对光反应灵敏。四肢肌力Ⅴ级，肌张力正常。语言表述正常，构音清晰。双侧外耳道干洁、无流液，右耳听力消失；双侧额纹对称，眼睑无下垂，眼球活动不受限，角膜反应灵敏，左眼视力 4.7，右眼视力 4.8；面部表情自如，感觉对称，露齿、鼓腮正常，张口无偏斜，伸舌居中，转颈耸肩动作对称有力；全身感觉存在，对称，浅、深反射均正常；Babinski 征（-）；双侧巴氏征（-），共济失调（-）。

入院后实验室化验：白蛋白 36.7g/L；前白蛋白 143.23mg/L；白细胞 10.17×10⁹/L。

辅助检查：

（1）听力检查：右耳声反射未引出，仅对 125-1KHZ 声音有反应，左耳无异常。

（2）双眼视野及眼底照相：无异常。

（3）颅脑 MR：右侧桥小脑角区占位并散在出血，中脑导水管，第三脑室，双侧侧脑室梗阻性脑积水，如图 2-2 所示。考虑听神经瘤可能性大。

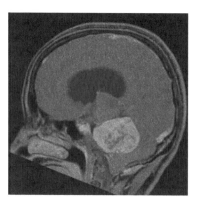 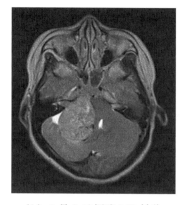

（a）1 月 9 日颅脑 MR 矢状位　　　（b）1 月 9 日颅脑 MR 轴位

图 2-2

主要诊疗经过：入院后完善相关检查，1 月 10 日行右侧脑室钻孔外引流术。1 月 14 日行全脑血管造影术，明确肿瘤供血血管。1 月 19 日全麻下行右侧听神经瘤供血动脉栓塞术。1 月 20 日行右枕下乙状窦后入路听神经瘤切除术。术后患者颊肌肌力下降，舌的灵活度下降，咽反射减弱，吞咽动作欠充分，洼田饮水试验 5 级，改良 V-VST 测试吞咽安全性受损，予留置胃管，右侧颜面部轻微面瘫，右眼睑闭合不全，露白 1mm，行吞咽康复及面瘫康复治疗。于 1 月 29 日出院。

二、护理临床思维实训过程

临床场景1

1月22日10：00，患者从监护室转入病房。你作为管床护士，应如何做好专科评估？

思维提示

从听神经瘤的解剖位置、毗邻的神经及其功能评估和分析。

知识链接

1. 听神经瘤（acoustic neuroma，AN）

又称为前庭神经鞘瘤（vestibular schwannoma，VS），起源于前庭神经的施旺细胞，大部分由前庭神经上部发出（内听道内），靠近内耳门，属于良性肿瘤，约占颅内肿瘤的8%，约占成人桥小脑角（cerebellopontine angle，CPA）区肿瘤的90%。如图2-3，根据肿瘤在CPA区占位扩张程度，分为4个生长期：A：Ⅰ期，内听道期；B：Ⅱ期，脑池期；C：Ⅲ期，脑干受压期；D：Ⅳ期，脑干及脑室受压期。

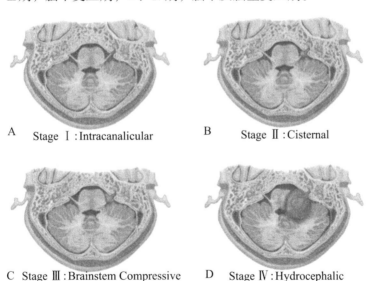

A　Stage Ⅰ：Intracanalicular　　　　B　Stage Ⅱ：Cisternal

C　Stage Ⅲ：Brainstem Compressive　　D　Stage Ⅳ：Hydrocephalic

图2-3　听神经瘤生长期

2. 桥小脑角解剖结构、颅神经解剖位置与损伤相关神经功能的临床表现

（1）桥小脑角解剖结构（cerebellopontine angle，CPA）是位于小脑、前内侧脑桥和前外侧岩骨内缘之间的不规则间隙，是颅内占位性病变的好发部位，如图2-4所

示。肿瘤在此部位生长过程中可对周围神经结构产生一系列的影响，其中有的会引起面神经功能障碍。

（2）12对颅神经包括"一嗅二视三动眼，四滑五叉六外展，七面八听九舌咽，迷副舌下神经全"。其中后组颅神经包括舌咽神经、迷走神经、副神经及舌下神经。

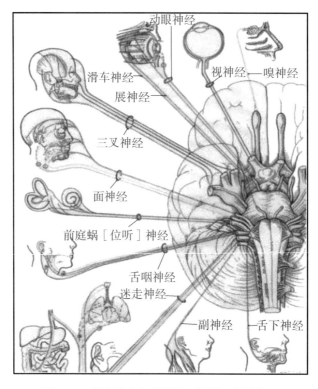

图2-4 桥小脑角解剖结构、颅神经解剖位置

（3）损伤12对颅神经临床表现，见表2-2。

表2-2 12对颅神经损伤临床表现

序号	名称	临床表现
I	嗅神经	嗅觉障碍
II	视神经	视野受损
III	动眼神经	上睑下垂、瞳孔散大且对光反射消失，瞳孔大小不等，眼球运动障碍
IV	滑车神经	垂直复视，对光反射异常，眼球运动障碍
V	三叉神经	面部麻木（感觉异常）、感觉减退和疼痛，咀嚼肌障碍
VI	展神经	眼球运动障碍
VII	面神经	面瘫，较少见情况下会出现味觉障碍，还可出现眼干燥症、阵发性流泪和口干燥症

序号	名称	临床表现
Ⅷ	前庭蜗神经	听力损失和耳鸣，步态、平衡不稳以及自发性和诱导性眼球震颤，眩晕
Ⅸ	舌咽神经	构音障碍，腭、咽或喉肌无力
Ⅹ	迷走神经	构音障碍，腭、咽或喉肌无力
Ⅺ	副神经	转头/耸肩受限，颈部无力
Ⅻ	舌下神经	构音障碍，舌头活动受限，舌肌无力

3. 听神经瘤常见颅神经受损的临床表现

（1）蜗神经：95%的患者出现了症状性蜗神经受累。两个主要症状为听力损失和耳鸣。95%的患者存在听力损失，但其中仅有 2/3 意识到这一缺陷。听力损失通常是慢性的，平均持续时间约为 4 年。前庭神经鞘瘤也可偶尔表现为突发性感音神经性聋。

（2）前庭神经：61%的患者出现了前庭神经受累。受累患者通常承认有走路不稳，性质上通常是轻至中度，且其严重程度常有波动。由于这些缓慢生长的肿瘤引起前庭功能逐渐（而非急性）不对称，所以真性旋转性眩晕并不常见。在这种情况下，中枢前庭系统常常能代偿一侧前庭神经对感觉信息传递的逐渐损失。眩晕感觉（如短暂的倾斜或转向）可提示存在前庭神经鞘瘤。

（3）三叉神经：17%的患者出现了三叉神经功能障碍。最常见的症状是面部麻木（感觉异常）、感觉减退和疼痛。

（4）面神经：6%的患者出现了面神经受累。主要症状为面轻瘫，较少见情况下会出现味觉障碍（由中间神经受损所致）。患者还可出现眼干燥症、阵发性流泪和口干燥症。

（5）后组颅神经受损临床表现为吞咽困难、声音嘶哑、咳嗽无力、患侧面瘫，面肌感觉迟钝、眼睑闭合不全等。

术后专科护理评估结果

（1）意识：神志清，GCS 15 分。

（2）瞳孔：双侧瞳孔等圆等大，瞳孔直径约 3.0mm，对光反射灵敏；眼球各向活动好，角膜反射灵敏。

（3）四肢活动：自如不受限，四肢肌力Ⅴ级，无不自主运动。

（4）三叉神经：右侧颜面部眼裂以下麻木，浅感觉减退，张口无偏斜。

（5）面神经评估：右侧颜面部面瘫，右侧额纹变浅，右眼睑闭合不全，露白 1mm，右鼻唇沟变浅，示齿嘴角左歪，右侧鼓腮不能。

（6）前庭窝神经评估：双侧外耳道干洁、无流液，右耳听力消失。双手指鼻稳准，双侧跟膝胫试验完成好。

（7）后组颅神经：患者构音正常，声音嘶哑，颊肌肌力下降，咽反射减弱，吞咽动作欠充分，伸舌居中，舌的灵活度下降，洼田饮水试验 5 级，V-VST 吞咽安全性受损，留置胃管。转颈耸肩动作对称有力。

护理判断

根据患者临床症状及评估结果分析，患者肿瘤累及 V 三叉神经、Ⅶ面神经、Ⅷ前庭蜗神经及后组颅神经。

临床场景 2

患者术后由神外监护室转回病房，患者 GCS15 分，术后吞咽评估颊肌肌力下降，舌的灵活度下降，咽反射减弱，吞咽动作欠充分，洼田饮水试验 5 级，改良 V-VST 测试吞咽安全性受损，予留置胃管。返回病房后，患者问管床护士："护士，我出院后还要上班，我不会一直插着胃管吧？能不能帮我拔掉胃管啊？"作为管床护士，你该怎么做？

思维提示

从吞咽障碍评估、吞咽障碍康复及间歇管饲方面干预。

知识链接

1. 吞咽障碍

（1）定义。吞咽障碍（dysphagia swallowing disorders）指不能安全有效地将食物由口腔输送到胃内取得足够营养和水分，由此产生的进食困难。

（2）病因及病理生理变化。器质性吞咽障碍是指吞咽器官相关的解剖结构异常改变引发进食通道异常出现的吞咽问题。主要是由于口、咽、喉、食管等解剖结构异常，吞咽通道及邻近器官的炎症、肿瘤、外伤等。功能性吞咽障碍是指参与进食活动的吞咽肌暂时失去神经控制而出现吞咽肌、骨骼肌运动不协调导致的吞咽问题。常见于中枢神经系统疾病、颅神经病变、神经肌肉接头疾病、肌肉疾病、年老体弱、痴呆等。

（3）临床表现。流涎；食物从口角漏出；饮水呛咳；咳嗽；梗噎；吞咽延迟；进食费力，声音嘶哑，进食量少；食物反流，食物滞留在口腔和咽部；误吸及喉结构上抬幅度不足等。

（4）并发症。吞咽有效性的受损可能导致营养不良和水分不足，如果吞咽的安全性受损，则可能导致误吸、吸入性肺炎的风险。

（5）临床评估。采用简单、可靠、有效的筛查方法对于预防和减少并发症至关重要。临床上筛查多使用综合多个条目的量表进行测试，如 Gugging 吞咽功能评估量表（gugging swallowing screen，GUSS）、标准化吞咽评估（standardized swallowing assessment，SSA）、多伦多床旁吞咽筛查试验（Toronto bedside swallowing screening test，TOR-BSST）、进食评估调查工具–10（eating assessment tool-10，EAT-10）等，上述筛查量表均已在国内得到广泛的推广应用。两项研究都显示标准化筛查工具可以在不直接吞咽食物的情况下更安全地评估患者的吞咽功能。洼田饮水测试和容积黏度吞咽测试（volume-viscosity swallow test，V-VST），前者吞咽水，后者直接吞咽经调制的低中高稠度的液体，通过咳嗽、声音和氧饱和度变化来检查是否存在误吸。某些研究提出了适合中国文化特点的改良 V-VST，采用 3mL、5mL、10mL 三种容积，水、低稠、中稠、高稠四种稠度，改良 V-VST 对于识别神经性吞咽障碍患者具有较高的敏感性（96.6%）和特异性（83.3%）。吞咽障碍筛查利大于弊，因此强烈推荐入院后尽早进行筛查，以预防误吸和吸入性肺炎的风险。临床上应视患者情况，选择吞咽筛查的种类。

2. 间歇管饲

（1）定义。间歇管饲指不将导管留置于胃内，仅在需要补充营养时，将导管经口或鼻插入食管或胃内，进食结束即拔除。

（2）优点。对于咽腔反射弱或者消失的吞咽障碍患者，与持续置管管饲相比，使用间歇经口至食道管饲既能保证营养供应，又能促进吞咽功能的恢复，减少吸入性肺炎的发生。保证吞咽障碍患者营养供应和选择合适的营养支持方式对吞咽障碍患者的预后十分重要。此前常选择持续置管鼻饲或胃造瘘管饲。持续置管管饲通过置鼻胃管或鼻肠管输送营养液到患者胃肠道内，需要患者 24h 留置鼻饲管，定时更换管路；胃造瘘管饲需要患者接受手术形成胃造瘘，通过胃造瘘输入营养物质至胃内。近年来发现，长期留置鼻饲管易引发胃内容物反流。另外，胃造瘘的护理困难、易发生感染等并发症，间歇经口至食管或胃管饲成为越来越多吞咽障碍患者的选择。间歇经口至食管管饲是指在每次管饲前，经口至食管置管后给予营养液，喂养结束后立即取出鼻饲管，间歇经口至胃管饲即把管插到胃里，喂养结束后立即取出胃管。间歇经口管饲与留置鼻饲的不同点是，每次在需要进食时置管，既无需手术，又无需 24h 放置鼻饲管，既可维护患者的形象，又可改善其吞咽功能（每次置管时需要患者做吞咽动作，从而进行了吞咽训练）和生活质量。

（3）总结。间歇置管可改善吞咽障碍患者的营养摄入、吞咽功能，减少误吸等相关并发症的发生。临床上，对患者进行咽反射评估后，在取得患者和家属同意的前提下，可以采用该方法进食。

（4）间歇管饲注意事项：

1）患者间歇置管方式（经口/经鼻）须由三方（治疗师、医生、护士）决定，并在医嘱上备注。

2）插管前先要了解适应症和禁忌证。每次注食量为 400～500mL 或遵医嘱，速度 30～50mL/min，每天 4～6 次。

3）插管过程中注意观察患者反应，如咳嗽、呼吸困难、发绀等现象，如反复 3 次失败建议 4h 后再插或在喉镜下插管。

4）脑出血、脑干损伤等颅内高压患者，务必注意动作轻柔。慎用将头部抬高至下颌骨靠近胸骨柄的方法，如搬动不当或受到剧烈震动，可能造成再出血。

5）患者或家属经多次培训后若能熟练该操作，过渡时，管床护士与其签署患者/

家属自行插管注食的告知书。

护理处置

（1）管床护士采取洼田饮水试验及改良 V-VST 对患者吞咽障碍进行评估。评估结果为患者洼田饮水试验 5 级，改良 V-VST 测试患者吞咽安全性受损，患者不能进食，需配合吞咽功能训练后动态评估患者吞咽情况。

（2）管床护士制定个性化吞咽康复计划并落实：

1）协助患者口腔护理，每天两次，增加患者舒适度，降低患者的肺炎发生率。

2）指导患者行口腔运动训练，包括口唇主被动训练、舌抗阻训练、舌肌等长等张训练，运动方法包括使用压舌板、口腔压力训练仪进行抗阻训练等。患者可以自我训练或者在管床护士监督下训练，旨在提高参与吞咽的肌肉（如唇、舌、咽）力量、运动性和协调性，以实现安全高效的吞咽。

3）针刺治疗神经性吞咽障碍有一定的疗效，遵医嘱予针灸治疗。

4）予呼吸功能锻炼，尤其是呼气肌功能锻炼。

5）运动行为疗法总体上可以改善吞咽障碍患者的吞咽功能。指导患者行缩下颌抗阻力训练，训练体位可以坐位、半卧位，通过收缩下颌挤压网球、拳头或使用一种两端分别置于下颌和胸骨柄的弹力支撑杆完成。每天三次，每次时长以患者耐受为主。

（3）管床护士协助并指导患者行间歇管饲饮食。

1）置入方式的选择：由医护患三方共同决定选择置入食管中上段（扩张管），在满足营养供给的同时，进行吞咽训练。

2）跟患者及家属解释间歇管饲优点：食物经食管摄入，符合生理规律，能在短时间内摄取，发生胃肠功能紊乱的机会少；避免了持续胃管的并发症（皮肤黏膜溃疡、呃逆、反流、影响美观）；无创；与胃管及胃造瘘管比较更有优势的是能进行吞咽训练。

3）跟患者及家属解释间歇管饲适应症：各种中枢神经系统疾病导致的吞咽障碍（吉兰－巴雷综合征、运动神经元病）；头颈部肿瘤放疗或手术前后吞咽困难者；老年人年龄相关的吞咽困难（吞咽器官衰老、牙齿脱落）；呼吸功能障碍行气管切开、气管插管等需长时间营养支持者；吞咽正常，但摄入不足（如烧伤、厌食症）；婴幼儿喂食困难或吞咽器官发育不完全所致的吞咽困难；各种原因所致持续、顽固呕吐（肿瘤化疗等）。

4）跟患者及家属解释间歇管饲禁忌证：有出血倾向或既往有穿孔史；食管蠕动功能障碍；长期使用类固醇激素；咽部或颈部畸形；胸主动脉瘤；呼吸窘迫综合征；意识不清、严重痴呆、认知障碍。

（4）间歇管饲实践：

1）与患者签署同意书。

2）护士用物准备：硅胶胃管/导尿管 1 条、无菌手套 1 对、注射器 1 个、灌食器 1 个、食物（流质）1 份、水。

3）指导病人准备：①体位：能坐则坐，非坐则摇高床头；②检查、清洁鼻腔/口腔，给予解释，取得合作。

4）置管：患者取坐位，清理鼻腔，将胃管前端15～20cm完全润滑，随后通过口腔往咽后壁方向置入，位于咽喉时指导患者重复做吞咽动作，将胃管推进与门齿相距20～25cm停止，患者呼吸正常未咳嗽且胃管尾部放入水中无气泡外冒表示置管成功，选择流质性食物，管饲结束时拔出胃管，静坐25min。

<h2 style="text-align:center">临床场景 3</h2>

患者术后 GCS 15 分，右侧颜面部面瘫，右侧额纹变浅，右眼睑闭合不全，露白1mm，右鼻唇沟变浅，示齿嘴角左歪，右侧鼓腮不能，右颜面部眼裂以下麻木，浅感觉减退。患者问管床护士："护士，我右边脸颊有点麻，嘴巴好像也是歪的。你可以教我一些右侧脸颊的康复方法吗？"你作为管床护士，应如何评估并且指导患者行右侧面瘫康复训练？

思维提示

评估面瘫情况，指导患者进行右侧颜面部康复护理。

知识链接

1. 周围性面瘫（peripheral facial paralysis，PFP）

指在面神经核及核以下部位损伤导致的面瘫，可致同侧或双侧面神经所支配的面部表情肌瘫痪，表现为睑裂增宽、鼻唇沟及额纹变浅或消失、口角歪斜、鼓腮漏气、味觉障碍、泪液分泌障碍等。据统计，听神经瘤、腮腺肿瘤等手术导致的面瘫发生率为20%～44.1%。面瘫严重影响患者的生活质量及社交活动。研究表明，面瘫患者需进行面神经功能训练。

2. 面神经功能训练的适应证及禁忌证

（1）适应证：周围性面瘫患者。

（2）禁忌证：生命体征不稳定、急性感染期、活动性出血期的患者；精神疾病、严重心脑血管疾病等不能配合的患者。

3. 面瘫程度评估

面瘫的症状取决于损伤的部位，镫骨肌神经损伤可导致听觉过敏、舌前味觉障碍、唾液腺分泌障碍、耳后疼痛等。若病变部位发生在面神经颅外段，一般都不发生味觉、泪液、唾液、听觉的改变。House-Brackmann 分级系统（House-Brackmann Grading System，H-BGS）是常用的评估方法之一，见表 2-3。

表 2 - 3 H-BGS 评价系统

分级	程度	总体	静止	运动
Ⅰ级	正常	各区面肌运动正常		
Ⅱ级	轻度功能异常	仔细检查时有轻度的面肌无力，可有非常轻的联带运动	面部对称，肌张力正常	额部正常，稍用力闭眼完全，口角轻度不对称
Ⅲ级	中度功能异常	明显的面肌无力，但无面部变形，连带运动明显或半面痉挛	面部对称，肌张力正常	额部减弱，用力后闭眼完全，口角最大力轻度不对称
Ⅳ级	中重度功能异常	明显的面肌无力或面部变形	面部对称，肌张力正常	额部无，闭眼不完全，口角用最大力后不对称
Ⅴ级	重度功能异常	仅有几乎不能察觉的面部运动	面部不对称	额部无，闭眼不完全，口角轻微运动
Ⅵ级	完全麻痹	无运动		

4. 训练时机

严格掌握训练的适应证和禁忌证，根据病情选择合适的训练时机，原则上应尽早开展面神经功能训练。根据面神经损伤的时期，分为急性期、恢复期和后遗症期。

（1）急性期（≤15d）。急性期患者患侧面肌张力低下，呈向下、向外松弛状态。H-BGS 评估分级为Ⅲ级及以上者患侧面肌宜以辅助运动为主；Ⅱ级者可以同时进行主动运动，以改善面部血液循环，强化残存肌肉功能，预防肌肉萎缩。

（2）恢复期（16d～6个月）。在面神经损伤恢复阶段，患侧面肌的主动收缩可诱发神经冲动的产生，兴奋运动神经，促进神经功能的恢复。故患侧面肌有轻微自主运动时即可开始面肌主动运动。随着患侧面肌肌力的逐渐增强，可适当用手进行抗阻运动。

（3）后遗症期（>6个月）。暂时性面瘫患者训练至面瘫症状消失，永久性面瘫患者可长期坚持训练。手术后面瘫的患者应给予面神经功能康复训练治疗至少6个月，但手术创面未愈合、水肿未消退时禁做抗阻运动。

5. 评价方法

首次面神经功能训练前、住院患者出院时、训练后，每2～4周进行一次评价。主观评价系统简单、快捷，便于临床使用。H-BGS 评价系统，方法相对简单，结果直观明了，是目前最常用的面神经功能评价方法。

护理判断及处置

1. 管床护士与患者及家属解释

右边脸颊有麻木感是因为三叉神经受牵拉，嘴巴歪是因为面神经Ⅳ - Ⅴ级功能障碍。肿瘤刚好压迫听神经、面神经、三叉神经，并且面听神经已经被肿瘤压变形了，手术需要把肿瘤切除，不可避免会牵拉到神经，所以现在会出现面瘫。神经修复是一个过程，接下来的任务就是进行面神经的康复训练，慢慢恢复。

2. 管床护士教患者做面肌训练

术后急性期内指导辅助运动，恢复期指导主动运动。面肌训练方法见表2-4。

表2-4　面肌训练法

训练项目	辅助运动方法	主动运动方法	抗阻运动方法
抬眉训练	同侧食指放在眉毛中段上方向上推起	将双侧眉目上提，锻炼枕额肌额腹	做抬眉的同时，将食指放在患侧眉弓外上方枕额肌额腹处，从头顶向眉弓方向给予适当的阻力
闭眼训练	同侧食指水平放在下眼睑下2～3cm处，眼睑轻轻向上推	轻轻闭上双眼，不能完全闭合者轻轻按摩眶下缘10次，然后再用力闭合双眼	做闭眼动作的同时，将食指与中指指腹轻放于患侧上、下眼睑眼轮匝肌处，给予闭眼相反的阻力
耸鼻训练	同侧食指置于鼻唇沟，向鼻根处上推	用力收缩压鼻肌提上唇肌完成耸鼻动作	做耸鼻动作的同时，将食指指腹放于患侧鼻唇沟提上唇鼻翼肌、鼻肌处，自鼻根向鼻唇沟方向给予适当的阻力
示齿训练	同侧食指和中指放在颊部，大拇指置于患侧嘴角处并向外上方牵拉至双侧嘴角对称	口角向两侧同时运动，收缩颧大肌、颧小肌、提口角肌及笑肌，露出牙齿，避免只向一侧用力及习惯性偏向	做示齿动作的同时，将食指、中指放于患侧嘴角上方的颧大肌、颧小肌处，向内下方给予适当的阻力
努嘴训练	单侧食指和大拇指捏合上下嘴唇向前拉，让双侧口唇趋于对称	收缩口轮匝肌，用力向前嘟嘴	做努嘴动作的同时，将食指、中指放于患侧上下唇外侧口轮匝肌处，向嘴角方向给予适当的阻力
鼓腮训练	同侧食指和大拇指捏合上下嘴唇鼓气，并使之不漏气	收缩口轮匝肌、扩张颊肌，闭合口唇做鼓气动作	鼓腮的同时，双手食指、中指指腹放于面颊颊肌处，稍用力按压，以嘴角不漏气为宜

3. 训练频率

每个动作保持3～5秒，放松休息3秒，重复15～20次，每天3～5组。

护理结果

患者出院时，面神经Ⅳ级功能障碍，患者掌握面瘫康复训练方法，指导患者出院后继续面瘫康复运动，6个月后可行主动运动结合抗阻运动。

（刘明泽、孙平静、欧丽珊）

第三节　蝶骨嵴脑膜瘤临床护理实训案例

一、案例介绍

基本信息：邓某，女，28 岁，已婚，大学本科文化水平。

入院时间：2023 年 10 月 24 日。

诊断：左蝶骨嵴脑膜瘤。

主诉：头颈部疼痛伴头晕 2 周，加重 3d。

现病史：患者 2 周前无明显诱因出现头颈部疼痛，呈阵发性胀痛感，疼痛位置不定，持续时间不等，休息后可稍缓解，伴头晕，呈非天旋地转感，无恶心呕吐、视物模糊、肢体乏力等不适，未予重视。3d 前患者头颈部疼痛加重，持续时间较前延长，外院行颅脑 MR 示：左蝶骨嵴占位病变，考虑脑膜瘤。现为进一步诊断治疗，在门诊拟诊断为"脑膜良性肿瘤"入院。

既往史：患者既往手术史有肠系膜囊肿手术、剖宫产手术，否认高血压、冠心病等慢性病病史，慢性肝炎、结核等传染病病史，否认外伤史、输血史等。

个人史：否认血吸虫疫水接触史，否认到过地方病高发及传染病流行地区，否认嗜酒史、吸烟史。无常用药品及麻醉毒品嗜好。否认工业毒物、粉尘、放射性物质接触史。

婚姻史：已婚已育，1 子 1 女。

月经史：既往月经规律，量中等，无痛经，周期 40 + 日，近期产后月经周期约 2 月。

家族史：无家族相关病史。

过敏史：无。

其他：日常生活自理，情绪稳定，丈夫陪同住院。入院以来，睡眠可，胃纳一般，睡眠一般，二便正常。

专科情况：T:36.5℃，P:71 次/分，BP:114/74mmHg，R:20 次/分。患者神志清，自动睁眼，对答切题，遵嘱活动，GCS:E4V5M6 = 15 分，双侧瞳孔等圆等大，直径 2.0mm，直接及间接对光反射灵敏，四肢肌力 V 级，肌张力正常。

影像学检查：外院头颅 MR 提示左蝶骨嵴脑膜瘤，大小约 49mm×56mm×48mm，视交叉及第三脑室前下部稍受压，左侧侧脑室受压变，余脑实质灰白质对比正常，脑沟、脑裂及脑池未见异

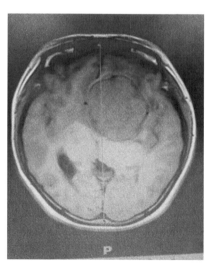

图 2 - 5　外院头颅 MR

常，中线结构向右偏移。

入院后实验室化验：血红蛋白 96g/L；B 型利钠肽 132.9ug/L；白蛋白 34.6g/L；超敏 C 反应蛋白 2.3mg/L。

主要诊疗经过：入院后予甘露醇脱水、营养、护胃等对症支持治疗。于 10 月 31 日在手术室全麻下行左额颞开颅左侧蝶骨嵴占位病变切除术，术后 GCS：10D，左侧肢体肌力 V 级，右侧肢体肌力 I 级，双侧瞳孔等圆等大，直径 2mm，直接及间接对光反射迟钝，左额颞部术口敷料覆盖。

二、护理临床思维实训过程

临床场景 1

10 月 24 日 9：45，管床护士接到通知新收一位脑膜良性肿瘤患者邓某。如果你是管床护士，你将如何全面评估该患者？

思维提示

接到通知后，管床护士到护士站新收该患者，查看邓某入院卡的入院诊断：脑膜良性肿瘤。根据患者的入院诊断，评估内容可包含：

（1）测量生命体征；

（2）观察瞳孔及对光反射情况；

（3）评估患者神志、肌力、肌张力；

（4）采集病史：姓名、性别、年龄、主诉、现病史、既往史、个人史、家族史、用药史及过敏史、既往检查、检验情况等。

护理评估结果

（1）测量生命体征：T：36.5℃，P：71次/分，BP：114/74mmHg，R：20次/分，SpO_2：98%。

（2）双侧瞳孔等圆等大，直径 2.0mm，直接及间接对光反射灵敏。

（3）意识评估：GCS：E4V5M6 = 15 分，患者自动睁眼，对答切题，四肢可按嘱活动，但患者表情淡漠；四肢肌力 V 级，肌张力正常。

（4）患者在家属搀扶下步行入院。患者主诉 2 周前无明显诱因出现头颈部疼痛，间歇性发作，疼痛位置不定，持续时间不等，并伴有头晕，非天旋地转感，近 3d 发作频率逐渐增多，1～2 次/日。外院行颅脑 MR + 增强 + FLAIR 提示：左蝶骨嵴占位病变，考虑脑膜瘤。

问题思考 1

管床护士还需对患者进行哪些体查及相关问诊内容？

思维提示

根据患者头颅 MR 报告提示：左蝶骨嵴占位病变，管床护士还需为患者进行视力视野的相关神经系统体查，并询问患者邓某小便情况，有无增多，解小便频次有无增加，有无外院抽血化验结果。除此之外，管床护士需与主管医生沟通、共同阅片，确定该患者占位病变的位置及大小。注意考虑患者发生脑疝的可能。

知识链接

根据蝶骨嵴解剖位置特点及脑膜瘤的临床表现，对患者进行针对性的体查及相关问诊内容。

1. 蝶骨与蝶骨嵴的解剖位置

（1）蝶骨（sphenoid）是一块类似"蝴蝶型"的颅骨，位于颅底的中心，前方与额骨、筛骨相连，后方与颞骨、枕骨相连，蝶骨横向伸展于颅底部，分为蝶骨体、大翼、小翼、翼突。

（2）蝶骨嵴（sphenoidal crest）是一垂直正中嵴，与筛骨垂直板的后缘相连，构成鼻中隔的一部分。在蝶骨嵴的两侧各有一个蝶窦开口。其位于颅底前颅窝、中颅窝交界部位，该区域分布视神经、动眼神经、滑车神经、展神经、三叉神经等重要的前组颅神经，且临近海绵窦、Willis 环等重要血管。该部位肿瘤容易沿颅底间隙播散，延伸至眶内、翼腭窝、鞍区等部位。

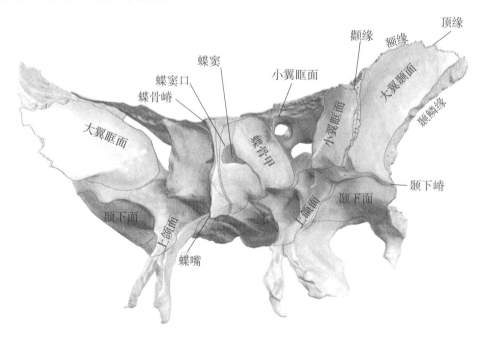

图 2-6　前斜面观察蝶谷体前表面特征

2. 脑膜瘤

是一种常见的原发性中枢神经系统肿瘤，占所有原发性脑肿瘤的 14.4% ～ 19.0%。良性居多，生长缓慢，病程长，呈膨胀性生长，多位于大脑半球矢状窦旁、大脑凸面、蝶骨和鞍结节。良性脑膜瘤肿瘤边界清楚，生长缓慢；恶性脑膜瘤少见，呈浸润生长，与脑组织界限不清，脑水肿严重，可转移至肺。患者的临床表现取决于肿瘤的大小和位置，典型临床症状：颅内压增高引起的头痛、呕吐和视乳头水肿；局灶性神经系统（包括脑神经）缺陷引起的肢体活动障碍、嗅觉丧失、视野缺损及失语等；局灶性肿块效应引起的全身性或部分性癫痫发作。

护理评估结果

（1）神经系统体查：初测患者双眼矫正视力为 4.9，双眼视野正常，左侧眼球较右侧眼球稍突出。

（2）患者自述右侧肢体乏力，左眼眼眶膨胀感，头痛头晕时伴有恶心感，夜尿频次增多，每晚 2 ～ 3 次。

（3）未予外院行相关抽血化验。

问题思考 2

对患者邓某目前的临床表现、神经系统检查结果及头颅 MR 的结果，管床护士在护理患者邓某时应关注患者的重点内容是什么？

护理判断及处置

（1）患者头颅 MR 显示左侧额部前颅窝底占位，周围可见水肿带，中线结果向右移位。因此管床护士在护理该患者时应严密关注患者神志、肌力、瞳孔及生命体征变化，预防颅内压增高、脑疝、肿瘤卒中等并发症的发生。

（2）应用脱水剂等药物进行降颅内压的同时，管床护士还应关注患者的电解质情况，以免因电解质紊乱引起患者神志变化、肢体乏力、恶心、呕吐等症状，而误导为患者发生颅内压增高、脑疝、肿瘤卒中等病情变化。

（3）关注患者的主诉：头痛有无加重，有无恶心呕吐，进食情况。

（4）关注患者精神症状，有无癫痫发作、运动障碍、感觉障碍、失语、视野改变、视觉障碍等症状表现。

（5）患者夜尿频次较多，要防跌倒发生，对患者及家属宣教防跌倒的相关措施，建议夜晚床上小便。

（6）关注患者大小便情况，以免用力排便排尿时使颅内压增高。

临床场景 2

患者邓某于 10 月 31 日在手术室全身麻醉下行左额颞开颅左侧蝶骨嵴占位病变切除

术，过程顺利。术后返回神外监护室继续治疗。术后第一天患者生命体征平稳，遵医嘱予转回普通病房继续治疗。

11月1日10:00，患者邓某转入普通病房，管床护士予床边查体：患者精神疲倦，可自动睁眼，失语，左侧肢体肌力Ⅴ级，右侧肢体肌力Ⅰ级，双侧瞳孔等圆等大，直径2mm，对光反射迟钝，左额颞部术口敷料覆盖，测量生命体征：T:37.7℃，P:84次/分，BP:118/76mmHg，R:21次/分，SpO_2:96%。管床护士查看医嘱："心电监护、持续血氧监测Q1H，中流量吸氧Q1H"，即予落实心电监护及吸氧。患者压疮风险评估量表评分：12分，为高危风险，予上气垫床以预防压疮的发生。

问题思考1

管床护士与监护室护士如何沟通与准备，使患者邓某会有更好的医疗体验？

知识链接

ISBAR沟通模式是一种以证据为基础的标准化沟通方式，即身份（Identification）—现状（Situation）—背景（Background）—评估（Assessment）—建议（Recommendation）的缩写，用于保障医务人员之间的有效沟通，能够快速、准确且结构化地传递有效信息，减少因沟通引起的医疗差错的发生，保证患者安全。被世界卫生组织（WHO）、国际医疗卫生机构认证联合委员会（JCAHO）等机构推荐使用。

I：Identification（身份），表示参与交接班的人员或患者身份。

S：Situation（现状），目前发生了什么，包括患者的床号和姓名，患者的问题。

B：Background（背景），什么情况导致的，包括患者的现病史及既往史、主诉、问题的依据及分析。

A：Assessment（评估），问题是什么，包括患者的异常反应、异常报告值、患者的心理状态、对问题的评估及判断。

R：Recommendation（建议），该如何去解决问题，包括已采取的护理措施，对问题处理的建议。

思维提示

管床护士在接到通知患者邓某准备转入普通病房时，致电监护室护士，可运用IS-BAR沟通模式与监护室护士沟通。

I：监护室护士，你好，我是即将转入的患者邓某的管床护士。床边需要准备什么仪器及设备？

S：监护室护士述：现在医生已开医嘱，患者邓某今日转回普通病房继续治疗，主管医生述患者邓某转回病房时仍需要心电监护监测生命体征及吸氧，医嘱没有停，患者压疮风险高危，还需要准备气垫床，患者右侧颈部留置一条深静脉置管，双腔，有输液及尼莫地平注射液持续微泵入，留置一条尿管。

B：患者邓某于10月31日在手术室全麻下行左额颞开颅左侧蝶骨嵴占位病变切除

术＋颅骨骨瓣修补手术。术中见肿瘤供血丰富，在分离肿瘤与动脉时，大脑 A2 动脉破裂出血，予压迫止血及用动脉瘤夹夹闭破口，但未完全夹闭该动脉。

A：患者邓某目前精神疲倦，可自动睁眼，失语，可理解问话，左侧肢体可按嘱活动，GCS：10D，左侧肢体肌力 V 级，右侧肢体肌力 I 级，双侧瞳孔等圆等大，直径 2mm，直接对光反射迟钝，间接对光反射迟钝，左额颞部术口敷料覆盖。患者 11 月 1 日化验结果示：血红蛋白：97g/L，钙：1.63mmol/L，D－二聚体 4.5mg/L。患者术后右侧肢体偏瘫、失语。11 月 1 日早上复查头颅 CT 提示术区周围水肿明显，未见明显脑梗死。

R：需连续、动态评估患者 GCS、瞳孔、肌力及生命体征，有无颅内压增高的临床表现：呕吐、头痛等；指导患者右侧卧位或者平卧位，避免伤口受压；床头抬高 30°，促进静脉回流，遵医嘱给予甘露醇静滴和地塞米松等，以降低颅内压；准确记录出入量，根据尿量的增减和血清电解质的水平调节用药剂量，以防患者发生尿崩症；遵医嘱持续与尼莫地平静推预防患者脑血管痉挛。

使用 ISBAR 模式进行该患者的交接，快速、准确，保障了患者的安全，缩短交接时间，管床护士不必多次到患者床旁进行相关操作及搬动患者。

问题思考 2

除此之外，管床护士与监护室护士还需交接什么？

思维提示

管床护士与监护室护士予床边交接时还需交接患者的药物、皮肤、生命体征、生活用品、管道情况、心理状态。

问题思考 3

以什么样的顺序交接上述内容才能达到快速、准确呢？

思维提示

（1）做好两个科室之间的沟通，这是转科的第一步。根据医生医嘱：患者邓某转神经外科一区继续治疗，监护室观察护士小王致电病房管床护士，按 ISBAR 模式与管床护士交接邓某的基本情况、所需准备物品及患者到达时间，以便病房提前做好相应的准备。

（2）准备与评估。神外监护室小王做好患者邓某转出前的准备与评估，患者的生命体征、皮肤情况、留置管道情况、病历及影像学检查资料、药品及生活用品的捡取及核对、转科记录本的填写等。病房管床护士床边准备好心电监护、微量注射泵、吸氧、铺气垫床。

（3）做好患者的交接工作：身份确认—生命体征测量—皮肤情况—留置管路情况—患者神经系统体查情况（如 GCS、瞳孔大小及对光反射情况、肌力及肌张力、视力视野情况等）—患者物品交接及影像学检查资料—于配药室交接患者病情、心理状态及剩余药物情况—填写转科记录本。

临床场景 3

11 月 3 日 10:00，患者家属呼叫护士，诉患者呕吐了。管床护士立即到床边查看患者，患者表情痛苦，示意头部不舒服，心电监护报警，测量生命体征为：BP：147/85mmHg，HR：85 次/分钟，R：24 次/分钟，SpO$_2$：96%。此时管床护士应该如何处理？

思维提示

（1）管床护士立即至患者床旁查看患者，取平卧位头偏向一侧，清理口腔、鼻腔呕吐物，保持呼吸道通畅。

（2）重新评估患者神志：GCS：10D（自动睁眼，理解问话，左侧肢体可按嘱活动），左侧肢体肌Ⅳ级，右侧肢体痛刺激无反应，双侧瞳孔等圆等大，直径 2mm，直接对光反射和间接对光反射迟钝，测量生命体征为：BP：147/85mmHg，HR：65 次/分钟，R：18 次/分钟，SpO$_2$：96%，T：38.6℃。

（3）立即报告医生患者目前情况。

（4）医生接到管床护士的汇报，现场查看邓某，阅片后，开具医嘱：

A. 胃复安 10mg IM ST

B. 甘露醇注射液 250mL IVD QD

C. 化验：血常规、急诊 8 项、肝功 8 项、降钙素原检测，即复

D. 头颅 CT，即复

E. 冰敷

问题思考

你将如何安排执行医嘱？

思维提示

通知优先处理降颅内压的医嘱。患者血压升高，心率、呼吸较前减慢，符合颅内压增高的 Cushing 三联症的临床表现。同时结合患者呕吐胃内容物一次，并示意头痛，均符合颅内压增高的表现。

（1）患者呕吐，可予止呕药对症处理。

（2）患者术前、术后均有使用甘露醇，且现体温升高，肌力较前变差，需抽血化验查看患者电解质情况、肝肾功能及血白细胞、血红蛋白等情况。快速降低体温，也是保护大脑组织。

做好外出检查前的安全评估。如患者生命体征不稳或者神志再次发生变化，应暂缓外出检查；应在患者生命体征平稳时期，在医护人员陪同下外出检查。检查时落实发生意外的防护措施，防止坠床等意外发生，做好安全转运措施。

因此，该医嘱处置顺序安排：B→A→C→E→D。

知识链接

1. 甘露醇降低 ICP 的作用机制

（1）甘露醇可使血浆渗透压迅速提高，形成血—脑脊液间的渗透压差。这种渗透梯度促进了水分从脑组织和脑脊液转移入血循环，由肾脏排出，进而导致细胞内外液减少，从而减轻了脑水肿。

（2）可以加速脑脊液的吸收，从而促进颅内蛛网膜下腔脑脊液的清除。

（3）可以通过短暂的充血和降低血液黏度来提高脑血流量，引起脑动脉补偿性反射的血管收缩，从而减少脑血容量。由于甘露醇的高反射系数，因此其跨血脑屏障时具有强大的渗透作用力。

输注甘露醇后，很快脑组织水分开始减少并逐渐达峰效应，患者的高渗状态通常可维持数小时，但其颅内压减少作用时间一般较为短暂。因为血液中的糖会缓慢渗入大脑，并使水分滤过梯度达到平衡。为了防止水分滤出梯度效应逆转水分重新进入脑内，有必要保持持续的高渗状态。0.25g/kg 剂量甘露醇可达到和 0.5～1.0g/kg 及 1.0g/kg 剂量甘露醇同等的降颅内压效果。低剂量甘露醇能够避免引起渗透压失衡和严重的脱水，能有效改善脑血流动力学指标。重复使用 100mL 的剂量比起始就给出 500mL 甘露醇更有效。

2. 静滴甘露醇注射液的注意事项

（1）用法：静脉滴注。

（2）滴注速度：100～250mL 甘露醇注射液在 10～20min 内输注完。

（3）用药前注意事项：对药物进行质量检测，确保甘露醇无结晶。

（4）副作用：头痛、头晕、视力模糊、电解质紊乱、过敏反应、肾损害、组织坏死（静脉漏出）。

3. 外渗处理

50％的硫酸镁注射液湿敷；75％的酒精进行湿敷；利多卡因注射液进行局部封闭。

临床场景 4

11 月 6 日，患者邓某病情稳定，医嘱已停心电监护及吸氧，但患者仍存在失语、右侧肢体偏瘫护理问题。

思考问题

管床护士怎样从语言及肢体功能锻炼进行指导？

护理处置

1. 失语康复计划

（1）计划要循序渐进，由易到难、由浅入深、由少到多从基本能力的康复训练到复杂行为康复训练，首先应安排容易奏效的康复内容和项目。这样有利于建立和巩固患者的治疗信心，调动积极性。患者取得的进步要及时告诉患者，些许进步都要及时表扬和肯定，避免使患者丧失信心，产生畏难情绪。

（2）物品命名训练。在患者床边放置一个盒子，里面装有患者常用的物品如：手电、手表、钢笔、钥匙等，还可以放置一些图片，让患者进行命名训练。

（3）语言肌肉运动功能训练。采用对口形，吹气等动作，嚼口香糖，嗑瓜子，念顺口溜和简单的绕口令等以锻炼言语肌肉的协调性，发音练习从元音字母"a"开始并开始大声叹气，促进发音，练习持续发音，一口气尽可能从嘴里发出元音。注意音调的练习。我们发现用塑料管置于静水中吹气是一个不错的方法，患者可以直观地看到自己的进步。采用录音回放，可以使患者纠正自己错误的发音，元音字母发音进步后，继而练习发双唇音（b、p）及摩擦音（f、s、x）。

（4）话语训练。给患者布置作业，朗读短句，看图说话等。

2. 右侧肢体偏瘫康复计划

（1）肩关节屈曲的训练：肩关节被屈曲到正常的一半即可（正常180°），治疗者一手固定肩胛骨，另一只手握其前臂令上肢前举，注意前臂前举的同时，轻压肱骨头在肩关节窝内转动，以防止其半脱位。

（2）肩关节外展：同其屈曲一样，被动屈曲至90°为止。在正常情况下，肩关节主动外展时，肩关节的运动和肩胛骨旋转的比例均为2:1，所以训练时尽量拟正常运动，一手抓住肩胛骨缓缓向上、向前方运动，同时另一手使上肢外展。

（3）肩关节内外旋转训练：瘫痪病人肩关节半脱位可发生于中风后各期。为防止关节窝较浅的肩肱关节半脱位及损伤，只进行正常一半的被动内外旋训练（内外旋各45°）。治疗者一手按住病人肩关节使肱骨头部不离开关节窝，并以肱骨轻压关节窝，同时进行肩关节内外旋转。

（4）前臂旋前旋后训练：偏瘫患者易产生旋后位，痉挛使旋前受限。训练时一手紧握其腕部，另一手在近肘处固定上臂缓慢使其前臂旋前及旋后。此训练可达其全活动范围。

（5）髋关节的伸展训练：在正常情况下，自然仰卧时，一般腰部不紧贴床面，若腰部下沉紧贴床面，则髋关节略屈曲。为此，使髋关节被动伸展时，先使健侧下肢充分屈曲，治疗者压迫之使之腰部紧贴。

（6）屈膝肌群的伸展：该肌群有膝关节屈曲和髋关节伸直两种作用，所以训练时要使膝关节伸直，同时屈曲髋关节。方法：一手按压健侧大腿以固定骨盆，一手按压患膝关节使之伸直，同时用肩部抬高其下肢使髋关节屈曲。

（7）髋关节外展：用沙袋按压固定健膝，两手托起患侧下肢缓慢使其下肢外展，同时伸直下肢充分内收。

（8）髋关节内旋：因易产生外旋痉挛，所以急性期仰卧时在患肢大腿外侧倒置沙袋防止外旋，进而可每日做髋关节内旋的被动训练，一手托患侧小腿，一手握患足，缓慢做髋关节外旋动作，以膝为中心，患足由内向外移动。

（9）踝关节背屈：右手抓患侧足跟，以前臂向上按压其足背部，通过杠杆作用使足跟受到向下的拉力，同时左手固定患侧小腿近踝关节处。

（改娜、鲍文、张丹芬）

第四节　垂体腺瘤临床护理实训案例

一、案例介绍

基本信息：陈某，男，38岁，离异，硕士。

入院时间：2023年3月19日14:03。

诊断：颅内外沟通巨大占位：垂体瘤。

主诉：意识障碍不清3d。

现病史：患者于3d前因感冒发热后出现意识不清，摔倒在地，具体发作及持续时间不详，伴头痛、恶心，家属发现其躺在地上，可对答，搀扶可行动。于当地医院就诊，头颅CT显示，颅中窝、颅底占位，考虑肿瘤复发可能。予胃管、尿管、脱水、降颅压、补充激素等对症治疗。为进一步诊治来我院就诊，急诊拟"垂体肿瘤"收入院。

既往史：7年前因垂体瘤在外院行开颅垂体肿瘤切除术，病理诊断嫌色细胞性垂体腺瘤（考虑非典型垂体腺瘤）。术后予激素及优甲乐治疗。6年前因垂体瘤行经鼻肿瘤切除手术，具体不详，后续未复查。

过敏史：无。

其他：社保付费，经济条件一般，离异，父母陪护。自发病以来，精神状态较差，食欲一般，睡眠较差，大便正常，留置胃管和尿管，体力情况较差。

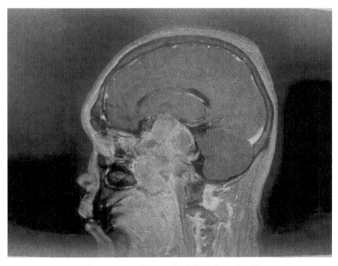

图2-7　3月21日颅脑平扫+增强

影像学检查：3月21日颅脑平扫＋增强＋FLAIR＋T2WI导航：颅中窝、颅底巨大占位病变。结合病史，考虑垂体瘤术后复发，并瘤内卒中及灶周广泛侵犯，肿瘤病灶包绕双侧颈内动脉。右额部术后改变，术区少量硬膜下积液，双侧乳突炎症，双侧副鼻窦慢性炎症。

入院后实验室化验结果见表2-5。

表2-5　入院时实验室化验结果

项　目	3月19日	参考范围	单位
血钠	147	137～145	mmol/L
皮质醇（16:00）	1313	60～250	nmol/L
促肾上腺皮质激素（16:00）	2.29	－	pmol/L
皮质醇（0:00）	593	55～138	nmol/L
促肾上腺皮质激素（0:00）	2.31	－	pmol/L
游离3碘甲状腺原氨酸（T3）	1.070	3.10～6.80	pmol/L
游离甲状腺素（T4）	3.660	12:00～22:00	pmol/L
白细胞计数	9.6	3.5～9.5	10^9/L
红细胞计数	3.3	4.3～5.8	10^{12}/L
血红蛋白	97	125～350	g/L
白蛋白	37.7	40～55	g/L
前白蛋白	98.50	200～400	mg/L
凝血酶原时间	12.3	9.8～12.1	s
纤维蛋白原	8.95	2～4	g/L
D－二聚体	3.98	0～0.55	mg/L

主要诊疗经过：入院后予甘露醇脱水、激素、抗感染、疏通血管等对症支持治疗。3月20日患者神志恢复清醒，予拔出胃管和尿管，评估患者视力视野：双眼颞侧偏盲，双眼视力4.8。3月25日全脑血管造影术：颈动脉系统和椎基底动脉系统及其分支血管迂曲硬化改变，静脉期及静脉窦显影良好。完善术前准备后，择期手术。

二、护理临床思维实训过程

临床场景1

3月19日14:03，陈某由急诊平车入院，入院卡显示诊断为垂体瘤。到病房时患者GCS：E1M6V5＝12分，不睁眼，对答切题，按嘱活动，留置胃管和尿管。如果你是管床护士，你将重点交接关注患者什么？

思维提示

（1）接诊患者：与急诊护士交班姓名、性别、年龄、诊断、急诊影像学检查、急诊实验室检查异常结果、急诊生命体征情况、急诊用药情况等。

（2）床边查看患者：测量生命体征，评估患者神志、瞳孔及对光反应、肌力、肌张力，有无专科阳性症状和体征、用药情况、管道情况。

（3）围绕垂体瘤疾病特点进行专科病史采集，评估有神志、肌力或乏力情况等，有无视力视野方面问题，有无多饮多尿等症状，有无口服激素药物，具体都服用哪些激素，服用量及次数。

（4）思考患者的诊断与评估结果是否相符。

入院处置

1. 病史

患者因 3d 前感冒发热后出现意识不清，摔倒在地，具体发作及持续时间家属不清楚，伴头痛，恶心，被家属发现其躺在地上，可对答，搀扶可行动。前往当地医院就诊，留置胃管、尿管，考虑肿瘤复发可能。今为进一步诊断治疗转入我院就医，急诊拟诊断为"垂体肿瘤"收入院。7 年前因垂体瘤在北京行开颅垂体肿瘤切除术；6 年前因垂体瘤行经鼻肿瘤切除手术，具体不详，后续未复查。

2. 专科护理评估

T:36.5℃，P:90 次/分，BP:126/78mmHg，R:20 次/分；患者 GCS:E1M6V5 = 12 分，不睁眼，对答切题，四肢可按嘱活动；双侧瞳孔等圆等大，直径 3mm，对光反应灵敏；四肢肌力Ⅲ级，肌张力正常。患者不能睁眼，无法粗测视力视野；患者尿多，每日 4000mL 左右，颜面部肿胀，四肢凹陷性水肿；患者烦躁，情绪激动，大喊大叫。

3. 用药情况

术后医生开醋酸泼尼松片（强的松）及左甲状腺素钠片（优甲乐），未遵嘱服用，已自行停药一年半。

临床场景 2

通过以上护理评估与病史采集，你如何向医生汇报？

临床上，护士向医生这样汇报：患者不清醒，GCS12 分，肌力差Ⅲ级。有胃管有尿管，麻烦开胃管尿管护理，开饮食。

你认为这样的汇报是否存在问题？是否体现专业性？

思维提示

（1）汇报病史按照"十知道"汇报：床号、姓名、性别、年龄、诊断、现病史、既往史、主要辅助检查阳性结果、用药及治疗、主要问题及措施。

（2）汇报病史要体现疾病专业性，要汇报出患者的诊断及疾病相关特点及侧重点，汇报垂体瘤患者神志情况，是否存在颅内高压问题，是否有视力视野问题，是否有电解质及激素问题。

护理处置

本病例可以向主管医生如下汇报：

陈某，男，38 岁，于 3 月 19 日 15：30 急诊入院，诊断：垂体瘤，GCS：E1M6V5 = 12 分，不睁眼，对答切题，四肢可按嘱活动。双侧瞳孔等圆等大，直径 3mm，对光反应灵敏，四肢肌力Ⅲ级，肌张力正常。颜面部肿胀，四肢凹陷性水肿。留置胃管、尿管。患者间中躁动不安，情绪差。生命体征 T：36.5℃，P：90 次/分，BP：126/78mmHg，R：20 次/分。既往垂体瘤手术史 2 次。本次入院主要是因为垂体瘤术后 7 年，伴意识障碍 3d。未遵医嘱规律服药，神志差，不能自主睁眼，间中头痛，烦躁不安，情绪差。外院 CT 显示垂体瘤复发，肿瘤大，考虑肿瘤压迫视神经或是否有颅内压增高导致头痛不适。急诊无用药治疗，请您去看一下病人。

临床场景 3

医生接到你的汇报，现场查看陈某，阅片后，开具医嘱：

A. 甘露醇注射液 125mL IVD Q8H

B. 0.9% 氯化钠注射液 250mL + 醒脑静 20mL IVD QD

C. 醋酸泼尼松片（强的松）5mg PO QD

D. 醋酸泼尼松片（强的松）2.5mg PO PM

E. 0.9% 氯化钠注射液 100mL + 地塞米松磷酸钠 5mg IVD QD

F. 5% 葡萄糖注射液 100mL + 头孢夫辛钠 1.5g IVD Q8H

G. 心电监护

H. 低流量吸氧

I. 急行头颅 CT 检查

J. 抽血：急抽弥散性血管内凝血 + 皮质醇/促肾上腺皮质激素 + 急诊生化 8 项 + 血常规 + 肝功 8 项

思考问题

（1）你将如何安排执行？

（2）你将重点关注患者哪些方面？

思维提示

（1）通知先安排脱水、急抽血、急行头颅 CT 检查。

（2）重点关注患者神志肌力变化、生命体征护理、预防脑疝，做好胃肠管护理，做好基础护理。

护理处置

（1）心电监护吸氧：医生未到场时，已予处置，注意调整为低流量，$1 \sim 2L/min$。

（2）医生联系好 CT 室行急 CT 检查，优先甘露醇静脉滴注。

（3）抽血化验，及时送检。

（4）做好外出检查前的安全评估。在医护人员陪同下，外出检查，检查时落实发生意外的防护措施，防止坠床等意外发生。

（5）因此，该医嘱处置顺序安排：G（H）→A→J→I→F→E→C→D→B。

（6）密切关注患者神志、瞳孔、肌力及生命体征变化，做好基础护理，预防拔管。

临床场景 4

3 月 20 日 9:00，陈某神志恢复清醒。家属问管床护士："护士，我儿子前几天为什么不清醒啊？我儿子的眼睛为什么看不到两侧的东西？"你作为管床护士，应该怎样去跟家属解释？

思维提示

从垂体瘤的解剖位置解释为何出现神志变化及视野偏盲。

知识链接

1. 定义与危害

垂体腺瘤（pituitary adenorna）是一种常见的良性肿瘤，发生率一般为 1/10 万。有的报告高达 7/10 万。在颅内肿瘤中仅低于脑胶质细胞瘤和脑膜瘤，约占颅内肿瘤的 10%，但在尸检中发现率为 20%～30%。近年来有增多的趋势。垂体腺瘤主要从下列几方面危害人体：

（1）垂体激素过量分泌引起一系列的代谢紊乱和脏器损害。

（2）肿瘤压迫使其他垂体激素低下，引起相应靶腺的功能低下。

（3）压迫蝶鞍区结构，如视交叉、视神经、海绵实、脑底动脉、下丘脑、第三脑室，甚至累及额叶、颞叶、脑干等，导致相应功能的严重障碍。垂体腺瘤好发年龄为青壮年，对病人生长、发育、劳动能力、生育功能有严重损害，并造成一系列社会心理影响。大多数起源于垂体前叶（腺垂体）的良性肿瘤，可向上生长突破鞍膈侵及鞍上池。较大的肿瘤可因缺血或出血而引起中心坏死或囊变，偶可钙化。然而，少部分垂体腺瘤在影像学上呈侵袭性生长，较一般肿瘤生长快速，对手术、药物治疗及放射治疗等常规治疗有抵抗性，常在术后早期复发或再生长。此类肿瘤被称为侵袭性垂体瘤。

2. 垂体瘤卒中

是由垂体瘤出血或梗死引发的一种较少见的急症。患者可表现为急性头痛、呕吐、视神经功能障碍，可同时伴有动眼神经麻痹，严重者出现意识障碍，甚至危及生命，需要施行规范化的诊治。

3. 垂体腺瘤分类

可分为微腺瘤（直径 < 1.0cm）、大腺瘤（直径 > 1.0cm）和巨大腺瘤（直径 > 3.0cm）。

4. 病理解剖

（1）正常垂体的解剖、生理：垂体位于蝶鞍内，呈卵圆形，大小 1.2cm × 1.0cm × 0.5cm，平均重量为 750mg。垂体具有复杂而重要的内分泌功能，分为腺垂体和神经垂体。腺垂体由外胚层的 Rathke 囊分化而来，神经垂体由前脑底部的神经外胚层分化而来。虽然垂体后叶是间脑的延伸，但垂体前叶来自咽顶上皮。这两个叶在胚胎发育过程中建立了联系。垂体柄（漏斗）将腺体的两个叶连接到下丘脑。垂体周围有一个纤维囊，纤维囊位于蝶窦上方的蝶鞍。这提供了手术进垂体肿瘤的路径。

（2）垂体与视神经、视交叉的关系：

1）视交叉距垂体鞍膈上方约 10mm，与鞍膈之间形成视交叉池。视交叉为扁平形态，约 12mm × 8mm × 4mm，在第三脑室前下部，与水平面形成 45°倾斜面。视交叉上有终板、前连合，后为垂体柄、灰白结节、乳突体和动眼神经，下为鞍膈和垂体。鞍内肿瘤向鞍上发展压迫视交叉，出现视力视野障碍。垂体区肿瘤向鞍上发展较大时除压迫视交叉外，亦可压迫或突入第三脑室，可引起脑脊液循环梗阻和颅内压增高。视交叉位置的变异及其内部神经纤维排列特点，病变从不同方位压迫视交叉，可产生不同的视野改变。因此观察视力、视野障碍出现的先后及其发展的动态变化，对垂体区病变的诊断和鉴别诊断具有重要的参考意义。

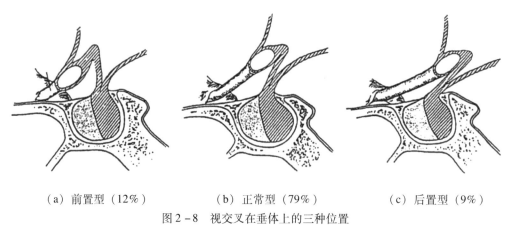

  （a）前置型（12%）   （b）正常型（79%）   （c）后置型（9%）

图 2-8 视交叉在垂体上的三种位置

2）视力视野障碍 60%～80% 病例可因压迫视通路不同部位而致不同视功能障碍，典型者多为双颞侧偏盲。根据视通路纤维排列典型的为颞上象限先受累，初呈束状缺损，后连成片，先影响红视野，后影响白视野。随着肿瘤增大，依次出现颞下、鼻下、鼻上象限受累，以致全盲。如肿瘤偏向一侧，出现单眼偏盲或全盲。少数视交叉前置者，肿瘤向鞍后上方发展累及第三脑室，亦可无视力视野障碍。视力障碍严重者多系晚期肿瘤视神经萎缩所致。

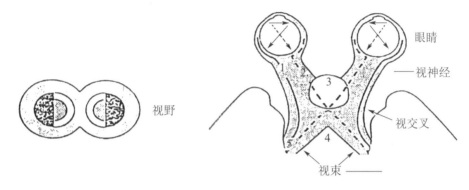

图 2 - 9　常见的视野障碍

最常见的视野障碍为双颞侧偏盲，是由于肿瘤从下方向上生长，压迫视交叉的后部所致：压迫视神经外侧纤维；压迫视神经内侧纤维；压迫视交叉前部纤维；压迫视交叉后部纤维；压迫视束。

护理处置

（1）管床护士跟陈某及家属解释：患者出现神志变化是因为垂体瘤的占位压迫效应——各种类型的垂体大腺瘤可压迫、浸润垂体及其周围组织，引发垂体前叶激素分泌不足导致垂体前叶功能减退。压迫视神经、视交叉引起视野缺损和视力减退。若肿瘤向两侧生长，可包绕海绵窦，影响第Ⅲ、Ⅳ、Ⅵ对颅神经及第Ⅴ对颅神经眼支功能，引起眼睑下垂、瞳孔对光反射消失、复视、眼球运动障碍及面部疼痛等海绵窦综合征表现。垂体巨大腺瘤可出现头痛、恶心、呕吐和颅压增高表现。部分垂体腺瘤可出现垂体卒中。患者现垂体瘤已经侵犯下丘脑导致激素分泌紊乱，甲状腺激素过低，又未遵医嘱服药补充，导致无法睁眼，神志及精神变差；压迫视交叉导致双颞侧视野偏盲，所以患者看不到两侧的东西。

（2）宣教。指导患者注意下床活动看两侧物体时要大幅度转头，避免看不到双侧障碍物而导致跌倒，尤其开车时存在风险。建议患者康复前不开车。

临床场景 5

3月20日20:00，家属问管床护士："护士，我儿子一天小便次数多，而且每次尿量都很多，我记了一天4000mL左右的尿。这个量正常吗？"你作为管床护士应该怎样跟家属解释？

思维提示

从垂体瘤的病理方面解释患者多尿、水肿、电解质紊乱的情况。

知识链接

1. 生理解剖与功能

下丘脑位于下丘脑沟下方，构成第三脑室的下壁和侧壁的下部。从脑下面（底面）看，此部的前方是视交叉，视交叉向后延续为视束，视交叉后方为灰结节，向下移行为漏斗。漏斗的中央部分隆起，称为正中隆起；漏斗的下端与垂体相接。下丘脑虽然体积不大，但却控制着机体的多种重要功能，它是自主（植物）神经的皮质下中枢，是脑内维持机体内环境隐定的最重要的部位之一，也是控制内分泌功能活动的重要部位。下丘脑的功能是多方面的，对摄食行为、水盐平衡、体温、情绪反应、昼夜节律、生殖和内分泌等活动进行广泛的调节。下丘脑的损伤常会引起尿崩症、体温调节紊乱、睡眠紊乱和情感改变等症状。

2. 尿崩症

（1）术后尿崩症（Diabetes，insipidus，DI）主要特点是尿量高于正常值范围，但低于普通尿崩症的范围。大多数研究者认为，尿崩症是垂体柄受损伤引起的，与垂体瘤的直径大小、生长的方向密切相关。尿崩症（DI）并不是垂体手术后立即出现的罕见情况，据文献报告，尿崩症的发生率为10%～20%。虽然它被描述为在手术后14d出现，但它最常见的是在术后的头两天观察到。术后发生DI的预测因素的数据并不一致，但根据系统综述，只有Rathke囊肿与术后DI发生的风险增加相关，而垂体肿瘤大小或体积的增加可能是另一个预测因素。

（2）术后DI可以是暂时的（这是最常见的情况），也可以是永久性的，具体取决于对神经垂体柄或下丘脑的抗利尿激素释放和合成的破坏程度。很少观察到三相反应。第一阶段以DI为特征，由于神经垂体轴突功能障碍导致抗利尿激素分泌减少，通常持续3～4d。随后由于不受控制的从腺体后叶释放存储的抗利尿激素，导致抗利尿激素分泌不当综合征，有一段时间的低钠血症和不当的抗利尿。这种情况发生在术后4～10d。在最后一个阶段，DI复发，由于抗利尿激素存储耗尽，它可能会延长或（大多数情况下）永久性。

（3）术后DI的主要特征是低渗性（尿渗透压 < 300mOsm/kg 或尿比重 < 1.005）多尿（定义为连续3h尿量 > 250mL/h 或每天 > 3L）。如果不进行治疗，可导致血清高渗和高钠血症。强烈的口渴和由此产生的多饮也是DI的一个常见特征，但在过度下丘脑损伤的情况下也可能出现渴感减退性DI。在诊断DI之前，需要排除其他导致多尿的原因，包括葡萄糖尿、术中及术后大量输液、肢端肥大症患者的血清生长激素（GH）水平突然下降（由于生长激素超量，引起先前的三倍间隙液体潴留，导致显著利尿）。

对于轻度且无明显多尿的患者，能够饮水止渴，并将钠水平维持在正常范围内，不需要治疗。在高钠血症（钠水平 > 145mmol/L）患者和有口渴受损或有精神状态改变的患者中，需要用去氨加压素或水溶性加压素治疗（在一些中心，由于其作用时间较去氨加压素更短，因此将其作为首选）。同时密切评估液体摄入量和尿排出量，以及每日两次测定血清钠水平。与口服或鼻内制剂相比，皮下注射去氨加压素或抗利尿激素更为可取，剂量尽可能低，频率尽可能高，旨在避免过度治疗和随后的低钠血症（特别是在短暂性 DI 和可能随后的抗利尿激素分泌不当综合征期的情况下）。

3. 水平衡失调

在垂体瘤手术后的早期，水调节紊乱相对常见，主要是抗利尿激素释放的改变所致。及时发现这些因素至关重要，需要监测液体摄入量和尿量，评估容积状态，测量血清电解质，以及每日或每日两次的血浆渗透压和尿液渗透压，或如果渗透压测定不可行，则测量尿液比重见表 2 - 6。

表 2 - 6　水平衡失调管理

尿崩症	（1）监测液体摄入量（如果没有其他液体原因，每24h 最多摄入 2L 液体）和排尿量，对容积状态的评估和每天对血清电解质、血浆渗透压和尿液渗透压（或尿比重）测量。 （2）诊断：多尿症（连续 3h 尿量 > 250mL/h 或每天 > 3L）属于低渗性（尿液渗透压 < 300mOsm/kg 或尿液比重 < 1.005）；排除其他原因 （3）如发生尿崩症： 1）让患者口渴时饮水。 2）对若有高钠血症和受损口渴或精神状态改变的患者，每天两次使用去加压素或水溶性加压素治疗。 3）评估液体摄入量和尿排出量 – 每天两次血清钠测量
抗利尿激素分泌不当综合征	（1）通常出现在垂体瘤手术后 4～10d（患者出院时）； （2）如有低钠血症症状，则门诊测定血清钠含量（d）； （3）如为低钠血症，应排除肾上腺机能减退； （4）轻度和无症状的中度低钠血症应限制液体； （5）入院严格限制液体，频繁监测钠，并在严重或症状性低钠血症的情况下可能高渗盐水给药
脑耗盐综合征（非常罕见）	（1）因尿钠排泄引起的多尿症、低钠血症和低血容量； （2）监测脱水的临床体征和症状； （3）治疗包括高渗液体给药

护理处置

（1）管床护士跟家属解释，陈某每天 4000mL 左右尿量是多尿的表现，主要是因为垂体瘤已经侵犯下丘脑导致水调节紊乱。激素分泌功能异常，主要是抗利尿激素释放的改变所导致患者水钠电解质紊乱，产生多尿、高钠情况。

（2）指导准确记录 24h 出入量情况，告知患者和家属记录出入量的重要性。根据实际的尿量及时与医生沟通，及时给予弥凝等药物治疗。

（3）指导患者水的摄入，让患者口渴时饮水，勿摄入过多，24h 不宜超过 2L，其中包括喝汤及牛奶。

（孙平静、张丹芬、颜红波）

第五节　颅咽管瘤临床护理实训案例

一、案例介绍

基本信息：邱某，女，11 岁，小学文化程度。

入院时间：2023 年 3 月 16 日。

诊断：鞍区占位。

主诉：双眼视力下降 8 个月。

现病史：患者于 8 个月前开始出现双眼视力下降，左侧视力下降明显。于当地医院眼科就诊，以"视神经炎"治疗后视力改善不明显，行头颅螺旋平扫（CT）提示鞍区占位。性激素、泌乳素、生长激素等激素化验均在正常范围内。为求进一步诊疗，门诊收入我科。

既往史：无。

过敏史：无。

其他：日常生活自理，母亲陪同住院。入院以来，睡眠可，胃纳佳，二便正常。

专科情况：T:36.1℃，P:76次/分，BP:105/64mmHg，R:16次/分。GCS:E4M6V5 = 15分，双侧瞳孔等圆等大，直径 3mm，对光反应灵敏。四肢肌力 V 级，肌张力正常。

入院后实验室化验结果见表 2－7。

表 2－7　入院后实验室化验结果

项目	3 月 17 日	参考范围	单位
皮质醇（8:00）	103	170～440	nmol/L
促腺上腺皮质激素	4.6	0～10.21	pmol/L
促黄体素	3.15	卵泡期：1.1～11.6 排卵期：17.0～77.0 黄体期：0～14.7 绝经期：11.3～39.8	U/L
卵泡刺激素	4.67	卵泡期：2.8～11.3 排卵期：5.8～21.0 黄体期：1.2～9.0 绝经期：21.7～153	U/L

续上表

项目	3 月 17 日	参考范围	单位
泌乳素	8.65	1.9 ～25.0	μg/L
孕酮	0.55	孕晚期：88.72 ～771.15 成人：0 ～0.95 黄体期：3.81 ～50.56 孕中期：71.55 ～303.05 孕早期：8.90 ～468.41 卵泡期：0 ～0.64	nmol/L
雌二醇	37.00	卵泡期：77.09 ～921.42 排卵期：139.50 ～2382.48 绝经期：0 ～102.79	pmol/L
生长激素	12	0 ～8	μg/L

辅助检查：

（1）3 月 18 日颅脑磁共振检查：鞍区占位，可见鞍内的正常垂体。

（2）心电图：未见明显异常。

（3）胸部 X 线：未见明显异常。

主要诊疗经过：入院后完善化验及影像学检查，完善术前评估。3 月 20 日在手术室行显微镜下鞍区病变切除术。术后转神经外科监护室，3 月 21 日转入病房。术后予脱水、抗感染治疗。4 月 9 日，患者康复出院。

二、护理临床思维实训过程

临床场景 1

入院后，患儿左眼视力粗测 1 米见指动，右眼视力 4.8，双眼颞侧视野变窄。颅脑 MR 显示鞍区占位性病变，考虑颅咽管瘤和垂体瘤可能性大。

问题思考

颅咽管瘤和垂体瘤是两种常见的颅内鞍区肿瘤，由于距离较近，症状相似，很容易混淆。如何区分鉴别？

思维提示

由于发生来源不同，颅咽管瘤和垂体瘤存在很多不同之处。

知识链接

颅咽管瘤和垂体瘤有何不同之处？

（1）患病人群不同。颅咽管瘤有两个发病高峰年龄，约一半见于5～15岁儿童，另一个发病高峰是40～60岁。而成人垂体瘤多见，儿童患垂体瘤较少。总体来说，垂体瘤的发病率明显高于颅咽管瘤。

（2）临床表现和体征不同。小儿型颅咽管瘤的内分泌异常主要表现为生长发育和性成熟迟缓，成人首先表现为甲状腺功能低下，另有部分垂体功能减退（男性功能障碍、女性月经失调闭经），但无论成人还是小儿都可以有多饮多尿的表现。而功能型垂体腺瘤一定出现相关垂体激素分泌增多的症状。

（3）生长部位略有差异。由于颅咽管瘤起源于垂体柄，所以大多数颅咽管瘤位于鞍膈上方；而垂体瘤起源于腺垂体，多被鞍膈局限于鞍内。

（4）生化阳性指标不同。颅咽管瘤本身没有内分泌功能，但是由于肿瘤压迫垂体柄、下丘脑等重要结构，多伴有甲功五项和皮质醇低下，甚至因垂体功能减退出现多项激素水平低下，少数因多饮多尿而致钠、钾离子紊乱。而功能型垂体腺瘤依据三种类型分别出现生长激素、催乳素、皮质醇的升高，少数无功能型垂体腺瘤可因垂体功能减退致多项激素水平低下来诊。

（5）磁共振不同。颅咽管瘤分为实性、囊性以及囊实性三种结构形态，在增强核磁的矢状位上多可见鞍内的正常垂体；垂体瘤多为实性而且信号均匀，而且核磁上正常垂体大多消失。

（6）病理诊断不同。尽管术前鉴别较为困难，手术仍是治疗这两种疾病的主要方法。手术后的病理组织检查是必需的，病理诊断仍然是当前公认的诊断金标准。

护理判断

因此，结合该病例患儿的评估情况，患者为女性患儿，11岁，病程较短，未出现明显的生长发育迟缓，入院时激素水平正常，在增强核磁的矢状位上多可见鞍内的正常垂体，考虑为颅咽管瘤的可能性大。不同的疾病，其围手术期管理和关注的重点不同。作为一名管床护士，对于患者的病情要有整体的把握，既要懂护理，也需要懂医学知识，才能对患者提供针对性个性化的护理。

知识链接

1. 颅咽管瘤的术前检查和化验

颅咽管瘤生长方式复杂多变，当临床考虑颅咽管瘤的诊断时，除常规检查外，需要完善以下检查：

（1）鞍区MRI平扫＋增强MRI，鞍区三维CT平扫。必要时行CTA/MRA或全脑血管造影检查，评价肿瘤与血管的关系。

（2）垂体前叶激素水平测定。皮质醇（上午8:00采血），ACTH，游离三碘甲状腺原氨酸3（FT3），游离三碘甲状腺原氨酸4（FT4），TSH，生长激素，胰岛素样生长因子1（IGF-1），性激素6项：FSH、LH、雌二醇、孕酮、睾酮、泌乳素，24h尿游离皮质醇。清晨皮质醇为3～18 mg/L时需行ACTH激发试验。

（3）多饮多尿症状明显的患者。监测血浆渗透压，24h尿量，24h尿游离皮质醇，尿比重、尿渗透压及尿电解质情况。对于难确诊中枢性尿崩患者，应行加压素试验，以明确是否存在中枢性尿崩症，并行血离子检验（钾、钠、氯）。

（4）视力、视野检查。鞍区病变的占位压迫和手术所致的损伤，均可致视神经功能暂时或永久受损。术前应检查视力、视野情况，以利于术中对视力、视野的保护。

2. 颅咽管瘤围手术期水电解质管理

颅咽管瘤术前和术后均可发生中枢性尿崩，易引发电解质紊乱。中枢性尿崩症是因为手术或者肿瘤影响了一个或多个抗利尿激素分泌的相关区域（视上核、室旁核、下丘脑渗透压感受器等）。颅咽管瘤术后发生尿崩的比例较高，同时满足以下两个条件即可诊断尿崩：

（1）血浆渗透压>300mOsm/L，同时尿渗透压<300mOsm/L；或者尿渗透压或血浆渗透压<1；

（2）连续2h尿量>4～5mL/（kg·h）。术中下丘脑的严重损伤常导致三相性尿崩。首先为多尿期，始于24h内。这一阶段因下丘脑损伤，抗利尿激素释放减少，出现尿崩和高钠血症。随后为抗利尿阶段，在第2～11d均可出现，储存在垂体后叶的垂体后叶素缓慢释放，导致水潴留和低钠血症。最后，垂体后叶的抗利尿激素释放完后，再次出现尿崩。下丘脑损伤程度不严重的患者常发生一过性尿崩，在术后7d内好转。术后的尿崩偶尔会与脑性盐耗综合征同时出现，从而出现顽固性低钠血症。应该在严密监测出入量和电解质的前提下，及时调整输入量以及输入液体的电解质比例，保持患者在手术后急性期内基本的水电解质平衡状态。轻、中度尿崩症，建议垂体后叶素肌注或口服去氨加压素治疗；重度尿崩症，建议使用去氨加压素或垂体后叶素持续微量泵注入，并监测中心静脉压。应给能控制尿量最小剂量的去氨加压素，可预防低钠血症的发生。应密切监测去氨加压素后水电解质的情况。低钠血症可对脑组织产生严重的损害。部分渴感下降的患者可出现重度高钠血症。对于高钠血症，限制钠盐和含钠液体输入；动态监测血钠水平，如果血钠水平继续上升，可以胃管定期注入白开水，并注意糖皮质激素的补充，必要时血液滤过。开始限尿治疗后，应谨慎使用降血钠治疗，防止血钠水平迅速下降导致严重后果。同时应监测血糖水平，若存在血糖升高，需静脉泵入胰岛素降糖。

3. 围手术期垂体内分泌激素替代治疗

颅咽管瘤患者常伴有多轴垂体内分泌功能障碍，是颅咽管瘤患者死亡率增加的原因之一。术后患者存在全垂体功能减退症，可表现为性腺功能减退、甲状腺功能减退、肾上腺功能不全和（或）生长激素缺乏。垂体前叶功能障碍主要通过激素替代治疗来维持功能。颅咽管瘤围手术期应该重点关注糖皮质激素的应用，术前应该根据皮质醇检测结果决定是否进行替代治疗。手术当天可予持续静脉输注氢化可的松，剂量为100～200mg。术后第1～3d：术后监测尿量和电解质水平，如血钠偏高，在补液同时，可予小剂量（0.025～0.05mg）去氨加压素对症治疗。术后第3～5d：根据患者的一般状态、食欲、血压、血钠决定补充糖皮质激素剂量，一般为静脉输注氢化可的松50～100mg，2次/天；继续监测电解质和尿量，开始规律服用去氨加压素（根据尿量及体重调整剂量）。如术后脑水肿，可使用20～40mg甲泼尼龙或100mg氢化可的松减轻水肿反应。术后第5～7d：逐渐减少糖皮质激素剂量到20mg，3次/天（氢化可的松），或5mg，3次/天（泼尼松），根据患者病情，开始甲状腺激素替代治疗。

临床场景 2

3月20日，患儿全身麻醉下行显微镜下鞍区病变切除术。术中出血少，未出现下丘脑和垂体功能障碍，术后恢复良好，未出现尿崩、水钠代谢紊乱和癫痫等并发症。术后病理结果提示：颅咽管瘤（造釉细胞型）。3月21日由监护室转入病房。作为管床护士，你将进行哪些护理评估？

思维提示

术后评估内容包括：

（1）评估患者 GCS 评分。

（2）监测生命体征，密切观察患者血压、脉搏、体温及呼吸的变化。

（3）观察瞳孔大小、形状及对光反应。

（4）评估患者肌力、肌张力。

（5）评估伤口情况，伤口敷料是否干洁，有无发生渗血和渗液。

（6）评估留置管道的部位、深度、固定、引流是否通畅以及局部情况等，观察引流液的颜色、性状、量。

（7）评估患者颅内压增高症状，有无出现头痛、恶心、呕吐及神经乳头水肿等，有无意识障碍、瞳孔散大等脑疝症状。

（8）评估患者每小时尿量情况，有无出现尿崩。

（9）关注患者术后血清电解质水平、激素水平、血糖情况。

（10）评估患者有无视力、视野缺损等局灶性症状及体征，有无认知、吞咽、语言、感觉等功能障碍，有无癫痫发作，有无发热。

（11）评估心理情况，评估家庭对患者的支持能力。

记录监护室护士交班的患儿相关诊疗信息：姓名、性别、年龄、诊断、主诉、病史、诊疗经过、用药情况、特殊情况等。

安抚患儿及家属，让其安心。

护理评估结果

（1）意识评估：患儿呼唤睁眼，对答切题，遵嘱活动，GCS：E3M6V5＝14分。

（2）测量生命体征：T:36.7℃，P:82次/分，BP:101/65mmHg，R:19次/分。

（3）双侧瞳孔等圆等大，直径为3mm，对光反应迟钝；四肢肌力Ⅴ级，肌张力正常。

（4）患者伤口敷料干结，皮下引流管固定在位，引流通畅，引流出暗红色液体，量约5mL。

（5）患者间诉头晕，无诉头痛、恶心不适。

（6）带入尿管，引流通畅，固定在位，引流出淡黄色尿液，量约100mL。

（7）粗测患者视力同术前，双眼颞侧视野正常。

（8）医保结算，家庭经济条件佳，父母关心患者。

临床场景3

在进行了上述评估后，你将如何安排该患儿的护理计划？

思维提示

（1）监测患者生命体征。

（2）进行体位管理。

（3）指导患者早期下床活动。

（4）进行营养评估及管理。

（5）管道引流观察及护理。

（6）药物及心理等相关护理。

护理处置

（1）应用心电监护仪，遵医嘱予吸氧。

（2）指导患者卧床休息，无禁忌者床头可抬高30°。

（3）术后当天，根据患者病情，指导其早期床上活动，如踝泵运动、主动运动、桥式运动、坐位训练，促进患者术后功能恢复。术后第1d，评估患者的肌力和坐位平衡功能，与医生共同确定患者下床活动时机，协助患者由床上端坐位逐渐过渡为床旁坐位。评估患者站位平衡功能后，协助床旁站立，逐渐过渡到行走。

（4）结合营养风险筛查NRS 2002，根据患者的疾病状况、胃肠道功能等进行营养评估和过程动态评价。能量供应达到25～30kcal/（kg·d），进食时调高至90°坐位。指导患者每餐≥18g的蛋白质摄入，保证每日蛋白质需要量。

（5）按医嘱予头部残腔引流管1/3的负压引流，观察负压的有效性，脑室引流管遵医嘱抬高相应高度，予妥善固定，保持引流通畅，观察并记录引流液的量、颜色、性状和引流速度，发现异常立刻报告医生。

（6）做好药物护理，遵医嘱予止血药止血，脱水剂、糖皮质激素等，注意观察疗效及不良反应。

（7）颅咽管瘤多发于儿童及青年，这类人群的心理承受能力差，心理负担重，易产生恐惧、悲观心理。因此，要安慰鼓励患者，增强患者对治疗的信心；向患者及家属解释该病的病因及相关治疗措施以及预后情况，消除患者及家属的焦虑、恐惧心理。

临床场景 4

经过 3 周的治疗，患儿恢复良好。4 月 9 日，患儿拟出院后继续接受激素替代治疗。医生开具出院医嘱：氢化可的松 10mg PO BID；丙戊酸钠片 2.5g PO QD。颅咽管瘤存在内分泌障碍是普遍现象，儿童患者的生长发育问题更加复杂，应该重视术后的长期激素替代治疗及随访。如果你是管床护士，你将如何对患儿及家属进行出院宣教？

知识链接

1. 中枢性尿崩症

可应用静脉或口服去氨加压素。但长期过量不恰当使用抗利尿激素药物会导致稀释性低钠血症。应注意定期复查血电解质，术后 1 个月内每周检查血电解质水平，术后 1～6 个月每个月检查电解质和肌酐水平（必要时加强监测频率）。根据血浆渗透压和血钠浓度以调整合适的剂量和给药间隔时间。

2. 糖皮质激素的补充

对于肾上腺皮质激素分泌不足的患者首选氢化可的松进行替代治疗，剂量为 5～10mg/（m^2·d），分 2～3 次服药。应该使用最小剂量的糖皮质激素模拟皮质醇生理分泌节律进行用药，50%～60% 剂量在白天给药，使患者皮质醇水平达到正常值。剂量调整主要依据临床经验及调整后患者是否出现新发或症状缓解。不合理的提升糖皮质激素剂量也容易导致肾上腺危象的发生。

3. 甲状腺激素补充

建议对甲状腺激素缺乏的患者使用左旋甲状腺素治疗。应先排除中枢性肾上腺低能症后再使用，以免出现肾上腺危象。甲状腺素补充建议从低剂量 12.5μg 开始，根据甲功结果酌情调整用量使游离甲状腺素逐渐升高到正常范围的中值水平。不应根据促甲状腺激素水平调整药量。

4. 生长激素补充

如术后 2 年以上无复发迹象，可考虑生长激素替代治疗。生理剂量的生长激素，不会促进肿瘤复发，但过程中应定期（3～6 个月）复查鞍区 MRI。对于骨骺未闭合的儿童，生理剂量 0.07～0.1IU/（kg·d）的生长激素，有助于身高增加，同时改善机体物质代谢，减少腹部脂肪，治疗效果良好。治疗期间，应监测身高增长幅度、甲状腺

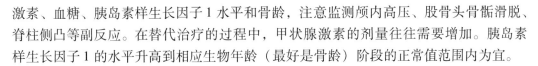

激素、血糖、胰岛素样生长因子 1 水平和骨龄，注意监测颅内高压、股骨头骨骺滑脱、脊柱侧凸等副反应。在替代治疗的过程中，甲状腺激素的剂量往往需要增加。胰岛素样生长因子 1 的水平升高到相应生物年龄（最好是骨龄）阶段的正常值范围内为宜。

5. 性激素的补充

为推迟患儿骨骺闭合而获得更好的最终身高，在女童 12 ～ 13 岁，男童 14 ～ 15 岁开始，建议补充少量性激素。男童在除外禁忌证（红细胞增多症、严重睡眠呼吸暂停、前列腺癌）后，应根据年龄、症状和可能的合并症调整睾酮剂量使血浆睾酮水平尽量接近正常值。我国常应用十一酸睾酮口服制剂，从 40mg/d 剂量开始诱导发育，以后逐渐加量至 120mg/d。睾酮替代治疗期间，应通过检测男性胡须生长、肌肉质量及力量、血红蛋白、红细胞计数及血细胞比容、血脂、前列腺特异性抗原水平及前列腺体积、骨量来评估疗效。乳腺癌与前列腺癌患者，血细胞比容 >50%，未经治疗的严重的呼吸睡眠暂停综合征，严重的下尿道梗阻以及严重的心功能衰竭是睾酮替代治疗的禁忌证。除睾酮替代以外，利用促性腺激素释放激素输注泵进行皮下脉冲式给药模拟生理分泌，或人绒毛膜促性腺激素及卵泡刺激素联合应用，对于促进睾丸发育及生精均有较好的效果。女性可用雌孕激素序贯替代治疗，保持女性体态和月经来潮。最常用的替代疗法为雌二醇（2mg/d）口服。对于子宫结构完整的患者，还需要在每月初的 10 ～ 12d 内加用甲孕酮 10mg/d，避免子宫内膜过度增生增加子宫癌变风险。雌激素可降低皮质醇结合球蛋白数量，因此同时口服雌激素的女性患者应适当提高糖皮质激素剂量。雌孕激素序贯替代治疗可以增加子宫体积，维持周期性撤退性出血，但是不能诱导排卵。维持生育功能需要促性腺激素释放激素治疗。

6. 随访

随访能及时发现肿瘤复发，对水电解质及内分泌状态进行及时的纠正和治疗。应在术后 14d、30d，3 个月、6 个月及 1 年进行内分泌、电解质、肝肾功能及鞍区 MRI 检查（必要时增加随访频率），并且记录体质指数及生活质量评估结果。可参考患者生活质量评估量表对神经系统功能、视力视野、垂体功能、下丘脑功能、精神心理、儿童受教育能力等方面进行评估。1 年以后，每年随访至少 1 次。除以上所有内容，还应包括骨龄（儿童）或骨密度（青春期后）检查。鉴于颅咽管瘤大部分在 5 年内复发，建议对所有患者随访至少 5 年。同时应注意患者的饮食摄入及体重情况，进行必要的相应控制，避免因下丘脑功能障碍出现过度饮食，导致过度肥胖，出现相关并发症。

出院宣教

（1）指导家属观察患儿精神状态，鉴别患儿是否出现意识变化，发现异常应及时就医，警惕水电解质紊乱引起的意识障碍。一旦意识障碍程度加深，要及时行急诊 CT 检查。

（2）长期激素替代的患儿，切记不能随意停用激素药物，遵医嘱调整激素用量，尤其是皮质醇激素，否则有生命危险。患儿需遵医嘱按时服用抗癫痫药，避免漏服、误服。一旦癫痫发作，勿往患儿嘴里放任何东西，保持呼吸通畅，及时就医。床边加床栏保护，避免患儿坠床。

（3）患儿出现发热时，应及时予物理降温，补充水分，观察降温效果。降温期间要注意保护皮肤，保持皮肤干燥，尤其是头部、骶尾部等受压部位，定时翻身并观察末梢血液循环。做好口腔护理，保持口腔清洁，预防口腔感染。

（4）患儿及家属理解监测 24h 出入量及每小时尿量的重要性，特别是尿液为无色透明时应特别注意。出现异常时，及时就诊。

（5）观察患儿视力恢复情况，可采取游戏互动等方式观察患儿的视力状况。加强安全防护，避免患儿发生跌倒坠床等情况。如视力出现恶化，应及时就医。

（6）指导家属帮助患儿养成良好的生活习惯，保证充分休息，规律作息，坚持运动锻炼。帮助患者建立积极和乐观的心态，有意识地培养生活自理能力。饮食方面，加强营养，均衡膳食，注意摄入优质蛋白。对于低钾的患儿，可指导其进食含钾食物，如香蕉、柑橘等。对于低钠的患儿，可指导其口服儿童用口服补液盐，并及时复查电解质。

（7）关注患儿心理状态，及时疏导沟通，必要时就医。

（8）尽管进行了肿瘤全切，但颅咽管瘤的复发率依然很高。因此，积极的复查、控制好各种并发症，可使患儿的生长发育、内分泌功能最大限度得到恢复，使疾病对患儿的影响降到最低。

复查事项如下：每年做一次颅腔磁共振检查，查看肿瘤有无复发；术后需持续进行内分泌方面的检查，遵医嘱补充激素，保证正常生长发育；每年进行视觉检查，颅咽管瘤会压迫视交叉从而影响视力状况。

（雷清梅、鲍文、张丹芬）

第六节　脑转移瘤临床护理实训案例

一、案例介绍

基本信息：陈某，男，77 岁，已婚，初中文化水平。

入院时间：2023 年 4 月 26 日。

诊断：左颞枕部占位：肺癌脑转移？左下肺鳞癌？

主诉：头晕、头痛伴记忆力下降、言语困难 2 周。

现病史：患者于 2 周前无明显诱因出现头晕，伴前额部头痛，伴有近事记忆力下降，伴有言语困难，表现为找词困难、表达不流利，无恶心、呕吐，无视物模糊，无听力下降，无肢体乏力、抽搐。到当地医院就诊，行颅脑磁共振检查见"左颞枕部异常信号影，结合病史，考虑脑转移瘤"，未予进一步诊治。现为进一步诊断治疗来我院就医，拟诊断为"左颞枕部占位：肺癌脑转移？"入院。

既往史：1 年前确诊左下肺鳞癌，在我院多次行化疗。

过敏史：无。

其他：日常生活自理，情绪稳定，儿子陪同住院。入院以来，睡眠可，胃纳佳，二便正常。

入院时：T:36.5℃，P:100次/分，BP:137/104mmHg，R:20次/分。GCS:E4M6V5 =15 分，双侧瞳孔等圆等大，直径 2mm，对光反应灵敏，四肢肌力 V 级，肌张力正常。

影像学检查：4 月 28 日颅脑平扫＋增强＋DWI 提示左侧颞枕叶占位：考虑转移瘤，左侧大脑半球水肿，中线稍右移，如图 2-10 所示。

主要诊疗经过：入院后完善术前相关化验和检查，予脱水降颅内压治疗。于 5 月 7 日在手术室全身麻醉下行左颞枕开颅左颞枕肿瘤切除术。术毕转入监护室，带入颅内压（ICP）监测管，硬膜下引流管接 1/4 负压引流球，引出少许血性液体。

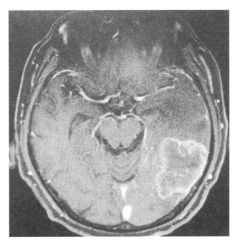

图 2-10　4 月 28 日头颅 MR

二、护理临床思维实训过程

临床场景 1

5 月 7 日 17:00，陈某转入监护室；19:00 管床护士发现陈某痛刺激不睁眼，四肢屈曲，ICP 波动在 8～20mmHg，人机对抗明显，报告医生，予暂停呼吸机后，呼吸平顺，SpO$_2$ 波动在 98%～99%。22:00 交接班时，陈某意识仍未清醒，ICP 波动在 15～30mmHg。如果你是接班护士，你该如何思考与处置？

思维提示

考虑陈某未清醒的原因：

（1）患者年龄大，身体代谢慢，麻醉药物残留效应？

（2）是否存在脑水肿、颅内血肿？

知识链接

1. 苏醒延迟

全身麻醉后苏醒延迟是指末次使用阿片类、镇静催眠药或其他麻醉药后 60min 内，患者未恢复到有完整保护性反射的意识清醒状态。大多数患者在拔管后大约15min内意识恢复充分（即清醒及知道周围环境和身份），在末次给予任何镇静剂、阿片类药物或麻醉药物后60min内所有患者都应该有反应。但恢复意识的时间因人而异，取决于具体使用的麻醉和镇痛药，包括用法用量、持续时间和距离末次给药的时间；手术类型及手术时间；患者术前的躯体和精神状态。

2. 苏醒延迟管理

（1）考虑药物残留效应。一种或多种麻醉药或辅助药物的残留效应是苏醒延迟最常见的原因。也要考虑神经肌肉阻断药的残留效应，因为肌无力可能导致患者通气不足，引起低氧血症或高碳酸血症，进一步加重镇静。应评估每种麻醉及辅助药物的总剂量和末次给药剂量。

（2）考虑低氧血症或高碳酸血症。

（3）考虑体温和代谢紊乱。低体温、高热或代谢紊乱可能导致嗜睡。

（4）考虑神经功能障碍。当苏醒延迟时，尽快地进行基础神经系统检查。必要时需要通过紧急神经影像学检查来评估急性颅内事件。

护理处置

（1）进行神经系统检查。评估意识、瞳孔、肌力情况，GCS：E1M5VT = 6T，痛刺激不睁眼，痛苦表情，双上肢定位，双下肢躲避，双侧瞳孔等圆等大，直径1.5mm，对光反应迟钝。

（2）测量生命体征：T：36.1℃，HR：90次/分，R：19次/分，BP：139/77 mmHg，SpO_2：100%。

（3）了解监测管术中摆放位置。颅内压传感器探头置于硬膜外；检查ICP监测管情况，排除影响颅内压的外界干扰因素；查看管道有无折叠或受压。

（4）了解手术情况。手术时长 >4h，肿瘤大小约5cm×6cm；肿瘤中心可见暗红色血凝块，考虑肿瘤卒中可能。

（5）了解术后血气分析结果。PH：7.387，PCO_2：39.4mmHg，PO_2：104mmHg。

临床场景2

向医生汇报病情后，医生下达急行头颅CT的医嘱，评估有无颅内出血、脑水肿、颅腔积气或其他病变。作为管床护士，你该如何进行评估，做好安全转运？

思维提示

（1）外出检查用物准备：携带呼吸球囊、移动心电监护仪。

（2）人员准备：医生护士一起护送患者行CT检查。

（3）患者准备：再次评估病情并检查各种管路及引流固定妥当。

（4）联系CT室做好准备，缩短等待和在外逗留时间，降低风险。

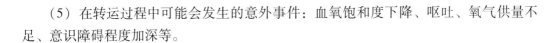

（5）在转运过程中可能会发生的意外事件：血氧饱和度下降、呕吐、氧气供量不足、意识障碍程度加深等。

思考问题

神经危重患者安全转运的评估，如何做到安全、高效？

知识链接

关注患者转运过程中的主要临床问题，依据患者病情可能出现的最高风险，按相应分级进行转运。

1. 充分评估

转运评估是转运过程中的重要举措，充分评估有利于准确了解转运风险。

（1）确定可行转运方案。

（2）合理选择风险应对措施。院内转运评估包括患者、转运人员、仪器、药品及转运环境和时间。

1）患者：生命体征、病情、引流管、输血输液管。

2）工具：平车车轮、刹车、护栏等性能，辅助工具如沙袋、颈围/颈托、硬板等的准备。

3）抢救器材和药物的准备：如氧气袋、氧筒、呼吸囊、移动呼吸机等。

4）搬运人员：对患者的了解，三人以上。

5）环境：减少不安全因素。

2. 优化分级

危重症患者转运数量和病情危重程度的不确定性，决定了资源配置的难度及资源优化的重要性，而分级转运将动态环境下的急诊资源进行了快捷、优效的配置具体见表 2-8。Ⅰ级患者具有随时危及生命的临床问题，采取相应医疗支持后生命体征仍不平稳，GCS 评分 <9 分，需要人工气道支持 ［PEEP≥8cmH$_2$O（1cmH$_2$O = 0.098kPa），FiO$_2$≥60%］，应用 2 种及以上血管活性药物治疗。Ⅱ级患者具有可能危及生命的临床问题，采取相应医疗支持后生命体征相对平稳，GCS 评分 9～12 分，需要人工气道支持（PEEP <8cmH$_2$O，FiO$_2$ <60%）及血管活性药物治疗。Ⅲ级患者呈慢性病程，生命体征尚平稳，GCS 评分 >12 分，无人工气道支持及血管活性药物治疗。

表 2-8　转运分级标准

评估项目	转运分级		
	Ⅰ级	Ⅱ级	Ⅲ级
生命体征	在生命支持条件下，生命体征不平稳	在生命支持条件下，生命体征相对稳定	在生命支持条件下，生命体征尚平稳

评估项目	转运分级		
	Ⅰ级	Ⅱ级	Ⅲ级
意识状态（GCS 评分）	昏迷，GCS 评分 <9 分	轻度昏迷，GCS 评分 9～12 分	GCS 评分 >12 分
呼吸支持情况	人工气道，呼吸支持条件高，PEEP ≥ 8cmH$_2$O，FiO$_2$≥60%	人工气道，呼吸支持条件不高，PEEP <8cmH$_2$O，FiO$_2$ <60%	无人工气道，可自主咳痰
循环支持情况	泵入 2 种及以上血管活性药物	泵入 1 种血管活性药物	无需血管活性药物
临床主要问题	急性心肌梗死、严重心律失常、严重呼吸困难、反复抽搐、致命创伤、夹层、主动脉瘤等	ECG 怀疑心肌梗死、非 COPD 患者 SaO$_2$ <90%、外科急腹症、剧烈头痛、严重骨折、持续高热等	慢性病症
转运时间	≥20min	≥10min 且 <20min	<10min

注：前 5 项为主要评估项目，依据 5 项中的最高级别进行分级；转运时间为次要指标，可依据实际情况进行相应调整：1cmH$_2$O = 0.098kPa。

3. 转运前的准备

（1）转运人员准备。

1）按照转运分级人员配备标准要求选定相应的医护人员；

2）做好转运人员分工，明确职责，护士群体相对固定，熟悉工作流程以及应急方案，由转运护士来担当领队，负责转运过程中的协调管理工作。

（2）转运装备准备。

1）按照转运分级装备配备标准要求配备相应的仪器设备和药品；

2）转运仪器设备调试并试运行，及时发现问题并解决问题。

（3）患者准备。出发前按照转运分级再次评估病情（主要包括生命体征、意识、呼吸及循环情况等），并检查各种管路及引流固定妥当，尽量在患者病情稳定的情况下转运。

（4）接收准备。告知接收方患者的病情及生命体征、所用仪器设备、用药情况及到达时间等，使其做好充分接收患者的准备。

4. 正常转运

正常转运要确保患者安全及医护人员安全。

（1）为确保患者安全，医护人员必须各司其职，在转运过程中持续监测生命体征；患者在床单位间移动过程要注意各种管路连接的有效性，避免牵拉松脱；保证仪器正常工作；力求在最短时间完成转运工作。

（2）为确保医护人员安全，转运仪器须规范放置，防止被仪器砸伤；同时在转运途中也要特别注意行人，避免不必要的意外事件。

5. 应对管理标准化

主要是转运过程对突发事件的应对与控制。

（1）患者病情加重，根据不同转运级别，按如下原则处理：转运分级为Ⅰ级的患者就地抢救；转运分级为Ⅱ级的患者进行初步处理后如病情平稳可继续转运，否则须尽快返回病室抢救；转运分级为Ⅲ级的患者须尽快返回病室处理。

（2）未能检查需要等待的患者，一般处理原则如下：转运分级为Ⅰ级的患者允许等待时间不得超过5min；转运分级为Ⅱ级的患者允许等待时间不得超过10min；转运分级为Ⅲ级的患者允许等待时间不得超过20min。

护理判断

头颅螺旋平扫示颅内情况无明显异常，排除急性颅内事件，患者年龄大，手术时间长，考虑麻醉药物残留效应。

临床场景3

5月8日8:00，陈某GCS：E3M6V5=14分，双侧瞳孔等圆等大，直径2mm，对光反应灵敏，精神疲倦，呼唤睁眼，对答切题，四肢按嘱活动，肌力Ⅳ级，肌张力正常。10:50，管床护士在准备给患者治疗时发现患者胡言乱语，随即患者突然双眼向前凝视，目光呆滞，右侧肢体又不自主地抖动，持续约20秒后可缓解。如果你是管床护士，你将作出什么反应？

思维提示

（1）迅速调出患者相关诊疗信息：诊断、手术史、既往史、家族史、用药史。

（2）体格检查和神经系统检查：神经系统检查应评估瞳孔、意识，有无偏侧性异常，如无力、反射亢进或巴宾斯基征阳性，这可能表明存在对侧结构性脑病变。此外，还应检查有无任何癫痫发作相关创伤。

（3）评估患者发生肢体抖动前的情况、发作时的行为表现及发作后状态。

（4）实验室检查：电解质、血糖、肾功能、肝功能等情况。

（5）有无癫痫发作的诱发或触发因素，如发热、闪烁的光、强烈的情绪等。

护理评估

（1）患者诊疗信息：5月7日行左颞枕开颅左颞枕转移瘤切除术。肿瘤大小：5cm×6cm，肿瘤中心可见暗红色血凝块，考虑肿瘤卒中可能，现术后第一天。用药情况：0.9%氯化钠注射液250mL＋拉考沙胺注射液0.2g IVD Q12H。

（2）进行神经系统检查：GCS：E3M6V5＝14分，双侧瞳孔等圆等大，直径2mm，对光反应灵敏，精神疲倦，呼唤睁眼，对答切题，四肢按嘱活动，肌力Ⅳ级，肌张力正常，Babinski征（－）。

（3）患者无法回忆起刚刚发生的事情，发作后自觉右侧肢体乏力，精神疲倦。化验结果：甲状旁腺激素3.15pmol/L，肌酐83umol/L，碱性磷酸酶46U/L，钠137.2mmol/L，血钾4.21mmol/L，血葡萄糖4.72mmol/L，白蛋白24.9g/L↓，钙1.74mmol/L↓（危急值），血红蛋白110g/L。

（4）发作前患者有胡言乱语症状。

思考问题

经过以上的评估，你认为陈某发生肢体抖动的可能原因有哪些？

思维提示

考虑患者发生肢体抖动的可能原因为低钙血症或癫痫发作等。

知识链接

1. 低钙血症

指各种原因所致的甲状旁腺激素分泌减少或其作用抵抗，维生素D缺乏或代谢异常，使骨钙释放减少，肾小管重吸收或肠道钙的吸收障碍，从而引起血游离钙浓度降低的一组临床症候群。急性低钙血症的标志是手足搐搦，其特征是神经肌肉易激惹。手足搐搦的症状可能较轻，表现为口周麻木、手足感觉异常和肌肉痛性痉挛；症状也可能较重，表现为手足痉挛、喉痉挛以及局灶性或全面性癫痫发作。潜在性手足搐搦所致神经肌肉易激惹患者的典型体征是陶瑟征及面神经征，如图2－11所示。低钙血症在心电图中会引起特征性的QT间期延长，低血压、心脏衰竭、心律失常。

血清钙浓度在正常情况下的变化幅度极小，以便钙调节的多种细胞内外过程能发挥最佳活性。钙在血液中的运输形式包括：40%～45%与血浆蛋白结合（特别是白蛋白）；约15%与小阴离子结合（如磷酸根和枸橼酸根）；40%～45%为游离状态或离子状态。虽然只有离子钙才有代谢活性（即可转运入细胞），但大多数实验室均检测报告血清总钙浓度。血清总钙浓度的正常值范围一般为8.5～10.5mg/dL（2.12～2.62mmol/L），低于该范围、激素调节的离子钙水平保持相对稳定。因此血清总钙浓度也许不能准确地反映出有生理意义的离子钙（即游离钙）浓度。例如，患者存在容量超负荷、慢性疾病以及营养不良或肾病综合征时（均可降低血清蛋白），血浆总钙度低，但离子钙水平正常。这种现象被称为假性低钙血症。因此，在低白蛋白血症的患者中，血清钙浓度的检测值应根据白蛋白异常或标准单位校正。血清白蛋白浓度每降低1g/dL（10g/L），血清总钙浓度就下降约0.8mg/dL（0.25mmol/L）。因此，按这样计算，存在低白蛋白血症时可采用以下公式校正测得的血清钙浓度，血清钙和白蛋白浓度的单位分别为 mg/dL 和 g/dL：Corrected［Ca］= Measured total［Ca］+（0.8 ×（4.0 −［Alb］））。

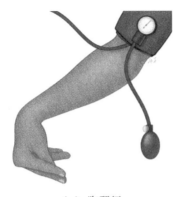

（a）陶瑟征

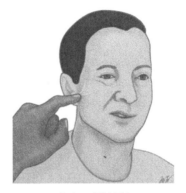

（b）面神经征

图 2 – 11

2. 癫痫

大脑神经元突发性异常放电导致以短暂的中枢神经系统功能失常为特征的一种慢性脑部疾病，表现为运动、感觉、意识、自主神经、精神等出现不同障碍。癫痫发作和癫痫一般按发作起源分为局灶性和全面性，也可按基础病因分为遗传性、结构性、代谢性、免疫性、感染性或不明原因。局灶性癫痫大多为结构性或不明原因的，后者是指可能存在之前无法识别或当前影像学技术无法查见的局灶性结构性病因。其中在我国成人癫痫中，局灶性癫痫约占61.7%，而国外文献报道该比例则高达90%。局灶性癫痫往往按临床症状分为内侧颞叶癫痫和新皮质癫痫。青少年和成人最常见的局灶性癫痫是颞叶癫痫，而颞叶外或新皮质癫痫更多见于年幼儿童。

3. 局灶性癫痫的发作类型

包括：

（1）局灶知觉性发作；

（2）局灶知觉损害性发作；

（3）局灶运动性发作；

（4）局灶非运动性发作；

（5）局灶至双侧强直阵挛性发作。

护理判断

结合该病例患者的评估情况，患者血清钙 1.74mmol/L，血清白蛋白 24.9g/L，根据公式校正测得的血清钙浓度为 8.96mg/dL（正常值：8.5 ～ 10.5mg/dL），所以患者陈某属于假性低钙血症。该患者前一天刚做完开颅手术，目前正处于术后脑水肿高峰期，考虑诱发癫痫发作，从而出现身体抖动。

临床场景4

5月9日20:00，陈某出现幻视，声称在青岛海滩抓鱼，用手打蚊子，定向力下降，不配合治疗，手术后夜间睡眠欠佳。对于有精神症状的患者，你作为管床护士该如何评估护理？

思维提示

（1）安全风险评估。对患者进行生活自理能力、跌倒/坠床危险因素、非计划性拔管风险评估。

（2）对评估结果为高危患者，应对患者及家属进行健康宣教并签字，采取相关护理措施。

（3）评估患者发生精神症状的高危因素，进行预见性护理。

知识链接

脑肿瘤患者术后谵妄危险因素：

（1）年龄。年龄越大的患者越易发生术后谵妄。高龄患者大脑神经元、树突、受体和小胶质细胞的永久性损伤逐渐累积使其对手术和麻醉的耐受力降低，药效学和药代动力学发生改变，在手术、病情危重等应激作用下，进一步加重脑组织损伤，导致谵妄发生，且谵妄持续时间往往较长。

（2）术前磁共振影像显示术前中线移位亦为术后谵妄发生的危险因素。中线部位的颅脑结构如胼胝体参与了人体的认知整合、适应应激等过程。既往亦有基于高级神经影像学的研究显示，胼胝体微结构的破坏与谵妄的发生具有相关性。

（3）肿瘤直径大、双侧大脑半球肿瘤占位的患者易发生术后谵妄。脑肿瘤压迫、侵袭重要脑结构、中断神经网络连接、破坏局部区域而导致患者神经体征。随着肿瘤直径增大和扩散范围增加，可造成脑组织的直接破坏或压迫、移位、缺血，对脑结构和脑室空间产生更大的影响。同时采取的手术方式也会对大脑造成更大程度的破坏，增加患者谵妄发生的风险。

（4）手术时间长、使用苯二氮䓬类药物、使用身体约束的患者易发生术后谵妄。外科手术是脑肿瘤治疗首选，手术导致皮质切口、脑叶收缩、电凝等，引发脑组织局部出血和水肿，增加谵妄风险。肿瘤侵犯部位与正常脑组织边界不清、位置较深等会增加手术难度，很可能造成脑神经组织受损。为最大限度地切除肿瘤、保留神经功能，脑肿瘤患者手术难免会损伤神经元，且手术时间长，容易引起谵妄。

（5）ICU入住时间长的患者易发生谵妄。

（6）使用糖皮质激素。糖皮质激素可以诱发一系列精神症状和认知症状，具体取决于治疗剂量和疗程。这些症状大多轻微且可逆，但患者可能出现情绪不稳、轻躁狂、躁狂、抑郁、精神病性症状、谵妄、意识模糊或定向障碍（这些问题更常见于年龄较大患者）、失眠、坐立不安，以及记忆受损等认知改变。

护理评估

（1）安全风险评估。日常生活活动能力 Barthel 评分 30 分（重度依赖），跌倒/坠床危险因素为高危，非计划性拔管风险为高危。

（2）患者出现幻视，定向力下降，不配合治疗，间中拉扯身上管道，手术后夜间睡眠欠佳，尚无冲动兴奋行为。

（3）患者身上管道情况：颅内压监测管、右颈内深静脉置管、左桡动脉测压管、尿管、心电监护仪线。

（4）患者发生精神症状的高危因素：

1）高龄。

2）术前颅脑 MR 提示考虑转移瘤、左侧大脑半球水肿，中线稍右移；肿瘤位置：左侧颞枕叶。

3）肿瘤大：约 5cm×6cm，肿瘤中心可见暗红色血凝块，考虑肿瘤卒中可能。

4）手术时间长：大于 4h。

（5）用药情况：脑水肿，予激素治疗：地塞米松 5mg IVQ8H。

护理处置

（1）安全风险评估结果为高危，对患者及家属行健康宣教并签字，并对患者发生坠床及非计划性拔管风险保持警惕性，必要时合理使用约束带约束肢体，注意约束处皮肤，松紧适宜。

对于患者的幻视既不赞同也不质疑，尊重患者，耐心倾听患者的诉说，取得患者信任，给予恰当的解释和诱导。

（2）动态评估患者的意识和行为改变：

1）当患者出现谵妄躁狂时，护士应冷静、沉着，及时安抚患者；症状严重时，遵医嘱予抗精神病药物治疗，同时观察药物反应。

2）当患者出现攻击行为的前驱症状时，如言语挑衅、双拳紧握、急躁不安等，不要激惹病人，保持安全距离，移开周围的危险物品，并准备足够的人力控制病人，保证病人和他人的安全。

（3）鼓励家属参与患者谵妄管理，利用家庭成员声音刺激，通过电子设备（手机、平板电脑等）与家属或朋友进行视频通话。

（4）尽量避免在晚上 10:00 到早上 6:00 安排护理及医疗干预等措施，尽可能集中进行，降低噪音，减少夜间声光刺激，必要时遵医嘱给予安眠药，改善患者的夜间睡眠。

（张亿欢、关玉仙、张丹芬）

第三章　脑血管疾病临床护理实训案例

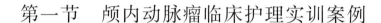

第一节　颅内动脉瘤临床护理实训案例

一、案例介绍

基本信息：陈某，男，57岁，已婚，小学文化水平。

入院时间：2023年4月28日15：04。

诊断：颅内动脉瘤。

主诉：反复头晕1个月。

现病史：患者于1个月前无明显诱因反复出现头晕，休息后稍缓解。于外院就诊，颅脑MR检查发现颅内动脉瘤。

既往史：高血压5年，未规律治疗；糖尿病1个月。

过敏史：无。

其他：日常生活自理，脾气暴躁，妻子陪同住院。入院以来，睡眠可，胃纳佳，二便正常。

专科情况：T：36.4℃，P：86次/分，BP：135/76mmHg，R：18次/分。GCS：E4M6V5＝15分，双侧瞳孔等圆等大，直径3mm，对光反应灵敏。四肢肌力Ⅴ级，肌张力正常。

入院后实验室检验，结果见表3-1。

表3-1　入院后实验室化验结果

项目	4月28日	参考范围	单位
血红蛋白	96	115～150	g/L
B型利钠肽	92.9	0～100	ug/L
白蛋白	34.6	40～55	g/L
超敏C反应蛋白	2.3	0～1	mg/L

辅助检查：

（1）头颈MR：双侧基底节区脑梗塞、脑萎缩、C7椎体疝、椎间盘突出。

（2）颈部血管彩超：双侧颈动脉及其分支内膜增厚，粥样斑形成。

（3）心电图：未见明显异常。

（4）胸部 X 线：未见明显异常。

（5）心脏＋心功能：未见明显异常。

（6）肝胆脾彩超：肝囊肿声相。

（7）双肾输尿管彩超：双肾、膀胱未见异常。

主要诊疗经过：入院后完善化验及影像学检查，予低盐低脂饮食，予一级护理。4 月 29 日，急诊行开颅动脉瘤夹闭术，术后转神经外科监护室。5 月 1 日 10:25，转入普通病房，GCS 评分 15 分，四肢肌力 V 级，肌张力正常。5 月 1 日 18:35，行冠状动脉造影术、肺动脉 CTA，诊断：左肺动脉栓塞，立即转微创介入科行下肢静脉、下腔静脉、肺动脉造影＋肺动脉溶栓、抽栓术。5 月 6 日，患者康复，步行出院。

二、护理临床思维实训过程

临床场景 1

4 月 29 日 17:40，管床护士正在护士站处理医嘱。陈某的妻子跑过来找护士，担心地说："护士，刚刚我老公跟儿子打电话，吵了几句，现在头痛得厉害，还吐了。你快过来看看。"如果你是管床护士，你将作出什么反应？

思维提示

（1）暂停医嘱处理工作，立刻随家属到床旁查看患者，评估内容包括：

1）评估患者意识状态：GCS 评分。

2）测量生命体征，重点关注患者的血压和心率情况。

3）观察瞳孔大小、形状及对光反射。

4）评估患者肌力、肌张力有无变化。

5）评估患者有无出现脑膜刺激征，包括颈强直、Kerning 征、Brudzinski 征。

6）头痛的部位、性质、程度、持续时间、伴随症状。

7）评估呕吐发生的时间、与进食的关系、呕吐的特点及呕吐物的性质。

（2）回忆患者相关诊疗信息：姓名、性别、年龄、诊断、主诉、病史、诊疗经过、用药情况、特殊情况等。

（3）安抚患者及家属。

（4）思考颅内动脉瘤的相关知识及护理。

护理评估结果

（1）意识评估：GCS：E3V5M6 = 14 分，患者呼唤睁眼，对答切题，遵嘱活动。

（2）测量生命体征：T：36.2℃，P：92次/分，BP：164/87mmHg，R：19次/分，SpO_2：95%。

（3）体查结果：双侧瞳孔等圆等大，直径为3mm，对光反应迟钝；四肢肌力Ⅴ级，肌张力正常；颈抵抗4横指。

（4）头痛呈持续性炸裂样，程度难以忍受。

（5）呕吐呈非喷射状，呕吐物为胃内容物，量约100mL。

问题思考

为什么要重视颅内动脉瘤患者的头痛情况？引起剧烈头痛的可能原因有哪些？

思维提示

联想颅内动脉瘤患者发生头痛的相关机制；考虑患者头痛可能的常见原因有动脉瘤破裂或动脉瘤体积增大压迫等。

知识链接

头痛是颅内动脉瘤的常见症状。研究表明，18%～34%的颅内动脉瘤患者会产生头痛。颅内动脉瘤患者中存在多种类型的头痛，包括丛集性头痛、持续偏瘫和偏头痛，其中以偏头痛最多见。支配颅内血管的神经有自主神经（交感神经和副交感神经）和感觉神经，与头痛有关的疼痛神经有三叉神经（及其3个分支）和高位颈脊神经（C1、C2和C3的背侧感觉神经根）。研究表明，颅内动脉瘤患者由于三叉神经血管和中枢神经系统的内源性感觉调节系统功能发生障碍，加上过度的外部刺激从而产生头痛。此外，动脉瘤可引起局部脑膜刺激，其可能也是引起头痛的一个原因。研究发现，颅内动脉瘤所在动脉的感觉神经可以通过影响血管壁的结构改变和动脉瘤部位的异常血流而被激活。而血管壁内的出血也可能是引起头痛的原因。颅内动脉瘤患者会受到神经压迫、动脉高搏动、急性刺激、动脉瘤出血等因素的影响，从而产生头痛。综上所述，颅内动脉瘤患者出现头痛主要是因为动脉瘤造成脑组织的挤压或牵拉引起的，或者瘤体过大引起了颅内压的升高，还有可能是由于瘤体破裂导致脑出血，引起颅内压的升高。当颅内动脉瘤患者出现突发剧烈头痛时，应警惕是否发生动脉瘤破裂，危及生命。

护理判断

结合该病例患者的评估情况，患者存在动脉瘤破裂出血的高风险，可能已发生蛛网膜下腔出血，进而导致患者剧烈头痛、呕吐，应立即报告医生，配合进行急诊头颅CT检查和术前准备。

临床场景2

将患者情况报告主管医生，急诊行头颅CT检查，结果显示：蛛网膜下腔出血，怀

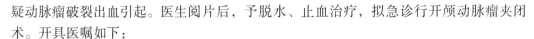

疑动脉瘤破裂出血引起。医生阅片后，予脱水、止血治疗，拟急诊行开颅动脉瘤夹闭术。开具医嘱如下：

A. 术前准备：术前备皮、禁食、交叉配血、宣教等

B. 甘露醇注射液 250mL IVD

C. 尼莫地平注射液 12mg IV

D. 中流量给氧

E. 应用心电监护仪

F. 氨甲环酸 1g + 0.9% 氯化钠注射液 100mL IVD

你将如何安排执行？

思维提示

（1）优先处理用药及手术医嘱。

（2）患者外出检查后返回病房，立刻应用心电监护仪和中流量给氧，密切观察生命体征；同时通知患者禁食。

（3）应用脱水药物及抗血管痉挛药物，双人核对确认后执行；脱水后立即应用止血药物。

（4）进行交叉配血。

（5）做好患者术前备皮和宣教等工作。

因此，该医嘱处置顺序安排：E→D→B→C→F→A。

知识链接

1. 颅内未破裂动脉瘤

（1）囊状动脉瘤的介入治疗。颅内动脉瘤按形态可分为囊状动脉瘤、梭形动脉瘤和夹层动脉瘤三类。其中囊状动脉瘤最为多见，占所有动脉瘤的 90%。囊状动脉瘤也可以按直径大小分类（小动脉瘤：5mm 以下；中动脉瘤：6～14mm；大动脉瘤：15～25mm；巨大动脉瘤：>25mm）。大多数颅内未破裂动脉瘤是无症状的小动脉瘤。

1）单纯弹簧圈栓塞。目前，临床常用的可脱性铂合金弹簧圈栓塞是治疗动脉瘤最主要的方法，其目的是最大程度地填塞动脉瘤，阻挡血流，促进瘤腔内血栓形成及机化，保持载瘤动脉通畅。

2）球囊辅助弹簧圈栓塞。在载瘤动脉内使用球囊辅助栓塞主要用于瘤颈比相对较宽、不适合用单纯弹簧圈栓塞进行介入治疗的患者，其优点是在术中动脉瘤破裂的情况下，可作为临时阻断的手段控制出血。

3）支架辅助栓塞。支架辅助弹簧圈栓塞术是指在弹簧圈填塞过程中根据需要将支架置于动脉瘤颈部，起支撑及防止弹簧圈逸出的作用。

4）血流导向装置。是一种腔内支架样结构，用于重建动脉瘤的载瘤动脉。该装置对位于颈内动脉的巨大动脉瘤、瘤颈超过 4mm 的宽颈动脉瘤具有较好的治疗效果。

5）覆膜支架置入术。覆膜支架治疗颅内动脉瘤的原理是在载瘤动脉内置入带物理

屏障的支架，在保持载瘤动脉通畅的情况下隔离动脉瘤并使其内部形成血栓，从而达到治愈病变的目的。在无重要分支血管毗邻的宽颈、巨大动脉瘤等治疗中有着较大优势。

（2）非囊状动脉瘤的介入治疗。颅内动脉瘤按形态可大致分为囊性动脉瘤与非囊性动脉瘤，其中非囊性动脉瘤主要包括夹层动脉瘤。对于未破裂夹层动脉瘤患者而言，若患者表现为无症状，其自然病史较好，可以采取药物保守治疗的方式，但定期的临床及影像学随访仍有必要。另外，对于以后循环缺血、压迫症状起病，动脉瘤出现增大或表现为冗长扩张的夹层动脉瘤患者，其自然病史较差，应积极进行干预治疗。夹层动脉瘤介入治疗方式主要包括载瘤动脉闭塞、支架辅助栓塞、血流导向装置置入等。

2. 颅内破裂动脉瘤

（1）血管内治疗。

1）单纯弹簧圈栓塞。

2）球囊辅助弹簧圈栓塞。在术中动脉瘤破裂的情况下，可作为临时阻断的手段控制出血，且可避免破裂急性期抗血小板聚集药物的使用。

3）支架辅助弹簧圈栓塞。

4）血流导向装置。由于血流导向装置术后即刻低动脉瘤闭塞率以及围手术期需使用抗血小板聚集药物等因素，其较少用于急性破裂动脉瘤的治疗。

5）覆膜支架置入。

（2）开颅手术治疗。

1）夹闭手术。破裂动脉瘤的手术治疗主要是动脉瘤夹闭，并且保证载瘤动脉及穿支血管的通畅。对于特殊类型动脉瘤，术中可能需要特殊的技巧，如前床突的磨除（硬膜内或外）、动脉瘤包裹、动脉壁缝合、血管旁路移植术等。伴颅内血肿者，则应在夹闭动脉瘤的基础上清除血肿。严重脑积水患者，可先对其行脑室外引流，再考虑手术或介入治疗。手术夹闭动脉瘤后脑组织仍肿胀的严重颅高压者，可考虑行去骨瓣减压术。

2）复合手术。对复杂动脉瘤或后循环动脉瘤破裂合并血肿（尤其是脑池血肿）者，可考虑介入、开颅手术联合处理，即复合手术。

临床场景 3

5月1日10:25，术后第一天，患者由监护室转入普通病房。17:14，家属跑到护士站请求帮助，说患者在床边踏步训练时感到胸痛和呼吸困难、伴有咳嗽，请求护士前往床边查看。护士拿着血压计到床旁查看患者，患者症状已缓解，卧床休息。

如果你是当班护士，你将作出什么反应？

思维提示

（1）评估。内容包含：

1）评估患者意识：GCS 评分；

2）测量生命体征；

3）观察瞳孔大小、形状及对光反应；

4）评估患者肌力、肌张力有无变化；

5）胸痛的诱发或加重因素、部位、性质、缓解因素、是否反射、伴随症状；

6）观察口唇和颊粘膜是否发绀；

7）胸式呼吸运动是否受限；

8）肺脏检查有无异常叩诊音或异常听诊音；

9）观察腹部有无压痛、包块，肝脾是否肿大或有无腹水等。

（2）回忆患者相关诊疗信息：姓名、性别、年龄、诊断、主诉、病史、诊疗经过、用药情况、特殊情况等，尤其是心电图结果是否异常，凝血功能是否有异常，双下肢彩超结果是否异常。

（3）安抚患者及家属。

（4）思考胸痛可能发生的原因。

护理评估结果

（1）意识评估：GCS：E4V5M6 = 15 分，患者自动睁眼，对答切题，遵嘱活动。

（2）测量生命体征：T：36.6℃，P：82 次/分，BP：133/78mmHg，R：25 次/分，SpO_2：93%。

（3）体查结果：双侧瞳孔等圆等大，直径为 3mm，对光反应迟钝；四肢肌力 V 级，肌张力正常；胸式呼吸运动正常，口唇和颊粘膜发绀，肺脏听诊湿啰音，腹部无压痛、包块，肝脾无肿大及腹水等。

（4）胸痛为胸骨后疼痛，程度可忍受，持续时间约 2min，伴有呼吸急促。

问题思考

患者胸痛的可能原因有哪些？

思维提示

考虑患者可能的常见原因，需结合患者诊断、既往史、治疗经过、实验室检查、影像学检查等。急性心梗是首先考虑的，其次是肺栓塞，最后考虑其他风险相对较小，可能性也比较小的，如气胸，支气管哮喘等。

知识链接

胸痛的病因与分类：根据胸痛的风险程度可将其分为致命性胸痛和非致命性胸痛，常见原因可分为心源性和非心源性病因。

（1）致命性胸痛：

1）心源性：急性冠脉综合征、主动脉夹层、心脏压塞、心脏挤压伤（冲击伤）、急性肺栓塞。

2）非心源性：张力性气胸。

（2）非致命性胸痛：

1）心源性：稳定型心绞痛、急性心包炎、心肌炎、肥厚性梗阻型心肌病、应激性心肌病、主动脉瓣疾病、二尖瓣脱垂。

2）非心源性。

胸壁疾病：肋软骨炎、肋间神经炎、急性皮炎、皮下蜂窝织炎、肌炎、肋骨骨折。

呼吸系统疾病：肺动脉高压、胸膜炎、自发性气胸、肺炎、急性气管－支气管炎、胸膜肿瘤、肺癌。

消化系统疾病：胃食管反流病（包括反流性食管炎）、食管痉挛、食管裂孔疝、食管癌、急性胰腺炎、胆囊炎、消化性溃疡和穿孔等。

心理精神源性：抑郁症、焦虑症、惊恐障碍等。

其他：过度通气综合征、颈椎病、带状疱疹、血液系统疾病所致胃病等。

护理处置

（1）予低流量吸氧，摇高床头 30°。

（2）立刻报告医生。

（3）遵医嘱予急抽血：血常规、心梗两项、BNP、心肌四酶、D－二聚体、生化、电解质。抽血结果显示血红蛋白 104g/L，高敏肌钙蛋白定量 0.02μg/L，B 型利钠钛 15.8μg/L，D 二聚体 15.33mg/L。

（4）协助医生完成床旁心电图，结果显示无明显异常。

护理判断

结合患者的临床症状，患者抽血结果提示凝血功能指标有异常，心电图提示无明显异常，不排除肺栓塞的可能。嘱咐患者严格卧床休息，持续低流量吸氧，患者 SpO_2 升至 99%，同时与医生沟通是否复查腹部彩超、超声心电图、CT 血管成像、双下肢彩超等进一步排查是否为肺栓塞。

临床场景 4

18:02，患者擅自下床小便后再诉心前区持续压榨性胸痛，GCS 评分 15 分，呻吟，大汗淋漓，四肢湿冷，呼吸急促，呕吐胃内容物一次，测 BP:75/55mmHg，HR:85 次/分，SpO_2:88%，R:22 次/分。

如果你是当班护士，你将如何处置？

思维提示

（1）警惕患者是否发生肺栓塞，询问患者既往有无肺栓塞或近期有无下肢静脉血栓。

（2）继续监测双上肢血压偏差是否相距较大，观察口唇和颊粘膜是否发绀，肺脏检查有无异常叩诊音或异常听诊音。

（3）判断有无气道阻塞、呼吸异常，评估呼吸的频率和程度。清除气道异物，保持气道通畅；必要时吸痰或气管切开或插管。

（4）观察有无穿刺口出血，有无动脉搏动，肢端情况，评估神志变化。若患者呼之无反应、大动脉搏动消失、无心跳，立刻进行心肺复苏。

（5）无上述情况或经过处理解除危及生命的情况后，急诊查心电图、D－二聚体、复查腹部彩超、超声心电图、CT 血管成像、双下肢彩超、冠状动脉造影术、肺动脉 CTA 等。

护理处置

（1）嘱患者绝对卧床休息。

（2）遵医嘱予高流量吸氧，保持血氧饱和度 95% 以上。

（3）建立静脉通道，遵医嘱予利尿、镇静止痛等治疗。

（4）予心电监护，密切关注血压、脉搏和呼吸变化。复测左上肢血压 77/55mmHg、右上肢血压 80/54mmHg。

（5）遵医嘱血流动力学监测。

（6）遵医嘱予血管活性药物：多巴胺、多巴酚丁胺、肾上腺素、去甲肾上腺素等。

（7）必要时予气管插管，予机械通气。

（8）解除危及患者生命情况后，遵嘱完善冠脉动脉造影术和肺动脉 CTA 术前检查，急诊送介入室。

医疗处置

18:35 立刻行冠状动脉造影术、肺动脉 CTA。诊断：左肺动脉栓塞。

护理判断

结合该病例患者的评估情况，患者曾出现胸痛症状，床旁心电图结果显示无明显异常，D－二聚体高，凝血功能异常，活动后出现持续压榨性胸痛，伴有呻吟、大汗淋漓、四肢湿冷、呼吸急促和呕吐，应首先考虑患者是否发生肺栓塞。

知识链接

1. 急性心梗

急性心肌梗死简称急性心梗，是冠状动脉（是指供应心脏本身血液的动脉，分为左、右冠状动脉，行走于心脏表面）完全闭塞，从而导致心肌细胞急性持续性缺血、血氧所致的心肌坏死。当身体突发持续胸痛或胸部压迫感，伴有大汗、晕厥或呼吸困难等相关症状时，应怀疑有心肌梗死的可能。胸痛是心肌梗死最常见症状，一般比较剧烈，持续时间多在 20min 以上，位置常在心前区、胸骨后等，多为闷痛、钝痛或压榨性疼痛。有的胸痛持续数分钟，但反复发作，也有急性心肌梗死的可能，休息或含服硝酸甘油常无明显缓解。有的还会出现左肩痛、背痛或牙痛等，有的还会表现出消化道症状，如恶心呕吐或上腹疼痛等。有些老年人症状不典型，可表现为腹胀、食欲下降等，有的表现为胸部不适感等，严重情况下也会出现休克表现，如血压下降、脸色苍白及皮肤湿冷等。

2. 肺栓塞

急性肺栓塞是以各种栓子堵塞肺动脉从而引起呼吸功能和肺循环功能障碍的临床和病理生理综合征，具有病情凶险及病死率高的特点，是继冠心病和脑卒中之后第三大最常见的心血管死亡原因。肺栓塞的临床表现多变且通常无特异性使其难以诊断。严重程度存在差异，可能为无症状、隐匿的、血液动力学不稳定甚至猝死。临床上经典表现"肺梗死三联征"：即同时或先后出现呼吸困难、胸膜性胸痛及咯血，往往不足30%，但具有诊断意义。临床表现：原因不明的呼吸困难及气短，尤其在活动后加重，是最常见症状；胸痛，憋闷感，可是胸膜性胸痛或心绞痛样胸痛；晕厥，可为唯一或首发症状；烦躁不安，惊恐甚至濒死感；咳嗽、咯血，常见小量咯血，大咯血少见；心悸、心慌等。临床上，应该高效评估疑似肺栓塞患者，从而快速做出诊断，并给予治疗，从而减少相关并发症和死亡。

进一步诊疗

19:30 转微创介入科。

20:25 急诊行下肢静脉、下腔静脉、肺动脉造影 + 肺动脉溶栓、抽栓术。

（雷清梅、张丹芬、颜红波）

第二节　脑动静脉畸形临床护理实训案例

一、案例介绍

基本信息：高某，男，21 岁，未婚，学生。

入院时间：2023 年 6 月 30 日 9:24。

诊断：右侧颞枕叶巨大动静脉畸形。

主诉：突发四肢抽搐伴意识丧失 1d。

现病史：患者于 1d 前无明显诱因在家中突发四肢抽搐，意识不清，呼之不应，双上肢屈曲，双下肢伸直，无口吐白沫，双眼上翻，持续 15 秒后自行缓解。被家属发现送我院急诊。急诊行颅脑平扫 + 增强提示：右侧颞枕叶异常血管团，考虑动静脉畸形（图 3 - 1）。

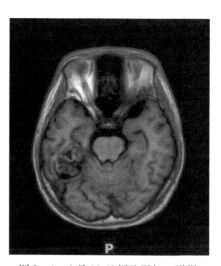

图 3 - 1　6 月 30 日颅脑平扫 + 增强

既往史：无。

过敏史：无。

其他：入院以来精神状态一般，食欲一般，大便正常，小便正常，体力情况如常，体重无明显变化。日常生活自理，情绪稳定，家属陪同住院。

专科情况：T:36.6℃，P:92次/分，R:20次/分，BP:116/61mmHg。GCS:E4M6V5 = 15分；双侧瞳孔等圆等大，直径3mm，对光反应灵敏；四肢肌力Ⅴ级，肌张力正常。

入院后实验室检验：异常结果，叶酸6.20nmol/L，同型半胱氨酸18.4umol/L；弥散性血管内凝血：D-二聚体2.29mg/L；甲功3项：促甲状腺素4.930uIU/mL。

辅助检查：

7月2日胸部X线结果提示：双肺及心膈未见异常。

7月5日颅脑平扫结果提示：右侧颞枕叶异常血管团，考虑动静脉畸形。

7月5日颈部磁共振结果提示：颈椎未见异常。

7月5日心脏+心功能结果提示：左室假腱索左室收缩及舒张功能正常。

7月5日心电图结果提示：正常心电图。

7月14日双下肢血管彩超结果提示：右侧下肢隐股静脉瓣膜处静脉瓣功能不全。

7月15日胸部CT结果提示：双肺平扫未见明显异常。

主要诊疗经过：入院后完善相关检查，予丙戊酸抗癫痫治疗。7月11日局麻下行全脑血管造影术提示右侧颞枕叶动静脉畸形。7月13日介入室全身麻醉下行右侧颞枕叶动静脉畸形介入栓塞术。术后复苏清醒转回病房，予尼莫地平、法舒地尔舒张血管、平衡液扩容等对症治疗。7月21日康复出院。

二、护理临床思维实训过程

临床场景1

6月30日15:32，患者由急诊科护士及家属陪同下轮椅护送入病房。将患者安置于床上后，作为管床护士，你该如何评估？如何对有院外癫痫发作史的患者及其家属进行相关入院宣教？

思维提示

（1）床边查看患者，评估内容可包含：

1）测量生命体征；

2）评估神志、肌力、肌张力、瞳孔直径及对光反射；

3）查看患者全身皮肤情况，有无受伤史。

（2）接收急诊科护士交班：患者，男，21岁，学生，于1d前无明显诱因突发四肢抽搐，意识不清，呼之不应，双上肢屈曲，双下肢强伸直，无口吐白沫，双眼上翻，持续 15 秒后自行缓解，无既往病史及过敏史。

（3）询问患者或家属癫痫发作史：首次发作还是既往也有发作、发作的频率、发作持续的时间、发作时的状态、眼球的运动情况、外院有无静脉或口服用药、有无家族遗传病史。

（4）评估患者或家属对癫痫的认识程度和应急处理，心理情况。

护理评估结果

（1）意识评估：GCS：E3M6V5 = 14 分，患者精神疲倦，呼唤睁眼，对答切题，能按吩咐活动，不能回忆起昨天刚发生的事情。

（2）生命体征：T:37.0℃，P:92 次/分，BP:118/65mmHg，R:18 次/分，SpO$_2$:98%。

（3）体查结果：双侧瞳孔等圆等大，直径为 4mm，对光反应迟钝；四肢肌力 V 级，肌张力正常。

（4）患者是首次发作，以往没有类似症状，持续 15 秒后自行缓解，发作时意识不清，四肢抽搐，双上肢屈曲，双下肢强伸直，无眼球上翻，无口吐白沫；在家里未口服任何药物。没有家族遗传病史。

（5）家属不清楚患者是发生癫痫的症状，不知道癫痫发作时应该如何帮助患者，对患者突发癫痫症状感到担忧和紧张，迫切想了解患者为什么会发生这种情况。

入院宣教内容

（1）患者有癫痫发作史，床旁需备吸氧装置，需家属 24h 陪伴，检查及外出时需家属陪同，切勿擅自独自外出。

（2）教会家属当患者癫痫发作时的应急处理：

1）床上发作时上好两侧床栏，地上发作时移开障碍物，确保环境安全。

2）解开患者衣领，将患者头偏一侧，预防呕吐防窒息。

3）使用毛巾或汤勺预防患者舌咬伤。

4）患者发作时勿离开患者，按呼叫铃及向同房病友求助呼叫医护人员。

5）观察患者发作时的症状，患者是否清醒，有无双眼向上凝视，口吐白沫，牙关紧闭，四肢肌张力增高等。切勿强行按压患者四肢避免骨折受伤；观察癫痫发作持续时间等。

（3）安全防护宣教：家属 24h 陪伴，防跌倒或坠床，防外伤。

（4）向患者和家属讲解脑动静脉畸形的相关知识，详见知识链接。

知识链接

1. 脑动静脉畸形

脑动静脉畸形（Arteriovenous malformation，AVM）指脑的动脉和静脉之间保持原始交通、毛细血管的发育发生障碍的情况下所形成的异常血管团。脑 AVM 是最多见的脑血管畸形，男女比例为 1.3:2.1。80% 在 11～40 岁发病，最多见于 20～30 岁青年。

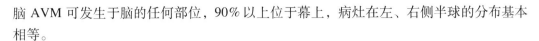

脑 AVM 可发生于脑的任何部位，90% 以上位于幕上，病灶在左、右侧半球的分布基本相等。

2. 症状

（1）无症状 AVM。确切数量还不清楚，临床研究报道 2%～4% 的 AVM 是偶然发现的。

（2）颅内出血。

1）最多见。CT 应用之后发现脑实质内出血最常见，其次是脑室内出血和蛛网膜下腔出血。

2）临床表现：出血一般多发生于青年人，表现为剧烈头痛伴呕吐，不同程度的意识障碍，颈项强直等脑膜刺激症状、颅内压增高征或偏瘫、偏身感觉障碍等神经功能损害表现。

（3）癫痫。

1）15%～35% 的 AVM 患者表现为癫痫发作，且单纯癫痫略多于癫痫合并出血。

2）大多数患者每年癫痫发作少于 6 次，可能引起局灶性或继发性全身性癫痫发作。

3）AVM 引起癫痫发作的机制：占位效应对皮层的刺激，血流动力学改变（盗血、缺血）造成神经损害、出血和胶质增生。

（4）颅内压增高症状。

1）机制：AVM 导致脑静脉压增高，阻碍周围脑组织的静脉回流而使脑组织淤血、水肿，颅内压增高。如影响脑脊液循环通路引起阻塞性或交通性脑积水。此外，出血引起的脑内血肿及血肿周围的脑水肿也是颅内压增高的重要原因。

2）临床表现：即使在没有出血的情况下头痛也是 AVM 患者的常见症状。50% 以上的患者有长期头痛史。枕部的 AVM 易致头痛。

（5）神经功能障碍：盗血、反复出血、缺血、占位效应造成局灶性神经功能障碍。

1）机制：由于动静脉之间短路，病变邻近的脑动脉血直接流向压力低的静脉，使脑动脉压骤降，引发病变周围脑组织得不到应有灌注发生盗血现象。盗血的严重程度与 AVM 的大小有关。畸形血管团越大，盗血量越大，脑缺血的程度越重。

2）临床表现：严重的缺血可引起癫痫或短暂性脑缺血发作或进行性神经功能缺失，如躯体感觉障碍或偏瘫等。

临床场景 2

6 月 30 日 15:45，管床护士将患者的病情和护理评估结果报告医生。医生床边查看患者，开具医嘱：

A. 丙戊酸钠 0.4g IV QD

B. 0.9% 氯化钠注射液 500mL + 丙戊酸钠注射液 1.2g IVD 维持 24h

C. 化验：血常规、血生化 8 项、血药浓度（丙戊酸钠），即复

D. 低流量给氧，1～2L/min

E. 行视频脑电图监测

你作为管床护士，该如何安排执行？

思维提示

（1）患者有外院癫痫大发作病史，为预防再癫痫，需立即使用抗癫痫药物。应优先处理抗癫痫药物医嘱，双人核对确认后执行。

（2）持续的癫痫发作会导致脑组织缺氧造成不可逆的脑组织损害及脑水肿；吸氧可以提供足够的氧气，预防脑水肿及不可逆的脑组织损害。因此为预防癫痫再发作，应当予以吸氧。

（3）优先抽血化验，包括血药浓度的化验，然后再使用抗癫痫药物，以免血药浓度（丙戊酸钠）的结果被干扰。

（4）视频脑电图监测是在脑电图设备基础上增加了同步视频设备，从而同步拍摄患者的临床情况，如观察癫痫发作时患者面部和眼睛的细微动作，如咂嘴、眨眼等。这种一边做脑电图，一边进行录像，通过软件把每一时刻的脑电图和视频图像一一对应起来的方式，基本达到了脑电图的"四维"管理，能显示特定脑电波时刻的成像，易于观察癫痫发作与脑电图变化间的实时关系。但行此类视频脑电图检查，至少需要2h以上的时间，可放在最后处理。

（5）考虑到此类患者需要安静环境，集中操作减少对患者刺激，因此，该医嘱处置顺序安排：D→C→A→B→E。

知识链接

1. 丙戊酸钠的作用

（1）作用：丙戊酸钠是一种广谱抗癫痫药，对各型癫痫包括各型小发作、肌阵挛性癫痫、局限性发作、大发作和混合型癫痫均有较好疗效。本品口服吸收快而完全，多用于其他抗癫痫药无效的各型癫痫患者，尤以治疗小发作疗效最佳。

（2）治疗疾病：丙戊酸钠为癫痫原发性大发作和失神小发作的首选药；对婴儿良性肌阵挛癫痫、婴儿痉挛有一定疗效；也适用于难治性癫痫。

2. 丙戊酸钠的用法用量

（1）成人常用剂量为每日按体重15mg/kg或每日600～1200mg，分2～3次使用。开始时按5～10mg/kg，一周后递增，直至能控制癫痫发作为止。当每日用量超过250mg（普通片剂）时，应分次服用以减少胃肠刺激；每日最大量为按体重不超过30mg/kg或每日1.8～2.4g。

（2）注射用丙戊酸钠用于临时替代时（例如等待手术时），本品静脉注射剂溶于0.9%生理盐水，按照之前接受的治疗剂量（通常平均剂量20～30 mg/(kg·d)，末次口服给药4～6h后静脉给药；或持续静脉滴注24h；或每日分4次静脉滴注，每次时间

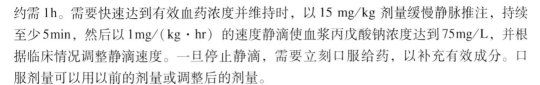

约需1h。需要快速达到有效血药浓度并维持时，以15mg/kg剂量缓慢静脉推注，持续至少5min，然后以1mg/（kg·hr）的速度静滴使血浆丙戊酸钠浓度达到75mg/L，并根据临床情况调整静滴速度。一旦停止静滴，需要立刻口服给药，以补充有效成分。口服剂量可以用以前的剂量或调整后的剂量。

3. 丙戊酸钠的不良反应

常见于腹泻、消化不良、恶心、呕吐、胃肠道痉挛等不良反应，少数患者出现倦睡、眩晕、疲乏、头痛、共济失调、轻微震颤、异常兴奋、不安和烦躁等症状，可使血小板减少，引起紫癜、出血和出血时间延长。因此，用药期间应定期检查血常规，可见肝功能损害，引起血清碱性磷酸酶和氨基转移酶升高。要注意检查肝功能。

4. 注意事项

用药后乳酸脱氢酶、丙氨酸氨基转移酶、门冬氨酸氨基转移酶轻度升高，提示无症状性肝脏中毒；血清胆红素升高提示潜在的严重肝脏中毒。因此用药前和用药期间应进行全血细胞（包括血小板计数）和肝肾功能检查。最好治疗最初半年内每1～2个月复查一次肝功能，半年后复查间隔酌情延长。

5. 丙戊酸钠血药浓度监测

（1）丙戊酸钠的药动学：口服吸收快而完全。在肝中代谢，半衰期成人为12～15h；老年人为14～17h；新生儿为30～40h。

（2）丙戊酸钠血药浓度与临床疗效和毒副作用密切相关，以下情况需要考虑对丙戊酸钠进行药物浓度检测。

1）剂量调整或用药方案改变、合用与丙戊酸钠有相互作用的药物时监测血药浓度。

2）出现任何怀疑为药物浓度过高引起的不良反应时应立即监测。

3）患者院外固定剂量治疗而疗效下降或者患者依从性差时需进行监测。

4）怀疑患者吞服大量药物时应立即监测。

5）可能发生急性过量中毒、出现毒性反应或癫痫发作时。

6）评价疗效时（3个月或6个月监测一次）。

（3）监测频率：急性期每1～2周检测1次，维持治疗期1～3个月检测1次。

（4）采血时间和目标浓度范围：

1）采血时间：监测稳态谷浓度：固定剂量服药1周后，清晨服药前采静脉血。

2）丙戊酸钠目标浓度范围：50～100μg/mL（350～700μmol/L）。

临床场景3

患者癫痫未再发作，7月11日8:30，局麻下行全脑血管造影术提示右侧颞枕叶动静脉畸形，7月12日8:30，医生开具医嘱："拟明日8点送介入室全麻下行右侧颞枕叶动静脉畸形介入栓塞术"。你作为当班管床护士，如何进行术前宣教及术前准备？

思维提示

除了需要禁食禁水外，全脑血管造影术与全麻介入治疗术前宣教及准备基本一致，因此术前情况基本完成，但需要观察术前备皮、留置静脉通路使用情况、检查结果情况、术前床上大小便练习情况、踝泵运动情况。

护理判断及处置

（1）患者 7 月 11 日 8:30 局麻行全脑血管造影术，现在时间点为 7 月 12 日 8:30，已经过去 24h，可以拆除术侧肢体腹股沟弹力绷带，观察穿刺局部有无渗血及血肿、瘀斑形成，穿刺肢足背动脉搏动情况及下肢温度、颜色和末梢血运情况。关注弹力绷带粘贴处皮肤有无红疹或过敏，嘱患者勿使用热水擦拭绷带粘贴处，以免增加痒感。

（2）术前备皮（脐以下，大腿上 1/3 包括会阴部），患者昨日经股动脉行全脑血管造影术，备皮范围一致，可以不用重复备皮，但需观察有无新生毛发，予及时剃除。

（3）介入术前宣教包括禁食禁水时间、术前练习床上大小便、指导患者踝泵运动预防下肢静脉血栓、生活用品的准备包括尿壶、便盆或护理垫。患者全脑血管造影术后床上排尿顺畅，因此不用再继续进行床上大小便的练习，但需检查关注患者排尿排便情况，有无尿潴留或便秘。检查患者下肢踝泵运动是否执行正确，继续监督落实频次。

（4）予患者左侧肢体留置静脉通道。患者昨日行全脑血管造影术，左上肢已经留置静脉通道，现留置针穿刺口无渗血渗液，敷料粘贴好，可继续使用。

（5）查看术前检查完成情况：血常规、尿常规、感染 8 项、凝血功能、水电解质情况、肝肾功能、心电图、胸片、磁共振、CT 等，全脑血管造影检查已经检查过，但需留意近两日新的抽血化验结果及检查报告结果，关注有无异常并及时告知主管医生，了解有无手术禁忌证。

（6）遵医嘱准备术中药物；术前测量生命体征，如有异常或发生其他情况，及时与医生联系；准备患者病历资料。

知识链接

1. AVM

AVM 是一种属于高发病率的先天性脑血管疾病。其治疗方法主要包括显微外科手术切除、介入治疗和立体定向放射治疗 3 种，每种方法既可以作为单独的治疗方式，也可以与其他治疗方式结合使用。

2. 手术适应证

脑 AVM 切除术仅能杜绝出血的后患，而且去除了盗血的根源，在 AVM 的治疗中作为首选方法来考虑。该手术适应证包括以下情况，且造影检查确定畸形血管可以切除：

（1）自发性蛛网膜下腔出血。

（2）癫痫频发，药物治疗效果不佳。

（3）有进行性神经功能定位性损害症状或智力减退（盗血综合征）。

（4）合并颅内血肿或颅内高压。

（5）脑血管造影显示 AVM 适合手术切除。

3. AVM 栓塞治疗适应证包括以下情况

（1）有蛛网膜下腔出血或脑出血、不可控制的癫痫、神经功能障碍等。

（2）脑深部 AVM（位于基底节区、内囊、间脑、脑干等处）；功能区 AVM（语言区、运动区等）。

（3）直径 >3cm；高血流量；伴发动脉瘤易致出血；准备立体定向放射治疗或显微外科手术。

4. 立体定向放射治疗

立体定向放射治疗是利用现代立体定向技术和计算机技术，将单次大剂量高能粒子束从多个方向和角度聚集到治疗靶区使之产生局灶性坏死，从而达到治疗疾病的目的。

（1）放射外科治疗。AVM 经放射外科治疗后，畸形血管壁发生缓慢的组织病理改变，正常结构破坏，被胶原性物质取代，血管腔变窄，腔内血栓形成而最后闭塞。然而这一闭塞过程需 2 年左右，在未完全闭塞前仍有出血可能。研究指出 2 年内的出血率在 4.1% 左右。放射外科治疗最常见的并发症，早期有恶心呕吐、癫痫发作，一般对症处理后能控制；晚期有脑白质放射性水肿和放射性坏死。水肿常发生于治疗后的 1～1.5 年，以后逐渐消退，3 年后完全消失。并发症的发生与畸形血管团的大小及照射剂量有关。治疗后，应每隔 6 个月至 1 年复查 CT 或 MRI 或 DSA，直至脑血管造影证实病灶完全消失。

（2）γ 刀治疗由于创伤小，无出血，并发症少，省时简便，患者只需短期住院（1～2d），治疗后可迅速重返工作岗位而应用最为广泛。一般以下情况适合行 γ 刀治疗：

1）畸形血管容积 <10cm^2 或平均直径 <3cm，脑血管造影未见瘤样扩张改变者。

2）位于脑深部和功能区。

3）AVM 出血后，血肿吸收后仍残留或经手术切除、血管内栓塞治疗后仍有复发者。

4）全身情况差，不能耐受开颅手术者。

医疗处置

7月13日，患者在介入室全身麻醉下行右侧颞枕叶动静脉畸形介入栓塞术。

临床场景4

7月13日16:00，患者介入术后复苏清醒，安返病房。16:15，家属突然跑过来说患者不说话，不理人，没有精神。你作为管床接班护士，该作出什么反应？

思维提示

（1）评估。内容包含：

1）评估患者GCS评分；

2）测量生命体征；

3）观察瞳孔大小、形状及对光反应；

4）评估患者肌力、肌张力有无变化；

5）评估穿刺口情况，足背动脉搏动情况、皮温及血运情况。

（2）回忆患者相关诊疗信息：姓名、性别、年龄、诊断、主诉、病史、诊疗经过、用药情况、特殊情况、手术治疗方式等。

（3）安抚患者及家属。

（4）查看现场环境。

护理评估

（1）意识评估：GCS：E3V5M6 = 14分，患者精神疲倦，呼唤睁眼，反应稍迟钝，淡漠，对答切题但懒言懒语，遵嘱活动。

（2）生命体征：T:36.6℃，P:92次/分，BP:135/65mmHg，R:18次/分，SpO_2:98%。

（3）体查结果：双侧瞳孔等圆等大，直径为3mm，对光反应灵敏；四肢肌力V级，肌张力正常。

（4）患者自诉左侧肢体乏力。

（5）患者右侧腹股沟予弹力绷带加压包扎，敷料干洁，沙袋持续压迫至7月13日22:00，右足背动脉搏动好，皮温暖，血运正常。

（6）输液评估：从介入室带入乳酸钠林格注射液500mL已静脉滴注完毕，带入尼莫地平注射剂50mL，以2mL/h静脉泵入维持24h。

（7）医生医嘱要求控制收缩压在90～100mHg。患者心电监护显示患者血压135/65mmHg，不在控制范围。

临床场景5

将上述情况报告医生，医生开具医嘱：

A. 头颅CT，即复

B. 急诊8项，即复

C. 0.9%氯化钠注射液 100mL + 盐酸法舒地尔 30mg IVD BID

D. 乳酸钠林格注射液 500mL IVD BID

E. 5%葡萄糖注射液 50mL + 硝普钠 50mg 以 2mL/h IV 慢，控制收缩压维持在 90～100mmHg

F. 尼莫地平注射剂 50mL IV BID，维持 24h

你作为管床护士，该如何安排执行？

问题思考

患者为什么会发生一过性神志淡漠伴肢体乏力？

思维提示

考虑可能的原因有脑出血、电解质紊乱或脑血管痉挛。

（1）患者血压高，不在控制范围，应优先处理降压医嘱，将血压控制在要求范围，防止血压继续升高。同时回顾患者术前情况，将患者目前情况与术前神志、瞳孔、肌力主诉做对比，了解术前基础血压情况。患者血压高，神志改变，有可能发生脑出血，原因是脑动静脉畸形患者因畸形血管区盗血，病变周围脑组织缺血处于低灌注状态，因此病变周围脑组织处于失调扩张状态。介入栓塞治疗将畸形血管团栓塞后，病变周围脑组织由原来的低灌注状态恢复到正常灌注状态，血液灌流较术前大幅度增加，短时间高流量的血液流经扩张的血管，可形成正常灌注压突破综合征，容易导致血管破裂出血。因此应继续追问有无头痛、吐等颅内压增高症状，同时立即行头 CT 明确病因及使用降压药物将血压控制避免导致再出血。

（2）患者神志淡漠，懒言懒语伴肢体乏力，有可能电解质紊乱导致的低钠低钾血症，应立即急抽急诊生化 8 项进行排查。

（3）患者也有可能是发生脑血管痉挛，可以遵嘱静脉滴注法舒地尔、静脉泵入尼莫地平注射剂等舒张血管及乳酸钠林格注射液等扩容药物，观察患者是否症状有所改善。

（4）抽血及 CT 检查均需一定时间，可以先抽血再复查 CT，这样抽血和 CT 检查结果可同时出来。

（5）血管痉挛是脑动静脉畸形介入栓塞术后常见并发症，常因出血后血液刺激脑膜及术中刺激引起的。表现为头痛、血压增高，临床上常给予尼莫地平进行预防治疗。尼莫地平注射剂已经 2mL/h，医嘱现要求 4mL/h 静脉泵入，可以直接调整泵入速度。

（6）法舒地尔及平衡液均为一天两次静脉滴注，可以优先使用舒张血管药物再使用扩容药物。

因此，该医嘱处置顺序安排：E→F→B→A→C→D。

知识链接

1. 正常灌注压突破综合征（normal perfusion pressure break through，NPPB）

是由于 AVM 盗血造成其周围正常脑组织长期处于低灌注、慢性缺血状态。AVM

周围正常脑组织内的这些血管失去自动调节功能，处于病理性扩张状态。一旦 AVM 被切除，或者其主要供血动脉被闭塞，原来被 AVM 盗取的血液重新进入周围正常脑组织内，重新建立的正常灌注压超过了周围脑组织的血管自动调节能力，从而产生脑肿胀和脑出血。

2. 病因

正常灌注压突破综合征是脑血管疾病术中或术后的一种严重并发症，表现为病灶周围脑组织大面积水肿和灶性出血。这些脑血管疾病包括脑动静脉畸形（AVM）、大脑大静脉畸形、动静脉瘘和颈动脉粥样硬化等。此外，它还可发生在较大体积的肿瘤切除术后。

3. 并发症

近年来，显微手术和神经介入技术的发展极大地改善了脑动静脉畸形（AVM）患者手术切除及血管内栓塞治疗的预后，但至今仍然困扰手术医生的一大难题是畸形团切除后可能并发难以预料及控制的病灶周围脑组织恶性水肿或自发性出血。Spetzler 等的研究结果表明，AVM 中存在异常的动静脉短路导致畸形团对血流阻力明显低于正常血管，从而产生高流量分流的"盗血"现象。盗血使病变周围脑组织长期处于低灌注状态。慢性低灌注又导致该区域的正常供血血管持续处于扩张状态，以维持正常脑灌注。长期的扩张状态使小血管出现运动麻痹和自动调节功能丧失，造成血管反应性明显下降。

4. 预防及管理

正常灌注压突破的处理并没有具体的指导原则，一般采用综合方法，可对这些高风险患者进行术前识别和预警，并有针对性地制定个性化的治疗计划，以预防正常灌注压突破的发生。

（1）严格的血压控制。术前到手术后 48～72h，将全身血压控制在低于基线时的 20～30mmHg 水平，能有效降低正常灌注压突破风险。特别是术后 24～72h 严格控制低血压，停止降压前缓慢减药，防止血压快速波动。

（2）术后减低代谢消耗。术后 24h 给予镇静或继续保持全麻状态，控制体温，延长麻醉苏醒时间，减低代谢消耗，可有效预防正常灌注压突破。

（3）合理使用药物。

1）高渗性晶体液和白蛋白等进行血液稀释预处理，能明显减轻再灌注早期和后期广泛性血脑屏障的破坏程度和脑水肿反应。

2）联合使用利尿脱水药和高渗性脱水药可使血容量减少而降低脑组织灌流量，减轻血管源性脑水肿。

3）肾上腺素能阻滞剂对防止和治疗正常灌注压突破也有一定作用，因为 AVM 切除后经常出现的急性高血压与血浆肾素和去甲肾上腺素水平较高有关。

4）癫痫发作会明显加重脑水肿，甚至造成出血，故应酌情给予抗癫痫药物。

5）必要时可采用巴比妥昏迷疗法。巴比妥盐可降低脑血流量和脑容量，还可降低全身血压。

（4）密切监测生命体征及影像表现。术后 3d 内 24h 监测各项生命体征，每天行头部 CT 检查，术后 1 周和 2 周时再查头部 CT，根据 CT 表现调整用药剂量。用药时在条件许可的情况下，可在术后第 1d 行 TCD 检查，并与术前血流灌注和脑血流量等参数进行比较，有助于早期发现正常血流灌注压突破。

护理判断

（1）7 月 13 日 17：00，头部 CT 结果提示：右侧颞枕叶动静脉畸形介入栓塞术后改变。患者 CT 结果提示术后改变，未见出血，同时患者无主诉头痛、恶心、呕吐等症状，排除脑出血。

（2）急诊 8 项结果提示血钾 4.0mmol/L、血钠 138mmol/L、血钙 2.21mmol/L。电解质结果正常，患者没有发生低钠血症、低钾血症、低钙血症等，排除电解质紊乱引起的神志淡漠肢体乏力。

（3）再次评估患者，GCS：E4V5M6 = 15 分，患者精神疲倦，自动睁眼，反应稍迟钝，对答切题，遵嘱活动。测量生命体征：T：36.6℃，P：92 次/分，BP：100/60mmHg，R：18 次/分，SpO$_2$：98%。体查结果：双侧瞳孔等圆等大，直径为 3mm，对光反应灵敏；四肢肌力 V 级，肌张力正常。自诉左侧肢体乏力较前好转，无诉头痛恶心不适。患者通过静脉滴注法舒地尔及调整尼莫同剂量，同时静脉滴注乳酸林格钠注射液扩充血容量药物后，神志较前好转，因此推断患者可能发生脑血管痉挛。

护理处置

（1）继续遵医嘱使用尼莫地平注射液 50mL 以 4mL/h 静脉泵入，同时继续观察患者有无神志变差、肢体活动障碍加重及头痛、恶心、呕吐、失语以及癫痫等神经系统症状，做好基础护理及心理安慰。尼莫地平属于血管扩张药物，使用此药物要注意。

1）尼莫地平注射液具有较强的扩张血管作用，在静脉输注时会有患者主诉疼痛、穿刺皮肤红肿、发热等现象，易发生静脉炎。在尼莫地平通输入时与其他普通液体利用三通开关同时滴入，有条件的可应用深静脉置管以减少静脉炎的发生。

2）注意药物避光输入。

3）以 4～6mL/h 静脉泵均匀慢速推注，保持药物剂量准确，保持血压波动每天不超过 10mmHg，有效地控制了血压并且也防止脑缺血的发生。

4）脑水肿、颅内压增高、严重心脏疾病、严重低血压时应慎用此类药物。

5）药物在 24h 内未使用完的应及时予以更换，以免失效及不良反应。

（2）严格控制血压，平稳合理降压，预防正常灌注压突破综合征。

1）遵医嘱使用 5% 葡萄糖注射液 50mL + 硝普钠 50mg 静脉泵入起到降压效果，将收缩压控制在原来血压水平的 2/3，持续 3～5d，以预防或减轻正常灌注压突破综合征。密切观察血压的变化，根据血压情况遵医嘱采取合理的降压措施。患者若出现血压平稳却突然升高要高度警惕，同时观察有无其他症状，注意是否有脑水肿加重或再次出血。需做好病情的观察和记录。

2）避免诱因。为患者讲解保持血压稳定的重要性，指导患者避开引起血压升高的危险因素，保持环境安静，保证睡眠质量，帮助患者学会控制情绪，避免情绪激动或过度用力排便等引起的血压骤然升高，避免再出血的发生。

3）应用硝普钠的目的是为了预防正常脑灌注压的突破。术后 72h 内常规应用硝普钠控制高血压，使平均动脉压控制在其基础血压的 2/3。

①用静脉微量泵根据患者的需要调节硝普钠用药量。疾病允许，抬高床头可增进降压效果。

②若血压波动范围大，从每分钟 0.5～5μg/kg 开始进行调节，在任何情况下都不宜使用高于每分钟 10μg/kg 的剂量，否则会出现氰化物中毒。

③调节要遵循由小量逐渐加大剂量的原则，避免出现患者血压忽高忽低波动范围大。

④滴注溶液应新鲜配制并注意避光。

⑤肾功能不全而本品应用超过 48～72h 者，每天须测定血浆中氰化物或硫氰酸盐，保持硫氰酸盐不超过 100μg/mL，氰化物不超过 3μmol/mL。

护理结果

通过控制血压、预防脑血管痉挛、扩容、抗感染、改善脑循环等对症支持治疗，7月 14 日复查头颅 CT 未见术区出血。患者恢复可，GCS15 分，四肢肌力 V 级，无诉头晕、头痛、恶心呕吐、肢体麻木无力、视物重影等不适，于 7 月 21 日出院。

（张敏娜、孙平静、颜红波）

第三节　高血压脑出血临床护理实训案例

一、案例介绍

基本信息：曾某，男，51 岁，已婚，中学文化水平。

入院时间：2023 年 6 月 17 日 8:32。

诊断：高血压脑出血；右侧基底节出血；高血压病 3 级（极高危）。

主诉：突发左侧肢体乏力 2h。

现病史：患者于 2h 前洗澡时无明显诱因突然出现左侧肢体乏力，伴头晕、言语迟钝。遂打 120 急诊就诊，予开通卒中绿色通道，行头颅 CT 检查提示右侧基底节区脑出血，出血量约为 16mL。

既往史：曾当兵打仗因榴弹受伤，双下肢静脉曲张。

过敏史：无。

其他：汉族，个体户，居住在台湾省，妻子为广东省广州市人，全自费，家庭经济情况良好，已婚已育，儿子及其配偶体健。患者转回病房后由专业人员陪住照顾。

专科情况：T:36.7℃，P:80 次/分，BP:179/110mmHg，R:19 次/分。患者呼唤睁眼，对答切题，遵嘱活动，GCS:E3V5M6 = 14 分。双侧额纹对称，左侧鼻唇沟变浅，示齿、张口时嘴角右歪偏斜，伸舌左偏，左侧肢肌力 0 级，右侧肢肌力 V 级，肌张力正常，左侧肢体深浅感觉减退，双下肢肿胀伴大片蚯蚓状突起，质硬，小便失禁。

影像学检查：6 月 17 日头颅 CT 检查示右基底节脑出血，如图 3 - 2 所示。

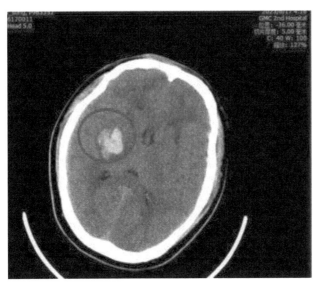

图 3 - 2　6 月 17 日头颅 CT

入院后实验室检验。血常规：白细胞 11.62×10^9/L；急诊生化 8 项：钾 3.49mmol/L，钙 1.84mmol/L；弥散性血管内凝血：活化部分凝血活酶时间 34.4S，D - 二聚体 0.83mg/L；叶酸、血同型半胱氨酸：叶酸 13.2nmol/L，血同型半胱氨酸 16.07nmol/L。

主要诊疗经过：予完善相关检查，止血、降压、营养、补钙等治疗。6 月 27 日行全脑血管造影术提示右颈内动脉颈段开窗畸形，余动脉系统血管迂曲硬化改变。

二、护理临床思维实训过程

临床场景 1

6 月 17 日 4:48，管床护士接急诊电话通知开通曾某卒中绿色通道，患者行头颅 CT 检查后收入病房，5:15，患者在急诊护士的陪同下平车入院。如果你是管床护士，交接班时应重点关注患者哪些方面？

思维提示

（1）听取急诊护士交班患者姓名、性别、年龄、主诉、诊断、主要影像学检查、实验室检查结果、生命体征、用药情况等。

（2）床边查看患者，核实交班内容：

1）评估患者神志；

2）测量生命体征；

3）评估患者、瞳孔及对光反应、肌力、肌张力，有无专科阳性症状和体征；

4）用药情况；

5）补充询问患者及家属现病史及既往史。

（3）思考患者的诊断与评估结果是否相符。

交接班及护理评估结果

（1）急诊护士交接内容：患者因突发左侧肢体乏力 2h，120 送至急诊，开通卒中绿色通道，行头颅 CT 检查示右基底节脑出血，出血量为 16mL，诊断高血压脑出血，急诊测血压 190/115mmHg，予 0.9% 氯化钠注射液 50mL + 硝普钠 50mg 静注 2mL/h 控制血压，已抽血常规、急诊 8 项、弥散性血管内凝血项目，结果未出。

（2）意识评估：患者呼唤睁眼，对答切题，遵嘱活动，GCS：E3V5M6 = 14 分。

（3）测量生命体征：T：36.7℃，P：80 次/分，BP：179/110mmHg，R：19 次/分，SpO_2：96%。

（4）体查结果：患者双侧瞳孔等圆等大，直径为 3mm，对光反射灵敏，双侧额纹对称，左侧鼻唇沟变浅，示齿、张口时嘴角右歪偏斜，伸舌左偏，左侧肢体肌力 0 级，右侧肢体肌力 V 级，肌张力正常，左侧肢体深浅感觉减退，双下肢肿胀伴大片蚯蚓状突起，质硬。测腿围：左髌骨上 10cm 处 54cm，左髌骨下 10cm 处 44cm，右髌骨上 10cm 处 54cm，右髌骨下 10cm 处 44cm。

（5）用药情况：带入左手背浅静脉留置针，局部无红肿，0.9% 氯化钠注射液 50mL + 硝普钠 50mg 静脉泵入 2mL/h。

（6）患者无高血压、糖尿病病史，曾当兵打仗因榴弹受伤，双下肢静脉曲张。

临床场景 2

5:35，管床护士到患者床边巡查，心电监护显示血压 168/106mmHg，硝普钠静注 6mL/h。如果你是管床护士，你应如何处理？

问题思考

（1）高血压脑出血患者血压的控制要求是什么？

（2）高血压脑出血患者降压药物如何选择？

思维提示

根据最新的脑出血管理指南，结合患者具体情况判断血压调控要求。

知识链接

（1）高血压脑出血患者血压的控制要求，根据《2023年中国脑血管病临床管理指南（第2版）》指出，脑出血急性期需要强化血压管理推荐：

1）降压时机：对于考虑急性降压的自发性脑出血，在发病后2h内开始治疗，并在1h内达到目标血压值，有助于降低血肿扩大的风险并改善功能预后。

2）降压的幅度：

①对于轻中度自发性脑出血，如果收缩压＞220mmHg，在持续血压监测下积极降压是合理的。

②如果收缩压为150～220mmHg，紧急将收缩压降至140mmHg，并维持在130～150mmHg是安全的，可能改善功能结局。

③如果收缩压＞150mmHg，将收缩压紧急降低至130mmHg以下可能是有害的。

3）降压的获益与风险：对于出血体积较大、严重或需要手术减压的自发性脑出血，强化降压的安全性和有效性尚不明确。对于需要急性降压的自发性脑出血，在降压治疗期间应监测血压，谨慎滴定降压药物剂量，力求持续、平稳地控制血压，有助于改善功能预后。

（2）高血压脑出血患者降压药物选择：

1）乌拉地尔。乌拉地尔是一种选择性 α_1 受体阻滞剂，同时又是中枢神经系统 5－HT1A 受体激动剂，具有外周和中枢双重降压作用。URA 具有自限性降压效应，较大剂量都不会出现严重低血压，相对来说会更加的安全。它平稳降压，不增加颅内压，不影响大脑中动脉的血流，是缺血性和出血脑卒中急性期和围手术期血压控制的一线用药。乌拉地尔毒理上建议不超过7d，相对硝普钠可以重复、长时间使用。

2）硝普钠。硝普钠起效快，使用后1min内起效，但是有血压急降的风险，对于肾功能不全的患者长时间使用容易氰化物中毒，它可导致冠脉、肾脏及脑的低灌注，升高颅内压。

护理处置

（1）结合该病例患者的病史及发病情况，患者无高血压病史，发病后2h到急诊测得190/115mmHg，收缩压在150～220mmHg之间，开始使用硝普钠降压，目前使用药物未够1h，急性期减压目标是用药干预后1h内降至140mmHg，血压维持在130～150mmHg，但现在血压168/106mmHg。硝普钠以6mL/h速度静注，降压未达标，需要继续加大硝普钠用量调至8mL/h，且每5min监测血压直至稳定。

（2）患者目前使用硝普钠降压，有增加颅内压的风险，可联合使用乌拉地尔降压，慢慢减少硝普钠的用量。根据判断结果护士积极与医生沟通患者血压及用药情况。

临床场景3

5:50，医生开具医嘱0.9%氯化钠注射液30mL＋盐酸乌拉地尔注射液200mg静注控制血压，开始速度为2mL/h，护士配药后到床边，患者目前血压138/95mmHg，硝普钠10mL/h静注。护士连接静脉通道，调节好微量注射泵速度后查看患者，发现患者大声呼唤睁眼，反应迟钝，懒言，查看双侧瞳孔不等大，左侧瞳孔2mm，对光反射灵敏，右侧瞳孔3mm，对光反射迟钝。询问家属，患者刚才诉有便意，予协助床上大便。

问题思考

（1）患者目前出现了什么问题？
（2）应该如何处理？

思维提示

患者在排便后出现神志变差，双侧瞳孔不等，提示有脑疝的可能。

知识链接

1. 脑疝

脑疝的分类及临床表现见表3-2。

表3-2 脑疝的分类及临床表现

名称	脑组织损伤	临床表现
大脑镰下疝	大脑半球内侧扣带回及额回经大脑镰游离缘移向对侧，大脑前动脉及其分支受压	对侧下肢瘫痪，排尿障碍
小脑幕裂孔上疝	小脑蚓部的上半部及小脑前叶经小脑幕裂孔向上逆行移位，压迫四叠体及大脑大静脉	意识障碍，双侧眼睑下垂，双眼上视障碍，瞳孔等大而光反应迟钝或消失，晚期大脑强直及呼吸骤停
小脑幕裂孔下疝	颞叶内侧海马及钩回疝入小脑幕裂孔，中脑、动眼神经、血管受到挤压和移位	意识障碍，动眼神经麻痹，对侧肢体瘫痪
枕骨大孔疝	小脑扁桃体及邻近的小脑组织经枕骨大孔疝入椎管，延髓受压	意识清醒，心率、呼吸、血压等生命体征变化，眼球震颤和平衡障碍，频繁呕吐和吞咽困难等，重则猝死

2. 小脑幕切迹疝的处理

根据小脑幕切迹疝出现的典型症状，一旦有脑疝表现，应求早期诊断。由于脑疝晚期脑干受损严重，虽经积极抢救，预后不良。对有颅内压增高的病人，着重解除病因，如手术清除颅内血肿，梗阻性脑积水应立即进行脑室穿刺，并同时经静脉推注甘露醇溶液脱水治疗。脑疝病人在病灶被切除后，疝出的脑组织大多可以自行还纳，表现为散大的瞳孔已缩小，病人意识情况有好转。

医疗合作性处置

（1）立即报告医生；

（2）保持气道通畅；

（3）遵医嘱予甘露醇 250mL 快速静滴；

（4）予急诊行头颅 CT 检查示右基底节脑出血，出血量增多达 35mL，中线移位，小脑幕切迹疝形成；

（5）CT 检查后回病房，医生与家属沟通并签署手术知情同意书，开具右额开颅血肿清除术医嘱；

（6）护士 20min 内完成术前备皮、交叉配血、完善相关护理文书，联系手术室送手术。

临床场景 4

6 月 20 日，患者术后病情稳定转普通病房，自动睁眼，对答切题，遵嘱活动，GCS：E4V5M6 = 15 分，双侧瞳孔等圆等大，直径 2mm，对光反射灵敏。T：36.4℃，P：76 次/分，BP：121/85mmHg，R：18 次/分。双侧额纹对称，左侧鼻唇沟变浅，示齿、张口时嘴角右歪偏斜，伸舌左偏，左侧肢体肌力 0 级，右侧肢体肌力 V 级，肌张力正常，左侧肢体深浅感觉减退，双下肢肿胀伴大片蚯蚓状突起，质硬，右下肢较前消退。左髌骨上 10cm 腿围 50cm，左髌骨下 10cm 腿围 41.5cm，右髌骨上 10cm 腿围 50cm，右髌骨下 10cm 腿围 40cm。6 月 20 日双下肢彩超检查显示：左侧小腿内侧浅静脉曲张并血栓形成（完全阻塞），左下肢稍肿胀，左小腿有一硬结，约 3cm×3cm，伴皮温升高，患者无局部疼痛不适。患者 CAPRINI 评分 11 分，高危。

你作为管床护士，应如何为患者制订康复计划？

思维提示

思考目前患者的疾病阶段能做康复吗？能做什么康复？

知识链接

根据《中国脑血管病临床管理指南（第 2 版）》中卒中康复管理的推荐：

1. 卒中康复的时机

（1）早期康复一般是卒中发病 1 个月之内实施的康复。

（2）卒中患者病情稳定（生命体征稳定，症状体征不再进展）后应尽早介入康复治疗，选择循序渐进的训练方式。

（3）在卒中发病24h内开始超早期大量活动会降低3个月时获得良好转归的可能性，目前不推荐。

（4）轻到中度卒中患者发病24h后可以进行床边康复、早期离床期的康复训练，早期采取短时间、多次活动的方式是安全可行的，以循序渐进的方式进行，必要时在监护条件下进行。

（5）康复训练强度要个体化，充分考虑患者的体力、耐力和心肺功能情况，在条件许可的情况下，开始阶段每天至少45min的康复训练能够改善患者的功能，适当增加训练强度是有益的。

2. 运动障碍康复管理见表3-3。

表3-3　运动障碍康复

项目		内容
运动功能障碍	早期良肢位摆放	抗痉挛体位，建立正常运动模式
	体位转移	卧床时每2h转换1次体位，推荐患侧需位，避免半卧位或仰卧位
	关节活动度训练	从完全被动形式逐渐过渡到辅助和完全主动方式进行。肢体软瘫时，关节活动范围在全范围2/3以内，尤其肩关节，每个关节活动2～3次，避免损伤
	早期站立训练	离床训练（坐位、起坐、站立），可借助起立床或站立架
	肌力训练	渐进式抗重力训练；等速肌力训练；功能性电刺激；生物反馈
	步行训练	颈部、躯干和偏瘫下肢抗重力训练；患侧下肢负重训练；站立时重心前后、左右移动训练；患侧下肢髋关节屈曲、迈步训练
	平衡、协调训练	须根据患者不同损伤原因（椎体系、锥体外系、前庭小脑系统、深感觉系统损伤）制订相应的训练方案
	其他	下肢康复机器人；减重步行训练；佩戴踝足矫形器；功能电刺激；太极
痉挛状态	评估	改良Ashworth痉挛评定量家（MAS）：使用方便，应用广泛；改良缓步Tardiou痉挛评定量表（MTS）：更好地区分痉挛和挛缩，精确度高于改良Ashworth痉挛评定量表；电生理检测、肌电图，更客观，可定量评价；超声弹性成像
	康复	强制性运动性疗法；中医：推拿、针灸；夹板治疗。物理因子治疗：rTMS、TENS、NMES、rESW、tDCS、局部肌肉震动治疗。其他：降肌张力药物、肉毒毒素局部注射等

护理处置

（1）患者发病 3d，处于脑出血急性期，但目前生命体征稳定，可以进行早期康复。

（2）运动障碍康复护理：

1）早期良肢位摆放（抗痉挛体位）。

2）体位转移：卧床时每 2h 转换 1 次体位，以患侧卧位为佳，避免半卧位或仰卧位。

3）关节活动度训练：患者肢体处于软瘫期，目前从完全被动形式开始，关节活动范围在全范围 2/3 以内，尤其肩关节，每个关节活动 2～3 次，避免损伤。

（3）患者左侧小腿内侧浅静脉血栓形成并完全阻塞，但浅静脉血栓发生肺栓塞的几率很低，因为如今未明确患者左下肢硬结的性质，是否新鲜形成的，怀疑静脉炎，要进一步检查，避开突出部分下肢可以按摩、穿弹力袜做较大幅度的康复锻炼。患者左下肢感觉差，应指导患者保持下肢指缝干结，以免引起感染。

（4）面舌瘫康复护理：

1）面部按摩。协助患者进行面部穴位按摩，包括迎香穴、水沟穴、地仓穴、下关穴、翳风穴，每个动作 10～20 次，每天 2～3 组。

2）面部及舌部肌肉训练。指导患者行面肌操及口操训练，包括抬眉、皱眉、耸鼻等动作，制作成训练日志插患者床头架子，记录每天落实情况。

3）保持口腔清洁。进餐前后清洁，早晚刷牙，每餐后温水漱口，减少细菌滋生，口腔溃疡，预防、减轻吸入性肺炎。清洁步骤：口腔内清洗—牙垢去除—按摩口腔黏膜—偏瘫侧内黏膜清洁—张口观察有无异物残留。

治疗结果

7 月 8 日，患者轮椅出院，BP：136/87mmHg，GCS：E4V5M6 = 15 分，双侧额纹对称，左鼻唇沟稍变浅，露齿、鼓腮、张口嘴角稍右偏斜，伸舌居中，左上肢近端肌力Ⅰ，远端肌力Ⅱ，肌张力正常，左下肢肌力Ⅱ，肌张力偏高，坐位平衡二级。

（欧丽珊、孙平静、颜红波）

第四节 颅内血管狭窄临床护理实训案例

一、案例介绍

基本信息：罗某，男，86 岁，丧偶，退休人员。

入院时间：2023 年 6 月 28 日 2:54。

诊断：颅内多发血管狭窄或闭塞。

主诉：言语不清伴右侧肢体乏力 4h。

现病史：患者于 4h 前无明显诱因出现言语不清伴右侧肢体乏力，无诉头晕、头痛、恶心呕吐不适，被家属送至我院。急诊行头部 CT + CTP（CT 引导下灌注扫描）示：颅内多发血管狭窄或闭塞。为进一步诊断治疗，急诊拟"颅内多发血管狭窄或闭塞"收入我科。

既往史：高血压。

过敏史：无。

其他：入院以来精神状态一般，食欲一般，大便正常，小便正常，体力情况如常，体重无明显变化。日常生活自理，情绪稳定，家属陪同住院。

专科情况：T：36.6℃，P：92 次/分，R：20 次/分，BP：136/66mmHg。GCS 评分：E4M6V5 = 15 分；双侧瞳孔等圆等大，直径 3mm，对光反应灵敏；左侧肢体肌力 V 级，右侧肢体肌力 Ⅳ 级，肌张力正常。

实验室检验：

（1）血常规异常结果：血小板分布宽度 14.6fL，分叶细胞绝对值 6.39×10^9/L，淋巴细胞比例 14.6%，单核细胞绝对值 0.79×10^9/L。

（2）心肌 4 酶 + 肝功 8 项异常结果：溶血指数 < 15，黄疸指数 < 2，脂血指数 < 20，肌酸激酶 41U/L。

（3）激活—血小板（ADP 及 AA 途径）异常结果：Angle – 纤维蛋白原功能 62.4deg，ADP 杯 MA 值 16.1mm。

（4）血气分析异常结果：二氧化碳分压 32.8mmHg，肺动脉氧分压 111.3mmHg，氧合血红蛋白分数 93.6%。

（5）尿常规异常结果：尿比重 1.041，红细胞计数 3896/UL。

辅助检查：

6 月 30 日心电图结果提示：ST – T 改变，意义结合临床。

6 月 30 日胸部 X 线结果提示：双下肺慢性炎症；主动脉硬化。

6 月 30 日心脏 + 心功能 CT 结果提示：左房稍大主动脉内中膜增厚主动脉瓣，二尖瓣退行性变左室收缩功能未见异常，左室舒张功能未见异常。

6 月 30 日肝胆脾胰彩超结果提示：慢性胆囊炎，胆总管增宽。

6 月 30 日前列腺精囊彩超结果提示：前列腺增大，钙化斑形成。

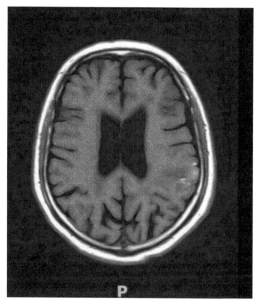

图 3 – 3　7 月 3 日颅脑 MR

6月30日双肾输尿管彩超结果提示：右肾囊肿膀胱小房小梁形成。

7月3日颅脑MR结果提示：左顶枕叶片状亚急性缺血性脑梗塞；脑内多发腔隙性脑梗塞；脑萎缩，双侧脑室旁脑白质疏松，如图3-3所示。

主要诊疗经过：入院后完善相关检查，6月29日局麻下行全脑血管造影术，提示左侧颈内动脉开口重度狭窄，狭窄大于70%；左侧大脑中动脉M1段重度狭窄，狭窄大于70%。予口服抗血小板凝集、扩容、止晕等对症治疗。7月13日于介入术全麻下行左侧颈内动脉开口重度狭窄球囊扩张+支架植入术，予控制血压、改善循环等治疗。于7月18日出院。

二、护理临床思维实训过程

临床场景1

6月29日6:00，患者入院第二天早上，你作为管床护士，准备为患者抽血。家属突然跑过来说："患者完全说不出话，右边动不了。"请问这时你觉得患者发生了什么事情？你该如何应对？

问题思考

患者为什么突然肌力下降伴有言语含糊症状？

思维提示

（1）评估内容包含：

1）评估患者GCS评分；

2）测量生命体征；

3）观察瞳孔大小、形状及对光反应；

4）评估患者肌力、肌张力有无变化。

（2）回忆患者相关诊疗信息：姓名、性别、年龄、诊断、主诉、病史、诊疗经过、用药情况、特殊情况等。凌晨4:00患者仍然可以对话，讲话清晰，四肢活动自如。

（3）安抚患者及家属。

（4）患者是否发生醒后卒中。

护理评估结果

（1）意识评估：GCS:E4M3V6=13分，患者自动睁眼，言语含糊，遵嘱活动。

（2）生命体征：T:37.0℃，P:90次/分，BP:156/65mmHg，R:18次/分，SpO$_2$:98%。

（3）体查结果：双侧瞳孔等圆等大，直径为3mm，对光反应灵敏；左侧肌力Ⅴ级，右侧肌力Ⅲ级，肌张力正常。

（4）测量微量血糖 5.6mmol/L。

（5）将上述情况立即汇报医生。

知识链接

1. 醒后卒中

指在入睡时无急性卒中症状，醒后本人或被他人发现卒中症状的急性脑梗死。9.7%～29.6% 的缺血性脑血管病患者在睡眠中起病。

2. 醒后卒中的症状

（1）头晕、头痛。脑卒中早期患者出现突发性剧烈头痛、头晕、恶心等症状。

（2）意识丧失。脑内大血管闭塞时，大多会伴随有不同程度的意识丧失状况，患者出现沟通困难、说话含糊、理解障碍等。

（3）视力模糊。视觉神经系统由于受到血液供给不足影响，患者会出现一侧或双侧视力突然模糊或黑矇。

（4）行走困难。患者可能会出现走路不稳、失去平衡、协调障碍等状况。

（5）偏瘫。偏身麻木、偏身感觉障碍。

护理判断及处置

患者可能出现醒后卒中的情况，应当立即报告主管医生及联系卒中救治小组人员，同时做好观察患者生命体征情况，开放气道，观察呼吸、循环症状；开放静脉通道、急抽血、术前准备、联系运送人员等。

临床场景 2

6月29日6:05，将上述情况汇报主管医生，主管医生到床边查看患者，怀疑患者属于醒后卒中，需要立即启动院内卒中绿色通道及行全脑血管造影术。你该如何应对？

思维提示

（1）通知卒中救治小组人员（电话联系）。

（2）监测生命体征、评估气道、呼吸、循环。

（3）患者入院完善术前准备。

（4）建立静脉通道、抽血化验。

（5）通知运送急送血液标本和送手术。

（6）院内卒中流程是非出血患者在时间窗内行溶栓治疗。该患者第一次急诊入院时已行头颅 CT 和 CTP 检查，主管医生决定直接行全脑血管造影检查。

医疗处置顺序

（1）在卒中救治小组人员未到达前持续监测患者生命体征，尤其关注血压情况，

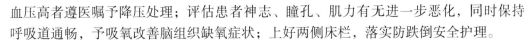

血压高者遵医嘱予降压处理；评估患者神志、瞳孔、肌力有无进一步恶化，同时保持呼吸道通畅，予吸氧改善脑组织缺氧症状；上好两侧床栏，落实防跌倒安全护理。

（2）做好术前准备。术前备皮范围（脐以下，大腿外上 1/3 包括会阴部），选择脑卒中专用留置针，予左侧上肢建立静脉通道、保持输液通畅；准备好病历资料。

（3）卒中救治人员到达后评估患者情况，遵嘱予抽血化验监测，同时通知运送急送血液标本。

（4）医护陪同下携带氧袋护送患者送介入室局麻行全脑血管造影术。

知识链接

院内发生脑卒中急救流程：

（1）发现疑似卒中患者，立即通知卒中救治小组人员急会诊。

（2）会诊医生快速到达（10min 内）相关科室进行病情评估（FAST 筛选、详细病史询问、体格检查），排除其他疾病，确认为可疑急性卒中患者，立即开通院内脑卒中绿色通道。

（时间＝大脑）

接诊疑似急性脑卒中患者（FAST）

F：面瘫或口角歪斜（是否能够微笑？是否感觉一侧面部无力或者麻木？）

A：肢体无力（能顺利举起双手吗？是否感觉一只手没有力气或根本无法抬起？）

S：言语不清（能流利对答吗？是否说话困难或言语含糊不清？）

T：迅速急救

后循环缺血症状：头晕或眩晕、头痛、恶心、呕吐、肢体或头面和口周部的麻木、肢体肌力、视物成双或模糊、短暂意识丧失、行走不稳或跌倒。

（3）会诊医生立即告知相关科室，患者符合卒中绿通需紧急处理，与病人家属预谈急救处理方案（静脉溶栓、血管内治疗、外科手术等），同时请所在科室医护人员配合以下相关治疗操作：

1）监测生命体征、评估 ABC（气道、呼吸、循环）。

2）开具相关抽血（快速血糖、血常规＋血型、急诊 8 项、DIC、心肌四酶）和检查 CT＋CTA、心电图等医嘱；

3）通知运送部紧急送 CT 和血液标本。

（4）在确保患者生命体征稳定下，会诊医生与所在科室医生、护士共同送病人到 CT 室行紧急 CT/CTA 检查，会诊医生根据 CT/CTA 检查结果进行急救决策。

（5）神内会诊医生评估静脉溶栓和动脉取栓的适应症和禁忌证，谈溶栓知情同意，并决定在 CT 室或返回所在科室进行静脉溶栓（或通知神内溶栓班医生进行溶栓），所在科室医生在会诊医生协助下开具溶栓医嘱，所在科室护士执行医嘱进行溶栓相关操作。根据患者实际病情，按照急诊患者绿通流程进行相应急诊处置（血管内治疗、非手术治疗、外科手术治疗等）。

（6）出血性卒中、溶栓后脑出血患者，通知神外会诊医生处理。

（7）所有脑卒中患者，会诊医生与所在科室沟通协商后转入相应神内、神外、ICU病区或留在原科室继续诊治；经确认非脑卒中患者，按照正常科室间会诊等相关流程处理。

（8）院内脑卒中绿色通道处置结束后，会诊医生及时通知卒中中心，卒中护士负责收集填写并上报绿通资料。

临床场景3

6月29日7:00，患者安返病房，诉头晕恶心，呕吐胃内容物一次，量约50mL。全脑血管造影术提示左侧颈内动脉开口重度狭窄，狭窄大于70%，左侧大脑中动脉M1段重度狭窄，狭窄大于70%，如图3-4所示。

医嘱开具：

A. 心电监护Q1H

B. 中流量吸氧3～4L/min

C. 低盐低脂饮食

D. 拜阿司匹林肠溶片100mg PO QD

E. 替格瑞洛片90mg PO BID

F. 硝苯地平控释片30mg PO QD

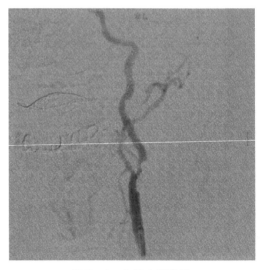

图3-4 全脑血管造影

G. 乳酸林格钠注射液500mL IVD BID

H. 化验：血栓弹力图（AA＋ADP途径）

I. 胃复安10mg IM QD

J. 敏使朗6mg PO TID

K. 0.9%氯化钠注射液250mL＋康缘250mL IVD QD

你作为管床护士，应如何安排执行？

思维提示

（1）评估。内容包括：

1）测量生命体征；

2）评估神志、瞳孔、肌力；

3）关注患者主诉；

4）关注术口情况、足背动脉搏动情况、皮温及血运情况。

（2）优先处理患者的症状。

护理评估结果

（1）意识评估：GCS：E4V5M6 = 13分，患者自动睁眼，言语含糊，遵嘱活动。

（2）测量生命体征：T：36.6℃，P：92次/分，BP：155/65mmHg，R：18次/分，SpO_2：98%。

（3）体查结果：双侧瞳孔等圆等大，直径为3mm，对光反应灵敏；左侧肌力Ⅴ级，右侧肌力Ⅲ级，肌张力正常。

（4）仍有主诉头晕伴恶心不适。

（5）患者右侧腹股沟予弹力绷带加压包扎，敷料干洁，沙袋持续压迫至6月29日13：00，右足背动脉搏动好，皮温暖，血运正常。

护理判断

（1）患者仍诉头晕伴恶心，血压偏高。应优先处理头晕、恶心及降压医嘱。

（2）患者造影提示血管重度狭窄导致肢体肌力下降。缺血性脑卒中的发生与大脑长期处于低氧状态有关，通过给患者吸氧治疗可以增加肺泡内氧分压，从而纠正组织缺氧的情况，并且还可以促进体内二氧化碳排出，有助于改善脑部微循环。

（3）对于急性缺血性卒中，早期血容量扩充有助于改善脑血流量，降低血液粘度，改善氧输送。应当先静脉输液，首选乳酸钠林格注射液。

（4）急性缺血性卒中发生主要是由于脑血栓形成或者栓子堵塞血管造成的，应用抗血小板治疗有一定的可能改善血栓的大小，或者避免血管完全闭塞。动脉粥样硬化的原理是血管内膜受损血小板聚集。应用抗血小板药物能够避免血栓形成，预防脑卒中再次发作或病情加重。

（5）血栓弹力图的检测时机是术前（患者服用抗凝药物治疗后），因此并不是需要立马就强调结果的，可以放到最后执行。

因此，该医嘱处置顺序安排：A→B→I→F→J→G→D→E→K→C→H。

临床场景4

7月2日8：00，你作为管床接班护士，早上巡房发现患者双侧小腿无明显诱因出现大片瘀斑。你该如何进行宣教？

思维提示

（1）回忆患者相关诊疗信息：姓名、性别、年龄、诊断、主诉、病史、诊疗经过、用药情况。

（2）评估患者全身皮肤情况，有无牙龈出血、流鼻血、黑便等情况。关注患者主诉。

（3）抗血小板药物的宣教。

护理评估

（1）患者无诉头痛、头晕不适症状。

（2）皮肤情况：现除双侧小腿发现大片瘀斑，其余皮肤完整。

（3）没有出现牙龈出血、流鼻血、黑便等情况。

药物宣教

（1）患者需口服拜阿司匹林肠溶片，建议饭前服用以利于肠道吸收，避免饭后对胃肠造成负担。替格瑞洛片饭前饭后均可服用。

（2）这两种药物均属于抗血小板药物，即为活性药物，可阻止信号传导和血小板活化，降低血栓性脑心血管事件的发生，但容易增加出血的风险，需要观察以下内容：

1）密切观察有无皮下瘀点、瘀斑，有无肉眼血尿及牙龈出血；

2）观察尿液颜色，若尿色变深怀疑为尿道出血时，应立即通知医生；

3）观察大便的量、颜色，定期查大便隐血试验，观察是否有呕吐及呕吐物的量、颜色等。大便隐血试验阳性，肉眼血便或呕吐物呈咖啡色或鲜红色等，提示消化道出血，应立即通知医生，遵医嘱使用抑制胃酸分泌的药物，或口服局部止血药。

知识链接

1. 血栓弹力图

是反映血液凝固动态变化的指标。

2. 类型

血栓弹力图检测主要分为以下几种：普通血栓弹力图分析、肝素酶对比试验和血小板图试验（包括 AA、ADP、AA + ADP 三种组合类型）。

（1）普通血栓弹力图分析的主要作用：

1）评估凝血全貌与血栓风险。

2）评估抗凝药物、纤溶药物疗效。

3）指导个性化输血、成分输血。

（2）肝素酶对比试验的主要作用：

1）评估肝素类药物疗效。

2）监测肝素是否抵抗、有效或过量。

3）评估肝素被中和后的效果。

4）止血/溶栓治疗过程的监控。

（3）血小板图试验的主要作用：

1）评估抗血小板药物的疗效；

2）指导个体化用药；

3）评估服用抗血小板药物病人的出血风险或查找出血原因；

4）止血、溶栓治疗过程监控。

3. 基本参数

血栓弹力图可以监测凝血的整个过程，其检测内容主要包括血凝块形成的速率（纤维蛋白的形成速度）、血凝块的强度、血凝块的稳定性（血凝块溶解速度）。基本参数包括：R 时间、K 时间、α 角、MA 值、LY30、EPL、CI 等，见表 3 - 4。

表 3 - 4　血栓弹力图基本参数临床意义

参数	参考范围	临床意义	临床指导
R 时间 （react time）	5～10min	反映凝血因子的功能	延长：反应凝血因子功能不足； 缩短：反应凝血因子功能亢进
K 时间 （kinetics time）	1～3min	反映纤维蛋白原的功能	延长：提示纤维蛋白原功能不足； 缩短：提示纤维蛋白原功能亢进
α 角 （alpha angle）	52°～73°	反映纤维蛋白原的功能	增大：提示纤维蛋白原功能增强； 减少：提示纤维蛋白原功能减低
MA 值 （maximum amplitude）	50～70mm	评估因血小板功能异常而造成的血栓或出血的风险	增大：提示血小板功能亢进； 减低：提示血小板功能减低
LY30 （percent lysis 30 minutes after MA）	<7.5%	纤溶亢进的诊断指标	增大，提示纤溶亢进
EPL （Estimated Percent Lysis）	<15%	纤溶诊断指标	增大，提示纤溶亢进
CI （Coagulation Index）	-3～3	凝血综合指数	CI > +3.0 时，血样处于高凝状态； CI < -3.0 时，血液处于低凝状态

4. 血小板图报告解读（举例支架介入术后患者）

（1）MA（ADP）值在 31～47mm 之间显示 ADP 诱导剂（氯吡格雷）为较好抑制状态。

（2）如果 MA（ADP）>47mm，说明发生血栓风险较大；如果 MA（ADP）<31mm，说明发生出血风险较大。

（3）如果 ADP% <30%，则说明药物（氯吡格雷）疗效不好，建议增加其他抗血小板药物以改变现状。

（4）如果药物抑制率 ADP% >30%，说明药物已经起效，如果 MA（CK）>70mm，应该适当增加药物剂量。

（5）如果 R（CK）<5min，提示应该增强抗凝治疗。

（6）如果 MA（A）>25mm，应该增加降纤治疗，降低纤维蛋白原参与织网的功能。

（举例非支架介入术后患者关注抗血小板药物是否存在低反应性，药物抑制血小板是否有效。如果 ADP% <30% 或 AA% <50%，要进行调整使药物有效，一般调整至 ADP% >50% 或 AA% >75%，当然还需要结合 MA（CK）是否过高，同样也需要关注 R（CK）是否高凝，是否需要抗凝。

5. 其他

（1）检测时机

1）凝血功能障碍的患者术前或有创检查前；

2）服用抗凝药物治疗的患者术前或有创检查前；

3）术中大出血可能，患者继发凝血功能障碍时；

4）正在使用抗凝药物/抗血小板药物患者监测药物疗效，建议连续服药 3～7d 后检测，中途不要断药。

（2）标本采集注意事项

1）采集后应尽快送检，不可冷藏；

2）运送途中应避免剧烈震荡，不可使用气泵传送，避免血小板被激活；

3）严重的脂血、溶血均可导致显著的结果异常，当 TEG 结果与临床表现不符时，应考虑这些影响。

临床场景 5

7 月 13 日 8:00，患者于介入术全麻下行左侧颈内动脉开口重度狭窄球囊扩张＋支架植入术，19:40 患者复苏清醒安返病房，家属跑过来说患者心前区不适，您作为管床护士，将如何应对？

思维提示

（1）评估患者神志、瞳孔、肌力及肌张力。

（2）予心电监护和吸氧，评估患者生命体征及心率情况。

（3）评估患者术口情况，术侧肢体足背动脉搏动，皮温，血运情况。

（4）回顾患者入院病史及既往史、目前治疗方案、用药情况等。

（5）评估患者是否需要抽血及行心电图检查。

（6）评估患者全身皮肤情况有无瘀斑、牙龈是否出血、尿液颜色情况等。

护理评估

（1）神志情况：GCS15 分，神志清醒，自动睁眼，对答切题，四肢遵嘱活动。

（2）生命体征：T:36.0℃，HR:55 次/分，BP:69/40mmHg，R:18 次/分，SpO$_2$:98%。

（3）术口情况：右腹股沟予弹力绷带加压包扎，敷料干洁。右足背动脉不可触及，皮温冰凉，血运差。

（4）腹部见散在皮疹，未见牙龈出血，尿管引出淡红色尿液。

（5）自诉心前区不适，无放射后背痛等。

（6）抽血结果提示心肌 4 酶 + 肝功 8 项：溶血指数 < 15、黄疸指数 < 2、脂血指数 < 20、肌酸激酶 41U/L；血气分析：二氧化碳分压 32.8mmHg，肺动脉氧分压 111.3mmHg，氧合血红蛋白分数 93.6%；心电图提示 ST - T 改变；既往心脏 + 心功能彩超提示左房稍大主动脉内中膜增厚主动脉瓣，二尖瓣退行性变左室收缩功能，未见异常，左室舒张功能未见异常。

问题思考

患者为什么会出现血压低、心率慢、心前区不适？

思维提示

颈动脉窦压力反射。

知识链接

颈动脉窦反射的机制：

（1）颈动脉反射是一种压力感受性反射。颈动脉窦是压力感受器，其本质上是一种牵张感受器，并不直接感受血压变化，而是感受血管壁的机械牵张程度。在一定范围内，压力感受器的传入冲动频率与动脉管壁被扩张的程度成正比。当动脉血压升高时，动脉管壁受到的牵张程度加大，压力感受器发放的神经冲动就增多。在一个心动周期内，随着动脉血压的波动，窦神经的传入冲动频率也发生相应的变化。在同一血压水平，压力感受器对脉动性压力刺激比持续性压力刺激更敏感。

（2）颈动脉窦反射具有以下特点：

1）压力感受性反射是一种负反馈调节。当平均动脉压下降时，会对颈动脉窦压力感受器刺激降低，压力感受器传入纤维兴奋性下降；通过反射引起心交感兴奋性升高及迷走神经兴奋性减弱，出现心率升高、心输出量增加，最终导致平均动脉压升高，为一种负反馈调节。

2）压力感受性反射主要对血压的快速变化起缓冲作用，而对血压的缓慢变化敏感性较低。在去除压力感受器神经的过程中，可以观察到血压不稳定，波动幅度很大，但一天中动脉血压的平均值并不高于正常值。所以，压力感受性反射在动脉血压的长期调节中不起关键作用，并不能有效阻止血压缓慢、持续的升高。

3）窦内压在正常血压范围内变动时，压力感受性反射最为敏感。

（3）压力感受性反射的生理意义主要是在短时间内快速调节动脉血压，保持动脉血压相对稳定。例如，在急性出血或平卧位突然改变为直立位时，由于颈动脉窦内压力降低，降压反射减弱，促使动脉血压回升，可避免因血压过低而引起晕厥和休克等情况。

护理判断

（1）患者心电图未见异常。一般情况下，正常的肌酸激酶范围男性是55～170U/L，女性为30～135U/L。抽血结果肌酸激酶虽然是41U/L，男性范围属于偏低一点，但没有超过常规参考范围，说明仍属于正常范围，表明体内目前并无肌肉或心肌损伤等现象。

（2）患者心率慢、血压低的原因应该是颈动脉支架成形术中球囊和支架对动脉壁的直接刺激诱发窦反射导致。颈动脉窦压力反射属于生理反射的一种，对于维持血压稳定起着重要的作用。

（3）患者腹部出现皮疹与患者术中使用造影剂有关。

（4）患者尿管出现淡红色尿液可能与患者口服抗血小板药物以及插尿管尿道损伤有关。

护理处置

（1）要动态监测血压至少24h，或至稳定为止。如出现心脏骤停或心率持续<40次/min，置入临时起搏器。由于部分患者在颈动脉狭窄扩张和支架术中迷走神经反射轻微，或迅速恢复正常，使用阿托品会使血压升高，有加重脑过度灌注风险，所以不推荐预防性使用阿托品。

（2）严格控制血压。如果患者基础血压不正常，在开通颈动脉狭窄前应给以适度降压。推荐收缩压降至正常或比基础血压降低20～30mmHg。

（3）坚持服用抗血小板聚集药物治疗、他汀类药物治疗。术前规范性给予抗血小板药物，一般术前口服拜阿司匹林100mg/次，1次/天，或氯吡格雷75mg/次，1次/天，至少3～5d。术后继续应用术前所用的抗血小板药物治疗，持续至术后6～12个月。

（4）遵医嘱使用升压药物，指导患者每日饮水1500～2000mL，促进造影剂排泄，及时使用抗过敏药物及糠酸莫米松乳膏。

知识链接

颈动脉支架成形术并发症

1. 颈动脉支架成形术（carotid artery stenting，CAS）

是一种微创、安全、有效的颈动脉狭窄的血流重建手段。虽然都是标准流程操作，但由于受到患者个体健康条件、围术期准备、操作熟练程度等影响，仍然会出现一些发生概率较小的并发症。

2. CAS的主要并发症的分类

根据发生时间分类包括：

（1）术中并发症。如栓塞导致TIA、脑梗死、心动过缓、血管损伤和支架内血栓形成等。

（2）围手术期并发症。如短暂性低血压、TIA和脑梗死、高灌注相关症状、颅内支架内血栓形成和死亡。

（3）晚期并发症。如支架内再狭窄和支架闭塞等。

3. 心血管并发症

（1）颈动脉窦压力反射。包括心动过缓、低血压和血管迷走神经反应。一般发生率为5%～10%，大多数是一过性且不需要后续治疗。

（2）血流动力学紊乱。一般都可以通过药物及时纠正，需要植入临时起搏器才能够纠正的持续性心动过缓较为罕见。

（3）低血压。支架术后持续的低血压并不少见，术前确保足够的血容量、术后及时调整抗高血压药物很有必要。

（4）高血压。在术前、术中或术后即刻、偶尔会出现高血压。专业医师一般会将收缩压持续保持在180mmHg以下，或者将收缩压维持在基础血压的2/3水平，一般不会将血压控制过低。

（5）心肌梗死。心肌梗死的危险性一般报道大约为1%。

4. 神经系统并发症

（1）脑卒中。

1）缺血性脑卒中：多由栓子脱落栓塞导致，也可由血栓形成等引起。术中出现大血管栓塞事件时，可以尽快行脑血管取栓治疗或溶栓治疗。其中，短暂脑缺血发作发生率介于1%～2%。

2）出血性脑卒中。发生率为0.3%～1.8%。与脑高灌注综合征、支架植入后的抗凝及抗血小板治疗导致的出血体质、高血压脑出血、脑梗死后出血转化、合并颅内出血性疾患等。

（2）脑高灌注综合征。主要原因是因为长期高血压、颈动脉管腔重度狭窄，远端供血区处于低灌注，远端动脉代偿性扩张以维持血供，长期极度扩张造成远端动脉自主调节功能损耗，颅内血管对快速增加的脑血流失去调节作用，局部处于高灌注导致脑水肿及出血。此发生率为1.1%～5.0%。临床表现有单侧头痛、呕吐、面部和眼痛、癫痫发作、血压急剧升高、脑水肿或脑出血导致的局部症状等，严重可导致死亡。

（3）癫痫发作。癫痫发作主要与低血压有关，发生率低于1%。

5. 术后再狭窄

CAS再狭窄的发生率在3%～5%的范围内。一般认为，对于颈动脉再狭窄程度<70%，且长期保持稳定的无症状患者，不再行颈动脉内膜剥脱术或颈动脉支架成形术是合理的。

6. 其他并发症

（1）一过性血管痉挛。发生率为10%～15%，一般不用特殊处理，必要时局部可给予解痉挛药物。

（2）动脉夹层或血栓形成。发生率不足1%。

（3）靶血管穿孔。发生率不足 1%。

（4）颈外动脉狭窄或闭塞。发生率为 5%～10%。

（5）支架释放失败、支架变形和释放后移位。很罕见，发生率不足 1%。

（6）穿刺部位损伤。穿刺部位损伤的发生率为 5%，但这些损伤大多数表现为疼痛和血肿形成，且多为自限性。

（7）腹股沟感染。发生率不足 1%。

（8）假性动脉瘤。发生率 1%～2%。

（9）穿刺点出血或腹膜后血肿。这两种并发症需要输血干预的比例为 2%～3%。

（10）造影剂肾病。由于严重肾功能不全的患者一般禁止开展 CAS，因此造影剂肾病的发生比例不足 1%。

护理结果

遵医嘱予控制血压、改善循环等治疗，患者头晕头痛、心前区不适及肢体乏力等不适趋缓，GCS15 分，左侧肌力Ⅳ级，右侧肌力Ⅴ级，肌张力正常。于 7 月 18 日出院。

（张敏娜、孙平静、颜红波）

第五节　脑干出血临床护理实训案例

一、案例介绍

基本信息：李某，男，52 岁，已婚，初中文化水平。

入院时间：2024 年 3 月 18 日 17:24。

诊断：脑干出血。

主诉：突发头晕伴意识下降 6h。

现病史：患者于 6h 前体力劳动后卧床突发头晕、呕吐，诉肢体无力、胸闷。急诊头颅 CT 结果显示中脑左份脑出血并破入第四脑室、第三脑室及双侧侧脑室；脑积水。诊断为脑干出血。

既往史：患者高血压 3 年，最高达 145/90mmHg。现规律服用降压药螺内酯 1 片 BID，血压控制在 130/80mmHg。

专科情况：GCS：E3V5M6 = 14 分，患者呼唤睁眼，言语对答切题，四肢按嘱活动，左侧肌力Ⅳ级，右侧肌力Ⅲ级，肌张力正常。双侧瞳孔等圆不等大，左侧直径 1.5mm，右侧直径 1mm，双侧对光反应迟钝。生命体征为 T:36℃，P:84 次/分，R:16 次/分，BP:130/76 mmHg。

主要诊疗经过：3 月 18 日 15：00 入院，收治于神经外科重症监护室，予止血、控制血压、营养神经、抗癫痫治疗。3 月 19 日 0:00，患者突发寒战，体温高热不退，GCS：E3V3M6 = 12 分，患者呼唤睁眼，言语含糊，四肢按嘱活动；左侧肌力Ⅲ级，右侧肌力Ⅱ级，肌张力正常；双侧瞳孔等大等圆，直径 1.5mm，对光反应迟钝。复查 CT 提示患者颅内出血周围水肿较前加重，急诊手术行右侧脑室 ommaya 囊植入术 + 神经内镜检查术 + 右侧脑室外引流术。术后予抗感染、护胃、止血、营养等治疗。4 月 6 日，患者 GCS 15 分，四肢肌力Ⅴ级，双侧瞳孔等大等圆，直径为 2mm，对光反应灵敏，患者康复办理出院。

二、护理临床思维实训过程

临床场景 1

3 月 18 日 15:00，患者急诊车床入院，收治神经外科重症监护室，行保守治疗。作为管床护士，针对李某，你接下来的护理重点是什么？

思维提示

严密观察患者的意识、瞳孔、生命体征、神经系统体征。重点需要关注血压及呼吸的变化。生命体征有任何异常变化要及时处理。

知识链接

1. 脑干

脑干包括中脑、脑桥、延髓，脑干出血通常发生在脑桥，约占高血压脑出血的 6%～10%。脑干是人体生命中枢，控制着人体的基本生命功能，所以在脑干出血的早期即可出现意识丧失、呼吸心跳骤停，使得脑干出血总病死率达 30%～90%。脑干位于颅后窝，体积小，结构复杂，手术风险大，所以传统以保守治疗为主。

2. 临床表现

患者多有头痛、呕吐和局灶性脑干神经功能缺损症状。根据出血位置的不同，病人可能出现共济失调、眩晕、耳鸣、复视、震颤、肌张力障碍、构音障碍等症状，大多数病人出现体温异常和呼吸障碍。呼吸不规则可表现为吹气样、叹息样、潮式呼吸等呼吸衰竭现象。约 70% 的病例表现瞳孔针尖样缩小，对光反射存在。因为当脑桥、延髓受损害后眼交感神经麻痹，副交感神经尚未受损害或损害较轻，表现瞳孔缩小，但对光反射存在。延髓出血的病人早期可能出现呼吸骤停。脑桥出血通常源自脑干核团，可扩展到脑桥基底部。脑桥出血通常在最初数分钟内导致深昏迷，运动功能检查可见双侧瘫痪。瞳孔为针尖样，对强光源有反应，患者通常没有眼球水平运动。在清醒时可有眼球浮动、面瘫、耳聋和构音障碍。中脑部位有动眼神经运动核，如果出血会最先刺激动眼神经运动核引起动眼神经的变化，可导致眼外肌麻痹、瞳孔变化等症状。少量出血可出现动眼神经交叉瘫，或动眼神经麻痹及对侧肢体小脑性共济失调，可伴复视、眼睑下垂，一侧或两侧瞳孔扩大，眼球偏斜，水平性或垂直性眼球震颤等。大量出血或导水管阻塞出现深昏迷、双侧瞳孔不等、光反应迟钝、去大脑强直发作、四肢瘫痪、急性颅内压增高及脑积水等，可迅速死亡。

3. 治疗方法

脑干位于颅后窝，体积小，结构复杂，手术风险大，所以传统以保守治疗为主。但随着医疗技术的发展，逐渐报道有病人经手术获救。手术目的为在最短手术路径、最低程度损伤脑干的前提下解除脑积水和颅内高压。

4. 护理要点

（1）病情观察。严密观察患者的意识、瞳孔、生命体征，重点观察血压和呼吸。

（2）血压管理。详见"高血压脑出血临床护理实训案例"的血压控制要求。

（3）呼吸管理。吸氧治疗，保持呼吸道通畅，观察有无出现呼吸衰竭的症状。如呼吸不规则，可表现为吹气样、叹息样、潮式呼吸等。

（4）识别颅内压增高症状。以下表现新发或加重可能提示颅内压进行性增高：瞳孔改变，包括对光反射受损；展神经（第Ⅵ颅神经）麻痹；进展性嗜睡；库欣三联征，包括心动过缓、呼吸抑制（呼吸深慢）和高血压。通常通过连续的临床检查来评估和监测颅内压。对于病情恶化、疑似颅内压增高的患者，需紧急复查头部 CT，以帮助指导治疗和评估有无手术指征。

（5）其他护理。床头抬高 >30°，以利于静脉血回流，降低颅内压；对躁动患者轻度镇静，躁动—镇静量表（Richmond Agitation-Sedation Scale，RASS）目标评分为 0 ～2 分；核心体温 >38℃，给予退热剂。

护理过程

1. 生命体征

3 月 18 日 15：00 至 3 月 19 日 0：00：

（1）心率：77 ～101 次/分

（2）呼吸：3 月 18 日 15：00 ～23：00，呼吸波动 14 ～20 次/分，呼吸规则。3 月 18 日 23：00 至 3 月 19 日 0：00，呼吸较前深慢，波动于 10 ～13 次/分，无吹气样、叹息样、潮式呼吸等。保持呼吸道通畅，口腔中吸出少量黄白粘痰。

（3）血氧饱和度：持续低流量吸氧下，血氧饱和度波动于 99％～100％。

（4）体温：36.3℃～37.2℃。

（5）血压：乌拉地尔调控血压，0.9％氯化钠注射液 30mL + 乌拉地尔 100mg Ⅳ慢。3 月 18 日 15：00 ～16：30，最高血压为 190/75mmHg，乌拉地尔由 2mL/h 调至 15mL/h，16：30 血压降至 150/63mmHg。3 月 18 日 16：30 至 3 月 19 日 0：00，乌拉地尔 Ⅳ慢，4 ～10mL/h，血压波动于 115/50 ～150/63mmHg。

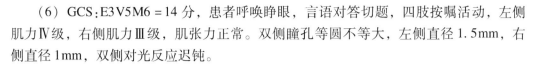

（6）GCS：E3V5M6＝14分，患者呼唤睁眼，言语对答切题，四肢按嘱活动，左侧肌力Ⅳ级，右侧肌力Ⅲ级，肌张力正常。双侧瞳孔等圆不等大，左侧直径1.5mm，右侧直径1mm，双侧对光反应迟钝。

2. 病情变化

3月19日0:00，患者突发高烧寒战，生命体征为T:40.2℃，P:114次/分，R:20次/分，BP:175/95mmHg。患者GCS由E3V5M6＝14分降至E3V3M6＝12分，患者呼唤睁眼，言语含糊，四肢按嘱活动，左侧肌力Ⅲ级，右侧肌力Ⅱ级，肌张力正常。双侧瞳孔等大等圆，直径1.5mm，对光反应迟钝。处置过程如下：

（1）患者寒战时予加盖棉被保暖，0:10寒战结束。

（2）0:15遵嘱予布洛芬悬液（美林）15mL口服，予冰敷头部、腹股沟及腋窝。冰敷过程中注意患者皮肤的护理。采取降温措施30min后复测体温为40.1℃，继续予冰敷，1:30体温降至38.9℃。

（3）针对发热进行标本留取，遵医嘱进行以下标本的留取：血培养（左右手各留一套）、痰培养、尿常规及中段尿、血常规、急诊8项、降钙素原测定等。

（4）0:30患者在医护人员护送下携带移动心电监护、吸氧装备等外出行头颅CT检查。头颅CT提示患者颅内出血周围水肿较前加重。拟行急诊手术行右侧脑室ommaya囊植入术＋神经内镜检查术＋右侧脑室外引流术。完善术前准备，1:30送手术室行急诊手术治疗。

临床场景2

3月19日7:30，患者手术后留置经口气管插管，呼吸机辅助呼吸。作为管床护士，你正准备给患者行口腔护理。新入职护士看到后向你请教，经口气管插管患者的口腔护理要怎么做，有气管插管的患者气道管理上要注意什么。你会怎么回答？

思维提示

经口气管插管患者的口腔护理从口腔评估情况、护理次数、护理要点等回答；留置气管插管患者的气道管理从气道评估、气囊管理、气道湿化、气道吸引等方面回答。

知识链接

1. 经口气管插管口腔护理

（1）评估：

1）光线充足：口腔评估时需确保光线充足，能观察到口腔的情况。

2）评估频率：至少12h评估一次，必要时按需评估。

3）评估患者的病情、意识、GCS评分、生命体征以及合作程度。

4）评估口腔情况：观察口腔黏膜有无出血点、溃疡、异味以及口腔内卫生情况。

5）评估气管插管情况：外露刻度是否到位，有无移位。

6）评估疼痛情况：使用重症监护患者疼痛观察表评估经口气管插管患者的疼痛情况。具体表格详见第一章"第二节 闭合性颅脑损伤临床护理实训案例"。

7）口腔评估工具：推荐使用改良 Beck 口腔评分表，如表 3 - 5 所示。潘丽杰的研究显示：改良 Beck 口腔评分的综合口腔护理干预在 ICU 经口气管插管使用呼吸机患者中，能减少口腔异味的发生，减少口咽部细菌定植，改善口腔健康状况。

表 3 - 5 改良 Beck 口腔评分表

项目	1 分	2 分	3 分	4 分
口唇	红润、粉红、平滑、完整	轻度干燥发红	肿胀、干燥有独立水泡	溃烂水肿并有分泌物
口腔黏膜及牙龈	红润、粉红、平滑、完整	干燥、苍白、孤立性病变及白斑	红肿、非常干燥或水肿，存在溃疡发炎	干燥或水肿，舌尖及舌乳头发红且破溃
舌面	红润、粉红、平滑、完整	干燥舌乳头突起	干燥或水肿，舌尖及舌乳头发红且破溃	舌苔厚重，非常干燥或水肿，溃疡、破裂出血
牙齿	干净	少量牙垢、牙菌斑、碎屑	中量牙垢、牙菌斑、碎屑	被牙垢、牙菌斑、碎屑覆盖
口腔唾液	丰富、稀薄、水状	水状量增加	减少呈黏液状	黏稠并成丝状

评估结果：5 分表示口腔功能良好，6～10 分表示口腔功能轻度受损，11～15 分表示口腔功能中度受损，16～20 分表示口腔功能重度受损。

8）口腔护理液的选择及使用工具、频率见表 3 - 6。

表 3 - 6 口腔护理液的选择及使用工具、频率

改良 Beck 口腔评分（分）	口腔护理液的选择	使用工具及频率
5	复方氯己定	擦拭 + 冲洗 + 负压吸引，2 次/d
6～10	复方氯己定或碳酸氢钠	擦拭 + 冲洗 + 负压吸引，3 次/d；湿润口腔及口唇，6 次/d
11～15	复方氯己定或碳酸氢钠	擦拭 + 冲洗 + 负压吸引，4 次/d；湿润口腔及口唇，1 次/2h
16～20	复方氯己定或碳酸氢钠 + 局部用药	擦拭 + 冲洗 + 负压吸引，≥4 次/d；湿润口腔及口唇，1 次/h

（2）方法和工具：

1）工具：使用材质柔软紧凑的软毛刷，推荐使用负压吸引式牙刷，有刷牙禁忌（如与血小板减少症相关的牙龈出血），则使用口腔拭子（棉球）擦拭。

2）方法：抬高床头 30°～45°，使患者的头偏向一侧，有助于排出液体并减少其在口咽区的积聚→取下牙垫，方便护理人员进行观察和护理口腔→2 人配合，一人固定气管插管，另一人进行口腔护理，防止管道脱落→调节负压吸引的压力为 300～400mmHg→清洁后，用人工唾液或润滑剂湿润整个口腔和嘴唇的口腔黏膜。

2. 留置气管插管患者的气道管理

（1）气道评估：

1）评估固定气管插管的装置是否到位，有无松脱，固定装置处的皮肤有无受压症状。

2）水泡音是需要吸痰的一个特定指标，建议每 2h 评估 1 次。但不推荐采用肺部呼吸音评估法判断是否需要吸痰。

（2）气囊管理：

1）每 6～8h 进行气囊监测。使用气囊测压表维持气囊压力为 25～30cmH$_2$O，以免充气不足导致气道密闭性不足或充气过度导致气道黏膜受压受损。

2）非机械通气且自主气道保护能力好的患者，可更换为无气囊套管或将气囊完全放气。

3）无自动充气泵设备时，应进行手动监测，并清除气囊管内积液。测量时应高于标准值 2cmH$_2$O。

4）推荐使用聚氨酯材料的圆锥形气囊导管。

5）患者自主呼吸较弱、气道压较低、体位改变后、吸痰时，应重新测量气囊压压力。

6）气囊漏气试验阳性判断标准：比较气囊充气时和放气后的呼气量，呼气量差值与气囊充气时呼气量的比值≤15%，或成人患者呼气量差值≤110mL。

（3）气道湿化：

1）为有效避免气道痰痂形成，应定期评估并及时调整痰液引流和气道湿化措施。建议布地奈德 1mg、异丙托溴铵 0.5mg 2～3 次/天雾化吸入，可结合盐酸溴索 30mg 静脉注射，2～3 次/天，以利于祛痰。

2）使用温湿交换器或加热湿化器。

3）有创机械通气使用主动湿化时，湿化水平在 33～44mg/L。

4）有创机械通气使用被动加湿时，建议热湿交换器提供 >30mg/L 的湿度。

5）低渗溶液湿化效果较等渗溶液好，湿化效果：0.45% 氯化钠溶液 > 灭菌注射用水 >0.9% 氯化钠溶液。

6）气道湿化效果：持续氧气雾化吸入 > 微量泵或输液泵持续滴注湿化液。

（4）气道吸引时机：

1）听到有呼吸道痰鸣音或听诊气道内有明显的湿啰音。

2）呼吸机使用过程中，容量控制模式中的吸气峰压增高或压力控制模式中的潮气量降低。

3）血氧饱和度下降、血氧分压下降。

4）出现频繁呛咳或者呼吸窘迫综合征。

（5）气道吸引：

1）按需吸痰，但至少每8h进行1次吸痰，以减少气管插管部分闭塞和分泌物积聚的风险。

2）吸痰管直径需小于使用气管插管直径的50%，吸痰管吸痰效果有侧孔的优于无侧孔的。

3）推荐使用密闭式吸痰管。

4）吸痰时间<15秒，连续吸痰不应超过2次。

5）带声门下吸引的气管插管，需进行声门下吸引。

6）吸痰管应插入隆突，在吸痰前缩回1～2cm，或通过测量相同的气管导管估计吸痰管的长度。

7）使用低吸气压力，通常为80～120mmHg（10.6～15.9kPa），特别粘稠的分泌物可适当增加负压到200mmHg（26.6kPa）。

8）吸痰前后给予100%纯氧至少30秒进行预氧合，以防止氧饱和度降低。

9）下呼吸道有大量分泌物的患者需要深部吸引，如纤支镜吸引。

护理过程

1. 经口留置气管插管的口腔护理

（1）评估：

1）评估患者的病情、意识、GCS评分、生命体征以及合作程度。患者GCS评分为E1VTM5=5T，患者痛刺激不睁眼，留置经口气管插管，痛刺激左上肢躲避，双下肢屈曲，右上肢无反应；双侧瞳孔等圆不等大，左侧直径2mm，右侧直径1.5mm，双侧对光反应消失。生命体征为T:37.1℃，P:86次/分，R:呼吸机辅助呼吸，SIMV模式，BP:132/58mmHg，SpO$_2$:100%。

2）光线充足：光线充足的情况下，使用瞳孔笔观察患者口腔的情况。

3）评估口腔情况：观察口腔黏膜无出血点、溃疡、异味，改良Beck口腔评分表为5分，选择复方氯己定含漱液为口腔护理液。

4）评估气管插管情况：外露刻度位置正确，无移位。

5）COPT：2分，不需使用镇痛药物。

（2）口腔护理过程：选择负压吸引式牙刷→准备好复方氯己定含漱液→抬高床头30°～45°，使患者的头偏向一侧→取下牙垫→2人配合，一名护士固定气管插管，另一名护士进行口腔护理→调节负压吸引的压力为300～400mmHg→按照口腔护理顺序刷牙2min→清洁后，清洗牙垫并垫回，观察气管插管外露刻度无改变，予妥善固定→在患者口唇上涂石蜡油。

2. 气管插管的气道管理

（1）气道评估：气管插管的装置到位，无松脱，固定装置处的皮肤无受压症状。未闻及患者有痰鸣音，听诊气道内无明显的湿啰音；呼吸机容量控制模式中的吸气峰压正常；血氧饱和度 100%；患者无频繁呛咳。

（2）气囊管理：使用气囊测压表测量气囊压力为 25cmH$_2$O。

（3）气道湿化：使用呼吸机加温加湿装置，湿化液为灭菌注射用水，加温为 37℃；雾化：0.9% 氯化钠注射液 5mL + 布地奈德混悬液 1mg + 吸入用异丙托溴铵溶液 2mL Q8H；其他祛痰药物：0.9% 氯化钠注射液 10mL + 盐酸氨溴索注射液 15mg IV q8h。

临床场景 3

3 月 24 日 12：00，患者留置鼻胃管，行管饲喂养，能全力营养制剂 1000mL QD 80mL/h。作为管床护士，你在为患者进行喂口服药时，使用注射器回抽胃管，抽出胃内容物 250mL。接下来还要不要继续给患者继续进食？

思维提示

从胃残余量管理方面或幽门后喂养上给予护理措施。

知识链接

重症患者因为创伤、感染、休克等，使机体处于严重的应激状态，胃肠道会出现损伤，而当应激状态缓解，肠道血流恢复时，出现组织再灌注，则会加重胃肠损伤，所以重症患者常伴有不同程度的胃肠道功能障碍。

1. **胃残余量管理**

重症患者容易出现胃内容物潴留、反流等并发症。接受肠内营养的患者常由于摄入不足而存在营养不良的危险，主要原因是肠内营养的频繁中断，其中最重要的因素之一便是胃残余量。

（1）当患者连续 2 次监测 GRV ＞250mL 或 GRV 监测值超过前 2h 喂养量的 50% 时，即可视为高水平的 GRV。

（2）推荐每 4h 使用注射器抽吸法或胃超声监测法对误吸高风险的重症患者进行 GRV 监测。目前较常用的 GRV 监测方法有抽吸法和超声法等。

（3）针对高水平 GRV 者，推荐使用胃肠动力药物，可选择幽门后喂养；推荐采用营养输注泵，以均匀速率，进行持续的肠内营养；推荐在患者翻身、拍背、吸痰前暂停鼻饲喂养。

（4）肠内营养是否继续可根据 GRV 来给予建议。若 GRV ＜200mL，低速 EN；若 GRV 200～500mL，行滋养型喂养（即 10～20kcal/h 或不超过 500kcal/h）；若 GRV ＞ 500mL，暂停 EN。

2. **幽门后喂养**

幽门后喂养是指营养物质直接从幽门后进入十二指肠或者空肠。

（1）幽门后喂养的适应症有胃瘫、胃食管反流、高误吸风险、十二指肠梗阻、胃瘘、十二指肠瘘等；经胃喂养不耐受。

（2）幽门后喂养的禁忌证有上消化道解剖结构异常、凝血功能严重障碍、颌面部及颅底损伤、食管胃底静脉曲张或上消化道出血、消化道穿孔、肠道坏死或上消化道梗阻、上消化道手术的患者。

3. 误吸高风险者

2016 年美国重症营养指南指出，以下情况为误吸高风险者，包括无法保护的气道、机械通气、年龄 >70 岁、意识水平下降、神经功能缺损、仰卧位、胃食管反流、搬运出 ICU、间歇推注给予肠内营养、口腔护理不佳、护士与患者比例不足。《中国神经外科重症患者营养治疗专家共识（2022 版）》补充：吞咽功能障碍、声门或贲门关闭功能不全、合并神经系统或精神类疾病、使用镇静或肌松药物等也是误吸高风险者。此外，也有学者提出顽固性呃逆与恶心呕吐也是误吸高风险者。

医护共同处置

（1）12:00 GRV 为 250mL，报告主管医生，遵医嘱予枸橼酸莫沙必利片（安必力）5mg PO TID，调鼻饲速度为 20mL/h。

（2）18:00 GRV 为 150mL，患者拟行鼻空肠管留置术，遵嘱予暂停鼻饲。

（3）22:00 回抽胃管，GRV 为 30mL，于床旁行徒手盲插鼻空肠管。

（4）经腹部 X 线确认，鼻空肠管在空肠，遵嘱予能全力营养制剂通过鼻空肠管进行肠内营养，1500mL QD。

（5）喂养结果：患者胃管内胃残余量为 0 ～ 20mL，患者无呕吐、腹胀、腹泻等喂养并发症。

（黄凤爱、孙平静、颜红波）

第六节　蛛网膜下腔出血临床护理实训案例

一、案例介绍

基本信息：关某，女，54 岁，已婚，本科文化水平。

入院时间：2024 年 5 月 3 日 10:28。

诊断：前交通动脉瘤破裂出血。

主诉：突发剧烈头痛 1d。

现病史：一天前，患者无明显诱因突然出现剧烈头痛，呈爆炸样头痛，伴呕吐 2 次，呕吐物为胃内容物。当地医院行头颅 CT 提示蛛网膜下腔出血，头颅 MRA 提示前交通动脉瘤。发病以来精神状态较差，未进食，睡眠很差，二便正常。

既往史：高血压。

过敏史：无。

其他：日常生活自理，情绪稳定，住院期间其丈夫照护。入院以来，睡眠差，胃纳佳，带入尿管。

专科情况：T：36.8℃，P：84 次/分，BP：155/96mmHg，R：20 次/分。GCS：E4M6V5＝15 分；双侧瞳孔等圆等大，直径 3mm，对光反应灵敏；四肢肌力 V 级，肌张力正常。

影像学检查：5 月 3 日头颅 CT 示蛛网膜下腔出血；5 月 4 日全脑血管造影示前交通动脉瘤，瘤体大小约 5.22mm×4.87mm，瘤颈宽约 2.8mm，如图 3 - 5 所示。

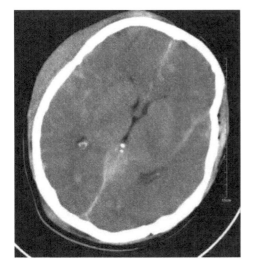
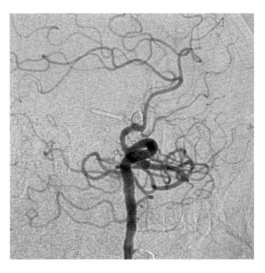

（a）5 月 3 日头颅 CT　　　　　　　（b）5 月 4 日全脑血管造影

图 3 - 5

入院后实验室检验：凝血酶原时间：16.59 秒，纤维蛋白原 4.39g/L，D - 二聚体 0.18mg/L，白细胞 14.38×10^9/L，血红蛋白 116g/L。

主要诊疗经过：5 月 3 日急诊平车入院，完善相关检查，予控制血压、预防脑血管痉挛、脱水、止痛、补液等对症治疗。5 月 4 日行全脑血管造影＋颅内动脉瘤支架辅助栓塞术，控制血压、预防脑血管痉挛、脱水、止痛、防止血栓形成、补液等对症治疗。5 月 8 日患者突发右侧肢体感觉麻木、肌力由 V 级变为 III 级，急诊行头颅 MR 提示左侧基底节区、左侧顶枕颞叶、小脑 DWI 高信号。予替罗非班组液调至 6mL/h 微泵静脉注射，丁苯酞氯化钠注射液 Q12h 静脉滴注。5 月 16 日出院。

二、护理临床思维实训过程

临床场景 1

患者急诊入院，持续 5% 葡萄糖注射液 50mL＋硝普钠 50mg 组液体控制血压。作为接诊护士，你应如何做好入院评估及宣教？

思维提示

与急诊护士交接患者后应立即对病人进行评估。评估内容可包含：

（1）评估 GCS 评分，观察瞳孔及对光反应。

（2）测量生命体征。

（3）评估患者肌力、肌张力。

（4）评估患者头痛程度、脑膜刺激征。

（5）询问家属发病时间、发病时症状、既往史、过敏史、吸烟饮酒史等。

（6）评估蛛网膜下腔出血的临床分级。

（7）评估患者的基础血压情况，并根据基础血压调整目标血压。

入院评估

（1）意识评估：GCS：E4M6V5 = 15 分，患者自动睁眼，对答切题，遵嘱活动。

（2）测量生命体征：T：36.8℃，P：84 次/分，BP：155/96mmHg，R：20 次/分，SpO_2：98%。

（3）体查结果：双侧瞳孔等圆等大，直径为 3mm，对光反应灵敏；四肢肌力 V 级，肌张力正常；颈抗 2 横指，布氏征（+）、克氏征（+）。

（4）患者剧烈头痛、院外呕吐 2 次。

（5）患者一天前无明显诱因突然出现剧烈头痛呈爆炸样，伴呕吐两次，呕吐物为胃内容物，量不详。既往有高血压病史，无药物过敏史，无吸烟饮酒史。

（6）患者 Hunt-Hess 分级为 1 级，WFNS 分级为 1 级。

（7）患者既往高血压，规律服药，未监测血压情况。根据患者的基础血压及蛛网膜下腔出血情况，将收缩压控制在 120～140mmHg。

入院宣教

（1）告知患者要绝对卧床休息，保持床头角度 15°～30°，不要私自改变床头角度。

（2）保持大便通畅，避免一切用力因素。

（3）告知患者有效咳嗽与排便的方法，避免情绪波动与烦躁不安等导致颅内压增高，引起出血。

（4）限制探视人员，避免情绪激动。

（5）告知患者及家属头痛是由于血性脑脊液刺激脑组织导致的，如头痛剧烈应及时告知医护人员。

（6）暂禁饮食、水。

知识链接

1. 蛛网膜下腔出血（subarachnoid hemorrhage，SAH）

指脑底部或脑表面血管破裂后，血液流入蛛网膜下腔引起相应临床症状的一种脑卒中，占所有脑卒中的 5%～10%。颅内动脉瘤是 SAH 最常见的病因（85%）。

2. 流行病学特征

20 世纪末期，世界卫生组织（world health organization，WHO）一项调查 11 个国家 SAH 年发病率的研究显示，中国的发病率仅为 2.0/10 万人年，而芬兰高达 22.5/10 万人年。在另一项 2007 年的系统性回顾分析研究中，日本和芬兰 SAH 的发病率分别为 22.7/10 万人年和 19.7/10 万人年，而美洲中南部为 4.2/10 万人年，其他国家和地区发病率约为 9.1/10 万人年。美国非创伤性 SAH 的发病率为（7.2～9.0）/10 万人年，该数据在过去 30 年中保持稳定。大多数研究表明，女性动脉瘤性蛛网膜下腔出血（aneurysmal subarachnoid hemorrhage，aSAH）的发病率高于男性，约为男性的 1.24 倍，其差异可能与激素水平相关。SAH 的发病率还与年龄有关，aSAH 好发于 40～60 岁（平均≥50 岁），发病率随年龄增大而升高。

3. 自发性蛛网膜下腔出血（SAH）诊疗流程（图 3 - 6）

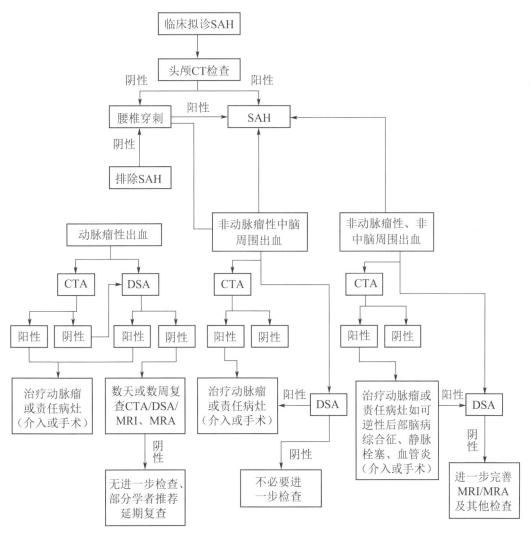

图 3 - 6　自发性蛛网膜下腔出血（SAH）诊疗流程

4. 病情评估和临床分级量表

见表 3 - 7。

表 3 - 7   病情评估和临床分级量表

分级	Hunt-Hess 分级（1968 年）	WFNS 分级（1988 年）
Ⅰ级	无症状或有轻度头痛、颈项强直	GCS 评分 15 分，无运动功能障碍
Ⅱ级	中度至重度头痛、颈项强直，颅神经麻痹	GCS 评分 13～14 分，无运动功能障碍
Ⅲ级	轻度局灶性神经障碍，嗜睡或意识错乱	GCS 评分 13～14 分，有运动功能障碍
Ⅳ级	昏迷，中度至重度偏瘫，去大脑强直早期	GCS 评分 7～12 分，有或无运动功能障碍
Ⅴ级	深昏迷，去大脑强直濒死	GCS 评分 3～6 分，有或无运动功能障碍

5. 蛛网膜下腔出血的监测和一般处理

蛛网膜下腔出血患者可出现呼吸、体温、血压和血糖异常、心电图改变、电解质紊乱及其他影响预后的并发症，因此对患者密切的监测和及时的治疗是必要的。

临床场景 2

患者入院第二天出现呕吐，剧烈头痛，意识变差，查头颅 CT 提示：蛛网膜下腔出血较前增多，急诊行全脑血管造影 + 颅内动脉瘤支架辅助栓塞术，术后泵注替罗非班 4mL/h，尼莫地平 4mL/h。此时患者的术后护理观察要点是什么？

思维提示

介入术后患者需做好体位管理、血压管理、术后穿刺口的观察及护理以及并发症的观察。

知识链接

1. 颅内动脉瘤破裂出血血压管理

颅内动脉瘤是颅内动脉壁瘤样异常突起，任何年龄均可发病，以 40～60 岁常见，女性发病率大于男性。颅内动脉瘤破裂后的致残率和致死率极高，有大约 15% 的患者来不及就医直接猝死。流行病学研究显示，颅内动脉瘤破裂出血患者的平均病死率在 27%～44% 之间，首次出血的病死率为 30%～35%，再次出血的病死率更高达 60%～80%。高血压是动脉瘤增大及破裂的危险因素。2023 年《重症动脉瘤性蛛网膜下腔出血管理专家共识》指出，在处理动脉瘤后，应参考患者的基础血压合理调整目标值，避免低血压造成脑缺血，根据患者的情况制定该患者的术后目标血压。在目标血压的制定过程中主治医生应根据患者的病史、颅内压、脑血管情况等对患者的病情进行综

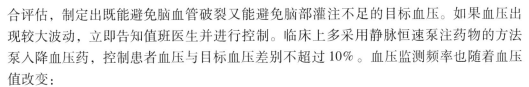

合评估，制定出既能避免脑血管破裂又能避免脑部灌注不足的目标血压。如果血压出现较大波动，立即告知值班医生并进行控制。临床上多采用静脉恒速泵注药物的方法泵入降血压药，控制患者血压与目标血压差别不超过10%。血压监测频率也随着血压值改变：

（1）高频监测（频率为5min/次）：血压波动幅度大于目标血压的40%，或在使用之前和停用药物之后以及快速推注药物后的30min。

（2）中频监测（频率10min/次）：术后3h；降压药改变输注速度后30min；血压波动大于目标值的30%～40%；连续2h血压波动幅度达到目标血压的10%至20%。

（3）低频监测（频率为30min/次）：血压在连续的6h内基本稳定或偏离幅度在目标血压的10%以内。注意观察患者的意识、瞳孔、神经功能状态、肢体活动等变化，观察有无颅内压增高或再出血迹象。同时观察有无药物不良反应，避免血压过低引起脑灌注不足进而引起缺血性脑损害，见表3-8。

表3-8　颅内动脉瘤破裂出血患者血压管理策略的最佳证据总结

类别	最佳证据
临床评估	证据1：对动脉瘤患者进行血压筛查，保持大便通畅，避免用力及过度搬动，合并高血压患者通过改善生活方式和药物治疗控制血压，定期监测血压，并减少血压波动，降低蛛网膜下隙出血的风险
管理原则	证据2：对动脉瘤患者破裂出血后最初数小时内进行搬运、转院和血管造影时，尤其应注意避免高血压，一般动脉瘤破裂出血后3～4d，若未能处理动脉瘤，应降低血压以减少再出血风险
	证据3：对无其他合并症的动脉瘤破裂出血患者，急性期血压管理收缩压控制在140～160mmHg，或平均动脉压90～110mmHg
干预方案	证据4：对有其他合并症（如高血压、糖尿病、肾功能不全）或者65岁以上动脉瘤破裂出血患者，根据其疾病前基础血压及耐受性，血压可控制在<140/90mmHg的目标值，但避免低血压
	证据5：对动脉瘤破裂出血患者，在没有颅内压监测的情况下，保持收缩压<140mmHg
	证据6：对颅内压升高的动脉瘤破裂出血重症患者，谨慎开具抗高血压药物的处方，避免脑灌注压降低可能导致的脑缺血加剧
并发症预防	证据7：对动脉瘤破裂出血患者，通过足够的镇痛和镇静，以及积极的降压治疗，防止再出血
	证据8：对于收缩压>220mmHg的动脉瘤破裂出血患者，考虑在密切监测血压的情况下可以采用持续静脉滴注进行强化降压治疗

类别	最佳证据
并发症预防	证据9：对动脉瘤破裂出血患者，应该基于患者特点和药物耐受性进行个体化治疗，选择特定的药物成功降压以降低卒中风险
	证据10：对动脉瘤破裂出血患者，静脉予以尼卡地平等钙通道阻滞剂或拉贝洛尔等 β 受体阻滞剂维持恰当的血压水平
	证据11：对动脉瘤破裂出血患者，通过镇痛和尼莫地平降血压。如果在这些治疗（镇痛药和尼莫地平）后收缩压仍然很高，则应考虑进一步降低血压
	证据12：对在动脉瘤性蛛网膜下隙出血症状发作和动脉瘤消除之间，应使用可滴定剂控制血压，以平衡卒中、高血压相关再出血的风险和维持脑灌注压力
	证据13：对使用尼莫地平过程中出现低血压的动脉瘤破裂出血患者，应该调整用药的时间间隔，降低使用剂量。如果出现持续性低血压应该停止使用尼莫地平
	证据14：对必须控制血压时，首选静脉注射拉贝洛尔、尼卡地平、氯地平或依那普利。应避免使用血管扩张剂，如硝普钠或硝酸甘油，避免增加颅内压
	证据15：对急性动脉瘤破裂合并高血压患者，持续静脉滴注降压药物和频繁（每5min 1次）血压监测，以积极降低血压
	证据16：使用降压药物治疗高血压，以预防缺血性脑卒中、脑出血和心脏、肾脏等终末器官损伤
	证据17：处理动脉瘤后，应参考患者的基础血压，合理调整目标值，避免低血压造成的脑缺血、继发性脑梗死
	证据18：对服用尼莫地平的患者同时要监测血压，避免低血压和脑灌注压下降
	证据19：对动脉瘤破裂出血患者发病后的第1个小时内不宜将收缩压降低至140 mmHg，避免增加肾不良事件的风险
	证据20：对有些动脉瘤破裂出血患者可能需要增加血压来维持脑灌注，避免降低动脉压可能导致的缺血和加重神经损伤

护理评估与处置

1. 体位

穿刺口予止血器止血者，术后卧床12h，可翻身侧卧，但须保证髋关节伸直，避免髋关节及膝关节屈曲。

2. 术后血压管理

术后严密观察患者的生命体征，特别注意血压的动态变化。

3. 病情监测

严密观察病情变化，Q1h 监测神志、瞳孔、生命体征变化，如出现感觉、运动、语言等异常及时通知医生。

4. 术后穿刺口的观察及护理

术后使用缝合器封堵穿刺口，穿刺口使用弹力绷带加压包扎，使用 2 公斤沙袋加压穿刺口 6h。要注意观察穿刺口有无渗血，Q2h 观察足背动脉搏动、肢端血运情况，予术侧下肢制动 12h。

5. 一般护理

（1）保持呼吸道通畅，给氧。

（2）饮食：术后当日禁食，评估无吞咽功能障碍后，次日给予流质或半流质饮食，给予高蛋白、高维生素、低脂肪、清淡易消化饮食。

（3）用药护理：遵医嘱使用降压药、钙离子通道阻滞剂、营养神经、激素药、抗凝药、抗癫痫药物等，注意观察药物并发症。

（4）保持大便通畅。

（5）做好基础护理，加强皮肤护理，定时翻身，避免发生压力性损伤。鼓励患者在床上进行肢体功能锻炼，预防深静脉血栓的发生。

（6）尿管护理，患者术后留置尿管，予保持会阴部干洁，同时注意锻炼膀胱功能。术后第一天拔除尿管，患者自行排尿顺畅，尿色淡黄。

6. 并发症的观察及护理

常见的并发症有穿刺处血肿、淤紫、硬结、感染等；腹膜后出血；颅内出血；脑血管痉挛、栓塞等；下肢深静脉血栓。应根据相应的症状进行相应的观察及护理。

临床场景 3

术后第一天，医生指示口服 300mg 拜阿司匹林 + 300mg 硫酸氢氯吡格雷片后 4h 停替罗非班泵注。作为管床护士，你应如何做好停药前后护理？

临床思考

替罗非班、拜阿司匹林及硫酸氢氯吡格雷片的作用及副作用是什么？

思维提示

（1）使用替罗非班过程中应密切观察患者的血压情况，关注患者的神志、瞳孔、全身皮肤及股动脉穿刺处有无出血倾向。

（2）在停替罗非班前 4h 常规口服 300mg 拜阿司匹林 + 300mg 硫酸氢氯吡格雷片，要服药到口，避免漏服。

（3）停止替罗非班后 24h 复查血栓弹力图。

（4）使用"双抗"期间密切监测意识、瞳孔、生命体征、语言功能、四肢活动情况等，同时监测凝血功能，预防脑出血的发生。

知识链接

动脉瘤栓塞术后常用的抗血小板药物替罗非班（Tirofiban）是一种抗血小板药，化学名称为 N-（丁基磺酰基）-O-［4-（4-哌啶基）丁基］-L-酪氨酸，分子式为 CHN_2O_5S，分子量为 440.59700。主要作用机制是通过抑制纤维蛋白原和血小板表面糖蛋白 $GPⅡb/Ⅲa$ 受体的结合，从而抑制血小板的聚集、延长出血时间并抑制血栓的形成。这种药物对各种刺激因素所诱发的血小板聚集都有显著效果，其抑制血小板聚集的作用与用药剂量成正比。在临床上，替罗非班主要被用于冠状动脉综合征患者以及接受冠状动脉介入手术的患者。同时，它也可用于防治与心肌缺血相关的并发症。此外，持续静滴替罗非班可使血栓形成不易阻塞血管，并促进再灌注形成。然而，使用替罗非班也存在一些潜在的副作用和风险。例如，它可能引起血管扩张，导致血压下降，因此在使用过程中需要密切监测患者的血压变化。此外，由于替罗非班能够抑制血小板的功能，可能会增加出血风险，对有出血史或正在接受抗凝治疗的患者应特别谨慎使用。部分患者还可能出现过敏反应，如皮疹、荨麻疹等。盐酸替罗非班治疗期间，应监测病人有无潜在的出血。当出血需要治疗时，应考虑停止使用盐酸替罗非班。也要考虑是否需要输血。盐酸替罗非班也可轻度增加股动脉穿刺部位出血的发生率。

表 3-9　国内常用抗血小板药物分类、剂量及主要不良反应

药物分类	代表药物	常用剂量	主要不良反应
血栓素 A2 抑制剂	阿司匹林	急性期 150～300mg/d，急性期后 50～300mg/d	胃肠道不适和消化道出血
	吲哚布芬	100mg，2 次/天	消化道反应、胃溃疡、头晕头痛、皮肤过敏、出血
P2Y12 受体拮抗药	氯吡格雷	负荷剂量 300mg，维持剂量 75mg/d	出血、胃肠道不适、皮疹、头痛、眩晕和感觉异常
	替格瑞洛	负荷剂量为 180mg，维持剂量为 90mg（2 次/天）	出血、呼吸困难及胃肠道症状
GPⅡbⅢa 受体拮抗剂	替罗非班	0.4ug/（kg·min）静脉滴注 30min，然后连续静脉滴注 0.1ug/（kg·min），维持至少 24h	出血及血小板减少症
磷酸二酯酶抑制剂	双嘧达莫	阿司匹林 25mg + 缓释型双嘧达莫 200mg，2 次/天	头晕头痛、恶心呕吐、腹泻
	西洛他唑	100mg，2 次/天	消化道不适、出血、充血性心衰、肝功能障碍

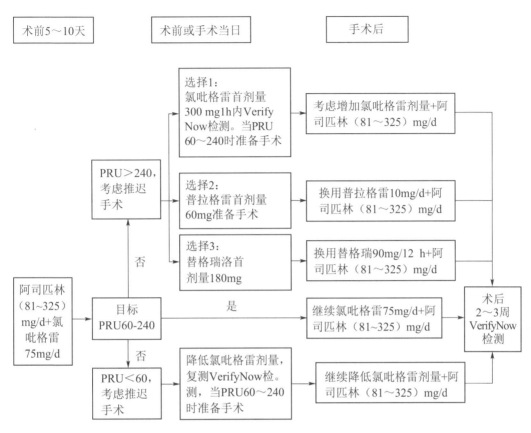

图3-7 血管内治疗围手术期抗血小板方案（建议）

临床场景4

患者术后第4d出现右侧肢体感觉麻木、肌力由Ⅴ级变为Ⅱ级。患者发生了什么，应如何处理？

思维提示

（1）早期识别：早期识别急性脑血管痉挛、脑梗死。

（2）体位管理：头高脚低位，床头抬高15°～30°，良肢体位摆放。

（3）气道管理：保持气道通畅，及时清理分泌物，必要时予负压吸痰。

（4）病情观察：监测生命体征及瞳孔，尤其是血压变化；肢体感觉及肌力变化。

（5）液体管理：保证充足的血容量。

（6）医护沟通：评估结果及时汇报医生。

（7）医嘱执行：遵医嘱进行CT、MR检查，抽血标本等。

（8）安全护理：防坠床、防深静脉血栓、出血倾向等。

知识链接

1. 血管痉挛

常在动脉瘤破裂后 3～4d 内出现，7～10d 达到高峰，14～21d 逐渐缓解。脑大动脉痉挛的严重程度与神经功能缺损严重程度呈正相关。微小的脑血管痉挛患者不但会出现临床症状，甚至会进展为脑梗死。《中国蛛网膜下腔出血诊治指南（2019）》推荐：

（1）使用尼莫地平以改善 SAH 的预后。

（2）建议维持体液平衡和正常循环血容量，以预防迟发性脑缺血。

（3）可采用经颅多普勒技术检测血管痉挛的发生。

（4）脑灌注成像有助于识别迟发性脑缺血的发生。

2. 神经功能障碍

在血管内介入栓塞术后主要表现为血管性功能障碍，主要是颅内动脉血管痉挛和微血管功能障碍，血管因弹性减弱及痉挛导致的血压波动异常引起供血不足，最终可能引发脑梗死。因此，神经功能障碍为血管内介入栓塞术后并发脑梗死的影响因素之一。辅助支架不仅易造成血管内皮损伤和内皮下胶原纤维暴露，还可导致内源性凝血系统异常激活，进而形成微小栓子使血栓形成风险显著增加。脑梗塞是动脉瘤栓塞术后常见并发症之一，行介入栓塞治疗后的患者需每天服用阿司匹林肠溶片及氢氯吡格雷抗血小板治疗。抗凝药的使用会增加患者颅内出血的风险，治疗矛盾。故在护理患者的过程中须密切关注患者的凝血结果，观察患者的意识状态、瞳孔变化、肢体活动情况、生命体征特别是血压和呼吸改变。同时须密切观察患者有无出血倾向，观察牙龈、结膜、皮肤有无出血点、大小便颜色，以及头痛、呕吐等颅内出血情况。当患者出现头痛、失语、肢体麻木或瘫痪时，立即报告医生，及时处理。

3. 卒中诊疗流程（图 3-8）

护理处置

（1）立即报告医生，遵医嘱行头颅 MR 检查。检查结果提示该患者出现急性脑梗塞。

（2）遵医嘱给予尼莫地平由 4mL/h 改为 6mL/h 持续微量经静脉泵入。

（3）严密观察病人心率、血压，保持足够的血容量。

（4）给予丁苯酞氯化钠注射液 Q12h 静脉滴注。

（5）因急性脑梗死患者存在不同程度的脑缺氧，可使脑组织进一步受损。故给予患者持续 2L/min 的氧气吸入。

（6）让患者安静卧床休息，尽量减少探视和不必要的搬动，以降低脑代谢。

（7）每天评估患者的肌力及肢体感觉情况。

（8）完善相关护理文书。

（9）做好患者及家属的心理护理，告知其给予患者关心，根据患者兴趣爱好，可通过看电视、看报、听音乐等方式转移其注意力，使其积极接受治疗，认真倾听患者主诉，提高其康复信心。纠正错误认知，并对其进行正确的引导，以改善其认知水平，消除不良情绪。

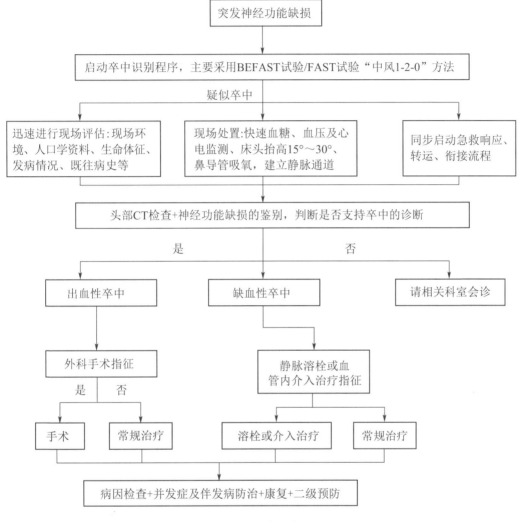

图3-8 卒中诊疗流程

（10）介入栓塞术后3～5d复查血栓弹力图，并根据结果调整阿司匹林及氢氯吡格雷抗血小板的用量。

（11）卧床时上好床栏，行踝泵运动，20～30次/组，每天3～4次，保持大便通畅。

（12）观察有无鼻出血、皮肤黏膜出血等情况。

（鲍文、欧丽珊、颜红波）

第四章 脊髓脊柱疾病临床护理实训案例

第一节 椎间盘突出临床护理实训案例

一、案例介绍

基本信息：梁某，女，62岁，初中学历。

入院时间：2024年2月18日10:58。

主诉：腰痛伴左侧大腿外侧疼痛1年，加重1个月。

现病史：患者于1年前无明显诱因出现腰痛、伴左侧大腿外侧放射痛；1月前疼痛加重伴跛行。以上下楼梯为主，平地行走尚可，到当地医院就诊行康复理疗病情未见好转。为进一步诊断治疗，在门诊拟"腰椎间盘突出"收入院。自发病以来，精神状态一般，食欲一般，睡眠良好，大便正常，小便正常，体力情况如常，体重无明显变化。

既往史：子宫切除。

过敏史：无。

专科情况：神志清，精神可，自动睁眼，对答切题，遵嘱活动，四肢活动自如不受限；四肢肌力Ⅴ级，肌张力正常；腰3、腰4椎旁、棘突压痛，骨盆挤压试验（-），分离试验（-），双侧直腿抬高试验左侧阳性右侧阴性，Hoffmann（-），全身感觉存在、对称，浅、深反射均正常；Babinski征（-）；植物神经功能正常。

影像学检查：2月19日腰椎MR示腰椎退行变性；L4椎体略向后Ⅰ度滑脱，各腰椎间盘变性并L2/3、L3/4、L4/5、L5/S1椎间盘膨出，如图4-1所示。

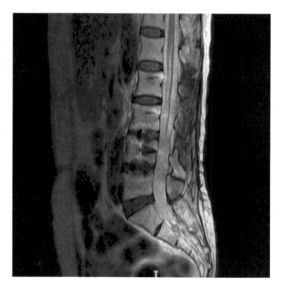

图4-1 腰椎MR

主要诊疗经过：入院后予止痛、营养神经等治疗，完善腰椎X线、腰椎等相关检查。2月26日全麻下行经后路 L3～L4、L4～L5 椎间盘切除＋椎间融合＋L2～L5 椎弓根固定＋腰椎矫形术＋神经内镜检查术；术后予脱水、护胃、化痰治疗。术后第10天，腰部术口愈合良好，予出院。

二、护理临床思维实训过程

临床场景 1

2月18日 10：58，患者入院，诉腰痛，左侧大腿外侧疼痛。如果你是管床护士，该如何进一步为患者进行护理评估和处置？

思维提示

（1）评估患者的疼痛情况，下肢的感觉、运动和反射情况。

（2）需要采集患者既往史，如是否有先天性的椎间盘疾病，慢性损伤史，如经常弯腰、搬运重物等，是否做过腰部手术，是否存在大小便失禁、疼痛加重，需要考虑患者近期有无急性腰扭伤或损伤史。

（3）评估患者对疾病的认知程度及对手术的了解程度，有无焦虑、紧张、恐惧、抑郁等心理。

知识链接

1. **腰椎间盘突出症**

腰椎间盘突出症是在腰椎间盘突出的病理基础上，由突出的椎间盘组织刺激或压迫神经根、马尾神经所导致的临床综合征，表现为腰痛、下肢放射痛、下肢麻木、下肢无力、大小便功能障碍等。

2. **腰椎间盘的解剖**

腰椎的椎体与椎体之间的部分为腰椎间盘，共有 5 个。腰椎间盘主要由软骨终板、纤维环和髓核 3 部分构成，通过薄层的透明软骨与椎体相连。腰椎间盘位于人体脊柱的两椎体之间，由髓核、纤维环和软骨板三部分组成。髓核是一种由含有大量亲水性氨基葡萄糖聚糖的胶样凝胶组成，其含水率高：出生时含水量高达 90％，成年后约为 80％。周围由纤维环围绕，上方及下方为软骨板而没有上下活动余地，只能前后移动。纤维环由纤维软骨组成。纤维软骨内有多层相互斜行交叉重叠的胶原纤维束。纤维环纤维的独特排列方向使纤维环成为坚实的组织，环包密封髓核而防止其向周围突出，可以承受身体一定程度的弯曲、扭转负荷和压力，并起着缓冲作用。在椎体与纤维环、髓核之间为软骨终板，由透明软骨构成。软骨终板在椎体上、下缘各有一个，位于椎体骺环（骺环在成人为椎体周围的骨皮质骨环）之内，平均厚度 1mm，中心区稍薄，呈半透明状。

3. 椎间盘、椎间孔、脊神经根的关系

腰椎椎间孔为腰神经出椎管外，呈上宽下窄的耳状形。椎间孔的上下界为椎弓根，前界为椎体和椎间盘的后外侧面，后界为椎间关节的关节囊。黄韧带外侧缘亦构成间孔后界。椎间孔自上而下逐步变小，椎间孔是节段性脊神经出椎管及供应椎管内软组织和骨结构血运及神经分支进出的门户。椎间孔要比其他的所有结构宽大，剩余间隙由疏松结缔组织和脂肪填充，以适应这些通过的结构的相应程度运动。

4. 腰椎间盘突出症的临床表现

（1）症状：

1）腰痛。腰痛常为首发症状。疼痛一般在腰骶部，大多为酸胀痛，可放射到臀部，反复发作，久坐、久站或劳累后加重，休息后缓解。

2）下肢疼痛。下肢放射性疼痛，站立、行走、打喷嚏或咳嗽时症状加重，卧床休息可缓解，严重者可伴相应神经分布区域感觉异常或麻木。大部分腰椎间盘突出发生在 L4～L5 和 L5～S1，可导致坐骨神经痛，出现下肢后外侧放射性疼痛。少数高位腰椎间盘突出，使 L2～L4 神经根受累，引起股神经痛，出现腹股沟区或下肢前内侧疼痛。放射痛的肢体多为一侧，极少数病人可表现为双下肢症状。

3）马尾神经症状。中央型椎间盘巨大突出、脱垂或游离椎间盘组织可压迫马尾神经出现双下肢及会阴部疼痛、感觉减退或麻木，甚至大小便功能障碍。

（2）体征：

1）一般体征：腰椎侧凸，跛行；腰部活动受限，以前屈受限为主；病变椎间盘的患侧椎旁常有压痛，压迫时可诱发远端放射性不适。

2）特殊体征：

①直腿抬高试验及加强试验：L4～L5 和 L5～S1 椎间盘突出压迫坐骨神经，直腿抬高试验常阳性。如直腿抬高加强试验阳性，通常可进一步排除椎管外病因。若健侧直腿抬高试验阳性，常为椎管内突出严重的表现。

②股神经牵拉试验：股神经牵拉试验阳性常提示 L2～L4 神经根受累。

（3）神经系统表现：

1）感觉障碍：受累脊神经根会出现相应支配区感觉异常。早期多表现为皮肤感觉过敏，继而出现麻木、刺痛及感觉减退。

2）肌力下降：受累神经根支配的肌肉可有不同程度的肌力减退，病程长者可出现肌萎缩。L5 神经根受累时，踝及趾背伸力下降；S1 神经根受累时，趾及足跖屈力下降。

3）反射异常：患侧腱反射减弱或消失。

（4）膝腱反射异常多见于 L4 神经根受压；跟腱反射减弱或消失常见于 S1 神经根受压；提睾反射和肛门反射减弱以及肛门括约肌张力下降常见于马尾神经受累。

护理评估结果

（1）患者腰3、腰4椎旁、棘突压痛、叩痛，腰痛以腰部钝痛及刺痛为主，放射至左侧大腿外侧，久行及上下楼梯可诱发及加重疼痛，可持续几分钟至数小时，疼痛加重时疼痛数字评分法为7分；平卧休息后可稍缓解，缓解时疼痛数字评分法为3分，夜间睡眠一般。骨盆挤压试验（－），分离试验（－），双侧直腿抬高试验及加强试验左侧阳性右侧阴性，Hoffman（－），全身感觉存在对称浅、膝反射及右侧跟腱反射正常，左侧跟腱反射减弱。

（2）患者退休前从事超市管理员工作，工作时需要搬运整理货物，弯腰频繁，无先天性的椎间盘疾病，无腰部外伤病史，未做过腰部手术。发病后无大小便失禁。

（3）患者一月前疼痛加重，无急性腰扭伤或损伤史。

（4）患者初中文化水平，在外院保守治疗月余，基本了解了疾病的基本知识，对腰部长期反复疼痛存在焦虑，对手术预后存在担忧。

护理处置

（1）患者存在疼痛情况，给予以下指导：

①休息。指导患者卧床休息，卧位时腰间盘承受的压力比站立时降低，故卧床休息可减轻负重和体重对椎间盘的压力，缓解疼痛。术前需限制患者的活动，疼痛加重时需绝对卧床休息，在症状缓解后鼓励其尽早恢复适度的正常活动，同时须注意日常活动姿势，避免扭转、屈曲及过量负重。

②佩戴腰围。腰围能加强腰椎的稳定性，限制腰椎的屈伸活动，对腰椎起到保护和制动作用，对病情逆转或防止恶化具有积极的意义。病情平稳后可戴腰围下床活动。

③有效镇痛。动态评估患者疼痛程度，因疼痛影响入睡时，遵医嘱给予口服非甾体类抗炎药物、用糖皮质激素、肌肉松弛剂、脱水剂及营养神经药物，外敷镇痛消炎药膏等缓解疼痛。

（2）患者存在焦虑症状，给予心理护理。

①鼓励病人多与家属交流，使家属能够帮助他们克服困难；介绍病人与病友进行交流，以增加自尊和自信心。

②向病人解释手术方式及术后可能出现的问题，如疼痛、麻木等，告知其医护人员将采取的措施，增加其对手术及术后护理的认知度，缓解焦虑心理。

临床场景2

2月25日，患者在全麻下行经后路L3～L4、L4～L5椎间盘切除＋椎间融合＋L2～L5椎弓根固定＋腰椎矫形术＋神经内镜检查术。术后第二天遵医嘱予拔除尿管，4个小时后患者诉有尿意无法自行排出。你作为管床护士，该如何处理？

思维提示

（1）腰椎间盘突出症术后尿潴留的原因包括神经性尿潴留、精神性尿潴留及其他原因导致的尿潴留。

（2）评估术后患者疼痛情况。

（3）评估患者双下肢及会阴部皮肤深浅感觉情况。

（4）评估患者排便习惯及心理。

（5）腰椎术后神经根水肿从术后24h形成，至48h为水肿高峰期，之后逐渐消退。患者正处于术后第二天，存在神经根水肿的可能。

知识链接

1. 腰椎术后尿潴留的原因

（1）神经性尿潴留：

①麻醉。腰椎手术一般采取全麻、腰麻、硬膜麻醉，对会阴、盆腔骶神经都有麻醉作用，阻断了排尿反射。麻醉越深，时间越长，排尿反射障碍的时间也越长，膀胱积尿也就越多，术后常规的补液、脱水剂的使用，加快了尿液短期内的蓄积。在麻醉还未完全消失前，肌肉的收缩力短期内没有恢复，因而排尿不畅，导致尿潴留。

②神经根水肿。腰椎手术如腰椎间盘突出症手术的间盘髓核摘除术、腰椎管狭窄的椎管扩大成形减压、椎弓根钉内固定术以及腰椎骨折各种内固定术中均避免不了对马尾神经的牵拉、腰骶神经的刺激，使神经根充血、水肿，影响血液循环，造成局部缺血，引起脊髓排尿初级中枢受抑制，术后切口肿胀，有波动感，血肿形成，压迫脊髓神经，以及术后切口粘连，阻断了排尿反射，引起尿潴留。

③马尾综合征。马尾神经根损伤是腰椎间盘突出症术后严重并发症之一。多与术中神经根过度牵拉、误将神经根作为突出物按压及椎管内填塞物使用不当有关。马尾综合征（cauda equina syndrome，CES）是一种少见且严重的疾病。CES的定义是一系列腰背痛单侧或双侧坐骨神经痛鞍区麻木和下肢运动无力，下肢觉改变或麻木，伴有不同程度的直肠和泌尿系症状。CES有5个特征，包括单侧或双侧神经源性坐骨神经痛，会阴部感觉减弱，膀胱功能改变，最终导致无痛性尿潴留以及括约肌功能障碍和性功能障碍。CES分为完全性和不完全性CES。在完全性CES中有完全的尿潴留和严重的肠道功能障碍，在不完全性CES中有排尿功能减退和部分直肠功能丧失。不完全性CES患者虽然保留了排尿的自主控制，但可能存在其他的排尿障碍，如尿急、尿流不畅、尿等待或尿道感觉减退，男性还可出现阳痿。

（2）精神性尿潴留：

①心理因素。急诊手术病人缺乏充分的思想准备，择期手术的病人术前能自理而轻视术前的健康指导，术后因紧张、焦虑、怕羞以及环境陌生等精神因素引起尿道外括约肌收缩，导致排尿不畅，尿潴留。

②排尿的方式改变。术前未经卧床排尿训练，或急诊手术无法进行排尿训练，术

后平卧或侧卧的体位限制，不能下床，不习惯床上排尿，导致膀胱过度充盈，逼尿肌收缩乏力，敏感性降低而导致尿潴留。

③疼痛。术后腰部切口剧烈疼痛，反射引起尿道括约肌痉挛，患者因疼痛不主动排尿，导致膀胱过度充盈，造成排尿无力。

（3）其他因素引起的尿潴留。便秘同时合并排尿不畅、尿潴留，临床也常见，这是因为便秘时直肠对干硬的粪块刺激不敏感，长时间可使脊髓骶段初级排尿中枢神经调节发生紊乱，不能正常协调膀胱逼尿肌和内外括约肌的舒缩。加上粪块对尿道的机械压迫引起临近组织水肿和肌肉痉挛，综合各因素引起尿潴留。再有止疼泵技术的临床应用带来尿潴留，发生率较高，很显然与药物阻断排尿反射有关。

护理处置

（1）腰椎病人术后出现的尿潴留，采取按摩、热敷、冲洗和心理疏导等干预，效果并不理想，诱导排尿很少成功，而且病人反复尝试会增加腹压，加重伤口出血及神经根水肿。应及时为患者重置置入尿管或与病人充分沟通后进行间歇导尿。

（2）尿管拔除时间不宜过早，否则会出现拔管后再次尿潴留。留置尿管一般以术后1周为宜，期间定时开放，指导病人做收腹提臀的功能锻炼，保持腹肌的力量，观察腹部及会阴的敏感度，确定拔管时机。

（3）在护理病人的过程中，及时与病人沟通，了解病人需要，建立护患信任关系，消除其紧张情绪。

（4）术后患者腰部疼痛及左下肢放射痛缓解，双下肢肌力Ⅴ级，诉翻身及下肢活动牵扯术口时疼痛，疼痛数字评分法3分。仔细观察病人的表现，判断病人疼痛的程度，及时给予止疼剂减轻疼痛对排尿反射的不良刺激；按摩腰背部，使病人舒适，分散注意力；轴线翻身，缓解腰部的敷料对伤口带来的不适感。

（5）拔管后，在患者自主排尿时，减少屋内人员，屏风遮挡，给予安全感。

临床场景3

患者入院时D－二聚体为0.29μg/dL，术后第四天D－二聚体为6.77μg/dL，D－二聚体明显升高。你作为管床护士，该重点关注什么？

思维提示

D－二聚体是纤维蛋白降解产物，能够反映患者机体纤溶亢进或者高凝状态。术后D－二聚体升高提示患者存在深静脉血栓形成的风险。

知识链接

1. 深静脉血栓

深静脉血栓（deep venous thrombosis，DVT）形成的主要原因是静脉壁损伤，血流缓慢和血液高凝状态。DVT 多见于大手术或严重创伤后、长期卧床、肢体制动、肿瘤患者等。急性下肢 DVT 主要表现为患肢突然肿胀、疼痛等，体检患肢呈凹陷性水肿、软组织张力增高、皮肤温度增高，在小腿后侧或大腿内侧、股三角区及患侧髂窝有压痛。发病 1～2 周后，患肢可出现浅静脉显露或扩张。血栓位于小腿肌肉静脉丛时，Homans 征和 Neuhof 征呈阳性。Homans 征：患肢伸直足被动背屈时，引起小腿后侧肌群疼痛，为阳性。Neuhof 征：压迫小腿后侧肌群引起局部疼痛，为阳性。严重的下肢 DVT，患者可出现股青肿，是下肢 DVT 中最严重的情况。由于髂股静脉及其属支血栓阻塞，静脉回流严重受阻，组织张力极高，导致下肢动脉受压和痉挛，肢体缺血。临床表现为下肢极度肿胀、剧痛、皮肤发亮呈青紫色、皮温低伴有水疱，足背动脉搏动消失，全身反应强烈，体温升高。如不及时处理，可发生休克和静脉性坏疽。静脉血栓一旦脱落，可随血流漂移堵塞肺动脉主干或分支，根据肺循环障碍的不同程度引起相应肺栓塞的临床表现。

2. D - 二聚体

D - 二聚体是纤维蛋白降解产物，能够反映患者机体纤溶亢进或者高凝状态。D - 二聚体的临床检测主要应用在静脉血栓栓塞、深静脉血栓形成（DVT）和肺栓塞的诊断。增高：见于继发性纤维蛋白溶解功能亢进，如高凝状态、弥散性血管内凝血、肾脏疾病、器官移植排斥反应、溶栓治疗等。心肌梗死、脑梗死、肺栓塞、静脉血栓形成、手术、肿瘤、弥漫性血管内凝血、感染及组织坏死等也可导致 D - 二聚体升高。

护理评估结果

（1）患者术后卧床时间延长，留置右锁骨下深静脉置管，D - 二聚体升高，提示静脉血栓形成的风险高。

（2）患者双下肢皮温颜色正常，无肢体肿胀及麻木感，双侧腿围周径无差异，双下肢深静脉走形方向无局部压痛。

（3）3 月 1 日患者双下肢静脉彩超提示：自双侧股总静脉逆血流方向向下扫查，各层次结构清楚，血管走向正常，管壁清晰，内膜纤细、光滑，未见局部扩张及狭窄；彩色血流充盈良好；Valsalva's 试验阴性；双侧下肢静脉结构及血流未见异常。

护理处置

1. 促进静脉血液回流

正常的静脉血流对活化的凝血因子起稀释和清除作用，手术后患者卧床，活动明显减少，血流缓慢，易使静脉血液瘀滞在髂股静脉瓣袋及小腿肌肉的静脉丛内，局部凝血酶聚集纤维蛋白活性下降，易导致局部血栓形成。对此采取以下措施：

（1）手术后如病情允许，建议抬高下肢 20°～30°，鼓励患者早期功能锻炼，指导督促病人定时做下肢的主动或被动运动，如足背屈、膝踝关节的伸屈、举腿等活动。病情允许时早期下床活动。

（2）使用下肢压力充气泵以促进下肢静脉血液回流。

（3）保持大便通畅。因80％DVT发生在左下肢，与乙状结肠宿便有关。

2. 防止静脉内膜损伤

减少静脉穿刺次数，遵嘱合理安排静脉输液，补液需求减少后尽早拔除深静脉置管。

3. 防止血液高凝状态

（1）术后进行静脉穿刺发现回血差或采血后出现血液过快凝集现象时，提示有高凝状态的倾向，建议进行必要的化验检查。

（2）由于术前及术后禁食水、呕吐、大量出汗、补液量不足而处于脱水状态致血液黏稠，需遵医嘱保证给病人补充足够的液体，纠正脱水，维持水电解质平衡，防止血液浓缩。

4. 平衡膳食

选择清淡低脂食品，多食含维生素较多的新鲜蔬菜和水果，如番茄、洋葱、蘑菇、芹菜、海带、黑木耳等，这些食品均有利于稀释血液，改变血黏稠度。每日饮水量 >1500mL，保证足够的液体量，防止血液浓缩。

5. 药物预防

遵医嘱使用抗凝药物。近年来推荐使用低分子量肝素每日一次皮下给药。用药期间密切观察有无出血倾向，有无手术切口的血肿、出血及皮肤青紫淤斑，有无牙龈出血、鼻出血和注射部位出血，尤其要注意有无颅内出血，女性患者应特别注意有无阴道出血。

（林文妃、黄凤爱、颜红波）

第二节　椎管内神经鞘瘤并出血临床护理实训案例

一、案例介绍

基本信息：史某，男，25岁，未婚，高中文化水平。

入院时间：2024年3月22日18:05。

诊断：颈2～4椎管内神经鞘瘤并出血。

主诉：剧烈颈痛伴活动受限10h。

现病史：患者于10h前无明显诱因出现颈部剧烈疼痛伴活动受限，伴右上肢麻痛不适，间有头晕，无天旋地转，伴轻度恶心，无呕吐，无胸闷气促，自觉双上肢放射沉重酸痛，行走不稳。诉今晨着凉出现"感冒"症状，无畏寒发热，伴鼻塞。自行在私人诊所行"手法治疗"后无缓解，遂来我院门诊就诊，行颈椎CT后拟"颈痛查因：扭伤伴劳损？"收入院。患者发病以来，无明显握力减退，无束缚感，精神状态一般，食欲一般，睡眠良好，大便正常，小便正常，体力情况如常，体重无明显变化。

既往史：无。

过敏史：无。

其他：日常生活自理，情绪稳定，母亲陪同住院。

专科情况：T:36.5℃，P:87 次/分，BP:140/88mmHg，R:20 次/分。颈项强直状态，主动屈伸旋转活动受限，颈后部压痛有轻压痛不适感，压颈试验（＋），右上肢肌力Ⅳ级，有麻木感，余肢肌力Ⅴ级，肌张力正常。

影像学结果：3 月 23 日胸部正侧位 X 线：左肺炎症。3 月 24 日头颅 CT 平扫未见异常。3 月 24 日颈椎平扫：颈 2～5 椎体水平椎管右后份髓外硬膜下占位，脊髓受压变形；颈椎生理曲度变直；颈椎间盘退变。

3 月 23 日颈椎增强 MR：颈 2～5 椎体水平椎管右后份髓外硬膜下占位，结合 CT 平扫，考虑良性病变可能，血肿？脊膜瘤？

主要诊疗经过：患者入院后完善相关检验及检查。患者入院后出现右侧肢体肌力减退，有手术指征。排除禁忌后于 3 月 29 日手术室全身麻醉下行后正中入路颈 2～颈 4 椎管内肿瘤切除术＋神经内镜检查术。术程顺利，术后症状明显好转。复查颈椎 MR 见肿瘤完全切除。术后予预防感染、补液等对症支持处理。术后石蜡病理结果：3 月 31 日颈 2～颈 4 髓内肿瘤神经鞘瘤，伴广泛出血、坏死。术后患者恢复可，病情稳定，于 4 月 17 日出院。

二、护理临床思维实训过程

临床场景 1

3 月 22 日，患者车床入院。管床护士接到通知新收一位椎管内占位"血肿？肿瘤？"性质待查的患者史某。如果你是管床护士，该如何对患者进行全面评估？

思维提示

（1）测量生命体征。

（2）评估患者肌力、肌张力。

（3）评估疼痛的情况、部位、性质、持续时间、疼痛强度。

（4）评估感觉功能。

（5）评估自理能力。

（6）评估营养状况。

（7）评估排尿和排便功能。

（8）评估皮肤状况。

护理评估结果

（1）测量生命体征：T：36.5℃，P：87次/分，BP：140/88mmHg，R：20次/分，SpO_2：98%。

（2）右上肢肌力Ⅳ级，有麻木感，余肢肌力Ⅴ级，肌张力正常。

（3）患者颈后部疼痛，呈持续性放射性酸痛、按数字疼痛分级法（numerical rating scale，NRS）评分为5分。

（4）颈强直状态，主动屈伸旋转活动受限，颈后部有轻压痛不适感，压颈试验（+），右上肢浅感觉减退，双侧巴宾斯基征阳性。

（5）Barthel评分40分，全部依赖他人照顾。

（6）营养风险筛查（NRS2002）评分0分。

（7）大小便均能控制。

（8）全身皮肤无异常。

临床场景2

做完新入院评估后，你该如何根据评估结果为患者制定术前护理措施？

思维提示

主要从疼痛管理、卧位护理、术前功能锻炼进行指导。

知识链接

表4-1 脊髓各节段肿瘤临床表现

脊髓各节段肿瘤	临床表现
高颈段肿瘤（C1～C4）	枕颈区呈放射性痛，颈项强直，强迫头位，四肢痉挛性瘫痪，后枕部及同侧面部感觉障碍，呼吸障碍
颈膨大段肿瘤（C5～T1）	肩及上肢呈放射性痛，上肢弛缓性瘫痪，下肢痉挛性瘫痪，病灶以下感觉障碍
胸髓段肿瘤（T2～T12）	腰背部放射痛，少数胸腹部放射痛和束带感，上肢正常，下肢痉挛瘫痪，感觉障碍
腰膨大段肿瘤（L1～S2）	障碍下肢放射性痛，弛缓性瘫痪及感觉障碍，会阴部感觉障碍，严重者有括约肌功能障碍

护理处置

（1）疼痛护理。采用0～10分数评分法（NRS）或面部表情描述法来评估患者的疼痛。

1）无疼痛主诉者（评分为0分），不做进一步疼痛评估记录。病情变化出现疼痛时，将疼痛评分结果记录在护理记录单中。

2）疼痛评分＜4分的轻度疼痛者（评分为1～3分），责任护士负责进行健康教育、心理疏导，每天评估1次，并将评分结果记录在护理记录单上。

3）疼痛评分4～6分的中度疼痛者，护士应及时报告医师，配合处理。责任护士每天评估2次，直至疼痛评估评分＜4分，并将评分结果及处理措施记录在护理记录单上。

4）疼痛评分≥7分的重度疼痛者，护士应及时报告医师并进行必要的处置，观察用药效果。护士每班至少评估1次，直至疼痛评估评分＜4分，并将评分结果及处理措施记录在护理记录单上。

（2）呼吸道管理。戒烟戒酒，练习深呼吸，向患者讲解烟、酒对疾病的危害，使其配合，并指导患者训练正确咳嗽、咳痰方法。每次咳嗽时，按住胸部，深吸气，用力使肺深部痰液咳出，3次/d。

（3）指导患者术前床上使用大、小便器，进行床上大小便训练。

（4）卧位肢体功能锻炼，如上下肢的屈伸，手指、足趾的活动。

（5）术前给患者佩戴颈托，侧卧及翻身时头、颈与躯干要保持轴向协调。避免搬动造成脊髓损伤。颈托可限制颈部的过度活动，增加颈部的支撑作用，使颈部肌肉休息，缓解肌肉痉挛，减轻局部疼痛。

（6）移动患者时要保持脊柱水平位置，尤其是在搬运高颈位手术患者时，更应注意颈部不能过伸过屈。

（7）通过文字、图片、真实案例等多种方式给患者讲解疾病相关知识及手术前后需配合的注意事项，使其对疾病和手术有所了解，鼓励患者积极配合治疗，增强战胜疾病的信心。

临床场景3

交接班时，患者家属向你询问刚买的颈托如何佩戴。作为管床护士，你如何回答？

思考问题

通过初步评估，患者需要佩戴颈托，佩戴颈托的步骤及注意要点有哪些？

知识链接

1. 颈托的结构功能

颈托是一种能够固定颈部的托架，适用于颈椎外伤、退行性疾病及相关手术的治疗。根据使用方式的不同，颈托可分为软颈托和硬颈托两种类型。颈托主要有软质和硬质两种不同的材质。软质颈托通常由皮革、泡沫塑料、绒布和棉花等材料制成，可根据患者个体差异进行裁剪，具有较好的舒适性。软质颈托主要用于颈部肌肉劳损、扭伤等轻微损伤的治疗，可以减轻颈部疼痛，帮助患者放松颈部肌肉。硬质颈托则是用塑料、金属等硬材质制成。此类颈托可以达到更有力的支撑力和固定效果。但是，与软质颈托相比，硬质颈托更容易引起不适。

2. 颈托分为前片、后片

前片边缘压于后片之上，下颏可以完全放入颈托前片的下凹槽内，下颌宽度可以较合适地贴合前片弧度，如图 4 - 2 所示。后片上缘应靠近枕骨，下缘应靠近双肩。

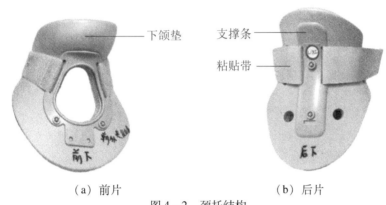

（a）前片　　　　　　　　　　（b）后片

图 4 - 2　颈托结构

3. 佩戴颈托的步骤

患者取仰卧位，首先要小心地将颈部置于"正中位"，即头部仰至嘴角和耳垂的连线与地面垂直，且鼻尖、下巴、肚脐呈一直线；用手指度量患者由下颌骨角下方到锁骨的距离，选择合适高度的颈托；将颈托后片小心地穿入后颈，然后慢慢地将前片的下颌垫与患者的下颌吻合；固定颈托系带，注意避免移动患者的头颈。

4. 摘除颈托技术

协助患者取仰卧位；松解颈托的尼龙搭扣为患者摘除颈托前片；协助患者轴向翻身至侧卧位，取下颈托的后片；协助患者轴向翻身至平卧位。

5. 注意事项

颈托的松紧度以伸入一指为宜，以佩戴颈托后颈部的旋转与肩部同步转动为宜；平戴平摘，平躺时戴好颈托起来活动，活动完毕后平躺摘下颈托；注意防止压力性损伤，特别是后枕部、耳廓及后颈部等，佩戴期间可以使用颈托内衬垫防止压力性损伤的发生；饮食时使用小勺喂食，防止呛咳；出院后根据具体病情可继续佩戴颈托一段时间（佩戴时长因手术方式而异，请咨询主管医师）。佩戴期间宜保持适量缓和活动，如慢走等，预防全身肌肉僵硬紧张。佩戴颈托时应保持良好姿势，避免头前伸、弯腰驼背等不良体态；避免坐过软的矮凳，会影响姿势并给颈椎增加额外压力。勿提重物，勿过度活动颈椎，勿进行剧烈运动，如跑步等。

护理处置

（1）佩戴与摘除颈托时应遵循的原则：

平卧位佩戴颈托，平卧位摘除颈托，俗称"躺着戴、躺着摘"。只有在平卧位时摘除颈围，患者的颈部才不受力。

（2）佩戴颈托步骤：

①患者呈仰卧位，首先双手放于胸前，下肢屈曲位，协助轴线翻身，使头、颈、肩、躯干保持同一直线。

②一手托起头颈部，另一手将颈托后半部分贴合于颈后部，协助躺平。

③调整颈托的位置使颈托后半部分上沿置于耳垂下方，头稍后仰，将颈托前半部分置于颈前部，下巴置于颈托的突出部分，前片与后片重叠。

④固定带系紧，调整合适的松紧度，张开嘴巴，以不影响呼吸、吞咽为宜。

⑤注意避免移动受伤者的头颈和脊椎。

（3）颈托与皮肤之间可容纳一指，固定效果好，舒适。

（4）佩戴及摘除颈托时，应保持平卧位，翻身时应轴线翻身。先佩戴颈托后片，再佩戴颈托前片才能保证颈托固定效果好；先摘除颈托前片，再摘除颈托后片，才能保证颈部不受损伤。

临床场景4

术后第三天，管床护士为患者进行早餐前血糖监测，结果为 23.2mmol/L。你是怎么思考的？

思维提示

患者既往无糖尿病史，术前化验糖化血红蛋白结果正常，血糖高为应激性高血糖。

知识链接

1. 应激性高血糖

患者常发生以胰岛素抵抗为主的严重糖代谢紊乱，表现为血糖升高，称为应激性高血糖。这种出现的短暂性血糖升高，通常局限于既往无糖尿病史的患者，当危重症状得到缓解后，血糖即可恢复至正常水平。

2. 应激性血糖诊断

入院后随机测 2 次空腹血糖≥6.9mmol/L，或随机血糖≥11.1mmol/L 可诊断为应

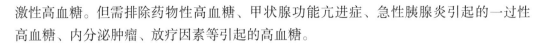

激性高血糖。但需排除药物性高血糖、甲状腺功能亢进症、急性胰腺炎引起的一过性高血糖、内分泌肿瘤、放疗因素等引起的高血糖。

3. 主要发病机制

（1）糖皮质激素分泌增多。糖皮质激素分泌增多是应激最重要的一个反应，应激状态下糖皮质激素相较平时增加 10 倍以上。糖皮质激素可促进蛋白质分解及脂肪动员，增加血糖来源；同时减少机体组织对葡萄糖利用，促进糖原分解；糖皮质激素对儿茶酚胺、生长激素及胰高血糖素升糖效应有协同作用。

（2）胰高血糖素分泌增加。交感神经兴奋和血中氨基酸水平升高促进胰岛 α 细胞分泌胰高血糖素。

（3）儿茶酚胺类激素释放。

（4）胰岛素抵抗。应激患者由于外周组织对胰岛素的反应性和敏感性降低，出现胰岛素抵抗。

（5）生长激素水平增加。

（6）细胞因子。免疫细胞和其他组织如肺释放的多种细胞因子也起到重要作用。

护理处置

（1）立即将血糖结果报告医生，与医生共同制定术后血糖目标值。应激性高血糖的控制目标值是危重患者为 7.8 ～ 10mmol/L，而非危重患者为 ＜7.8mmol/L，餐后应 ＜10mmol/L。

（2）静脉泵入胰岛素，根据每小时血糖监测值调整输注速度。

（3）饮食由普食改为糖尿病饮食，一日三餐应均衡摄入，避免高血糖和低血糖的波动。

（何钰熙、黄凤爱、颜红波）

第三节　脊髓硬膜外海绵状血管瘤临床护理实训案例

一、案例介绍

基本信息：陈某，男，37 岁，离异，高中文化水平。

入院时间：2023 年 7 月 10 日 8:30。

诊断：颈 7 至胸 1 椎管内硬膜外海绵状血管瘤并出血。

主诉：突发双下肢乏力伴大小便障碍 10h。

现病史：患者 10h 前无明显诱因下出现双下肢乏力，无法站立，伴大小便障碍，休息后未见症状好转，遂到我院急诊就诊，颈椎、腰椎 CT 检查见颈椎轻度骨质增生，腰椎平扫未见病变。予相关对症治疗，病情无明显好转。为进一步诊治来我科就医，拟为"双下肢乏力"收入院。自发病以来，精神状态较差，食欲一般，留置尿管，体力情况较差。

既往史：无。

过敏史：无。

其他：社保付费，经济条件一般，离异，父母陪同。焦虑，患者及家属对疾病知识欠缺。

专科情况：双上肢肌力Ⅴ级，左下肢肌力Ⅰ级，右下肢肌力Ⅲ级。平脐以下浅感觉减退伴麻胀感；排便障碍；排尿障碍，停留尿管。疼痛评分法（NRS）：中度疼痛（6.9分）；JOA评分（日本骨科协会评估治疗分数）8分（下肢运动功能：0分，不能行走；感觉：B；下肢1分，有轻度感觉障碍或麻木；躯干1分，有轻度感觉障碍或麻木；膀胱功能0分，尿潴留）；脊髓损伤ASIA分级C级，不完全性损伤，神经平面以下运动功能残留且半数以上的关键肌的肌力小于3级（0～2级）。Barthel评分35分，完全需要照顾；VTE风险评估Caprini评分2分（卧床）；跌倒—坠床风险评估：4分，中危（暗、强光下视力减退、利尿药、下肢无力）；压疮风险评估15分，轻度风险（摩擦力和剪切力有潜在问题、感觉轻度受限、卧床）。

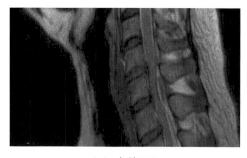 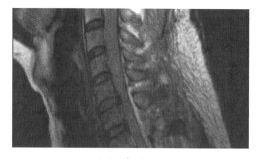

（a）术前MR　　　　　　　　　　　　　　（b）术后MR

图 4-3

影像学检查：7月10日17:00腰椎平扫+胸椎平扫：颈胸交界处髓外硬膜外异常信号影。考虑硬膜外血肿可能性大，相应水平椎管狭窄，脊髓受压。7月10日22:00颈椎平扫：C7、T1椎体水平椎管内占位，颈椎轻度退行性改变；各椎间盘变性，C4/5、C5/6及C6/7椎间盘轻度突出，如图4-3a所示。7月14日术后颈椎平扫：C7-T1椎管内硬膜外血肿清除术后改变；C3/4-C6/7椎间盘向后突出；C6/7明显向后突出，相应脊髓稍受压，椎管稍狭窄，如图4-3b所示。

实验室检查：白细胞 $9.3 \times 10^9/L$，红细胞 $9 \times 10^9/L$。

主要诊疗经过：入院后完善生化及影像学检查，予甘露醇脱水治疗，予曲马多注射液止痛处理。7月11日行全脑血管及脊髓血管造影，造影结果：未见明显异常。7月12日急诊全麻下行后入路颈椎椎管内探查术加血肿清除术，术后转神经外科监护室。7

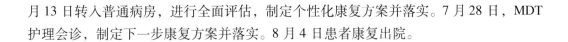

月 13 日转入普通病房，进行全面评估，制定个性化康复方案并落实。7 月 28 日，MDT 护理会诊，制定下一步康复方案并落实。8 月 4 日患者康复出院。

二、护理临床思维实训过程

临床场景 1

7 月 10 日 8:30，患者陈某急诊平车入院。管床护士接诊陈某，评估双上肢肌力 V 级，左下肢肌力 Ⅰ 级，右下肢肌力 Ⅲ 级；平脐以下浅感觉减退伴麻胀感。报告主管医生，医生开具医嘱行腰椎平扫 + 胸椎平扫磁共振。至 16:00 护士查房，进行查体，发现了症状的变化为：双胸 4 水平以下浅感觉减退，双乳头水平以下麻胀感。患者问管床护士，"我感觉麻胀感往上走了，都到乳头这里了。这是怎么回事呢？"作为管床护士，你该怎么思考去做呢？

思维提示

根据患者解剖位置及感觉平面的变化考虑，定位患者脊髓损伤的位置。

知识链接

脊髓位于椎管内，与脊神经直接联系，是人躯体和内脏机能活动的一个低级中枢。脊髓与脑之间在形态和机能上有密切的联系，它既接受脑的控制和调节，又对脑的机能活动有着重要的影响和调节作用。

1. 脊神经

脊神经自脊髓发出，经椎间孔离开椎管，分布于躯干和四肢。脊神经有 31 对，即颈神经 8 对、胸神经 12 对、腰神经 5 对、骶神经 5 对和尾神经 1 对。

2. 脊髓神经节段分布

一条脊神经所支配的皮肤区域称为一个皮节。身体的皮神经分布都是按节段顺序排列的，这种排列关系在胸部表现得最明显，自锁骨和胸骨上缘到腹股沟韧带，自背侧中线至腹部中线，皮支支配区形成连续横行的环带，依次排列着 C1～L1，脊神经皮支的支配区。在四肢，这种节段性分布比较复杂，上肢的皮神经来自 C5～T1，它们按肢体的长轴顺序排列，即自桡侧的上臂、下臂到手，转向尺侧自手、下臂到上臂，依次排列。下肢的皮神经来自 L～S，它们排列的顺序是从大腿、小腿的前面，经足背、足底绕到小腿、大腿的后面，直至臀部和会阴为止，如图 4-4 所示。

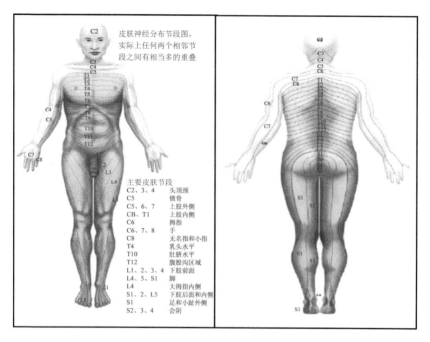

图 4-4 脊髓神经节段分布

护理处置

（1）将患者症状的变化立即报告主管医生。

（2）管床护士跟陈某解释说，"您的情况我们已经通知医生。根据您症状的变化，医生会及时调整治疗方案"，以及安抚患者。

（3）根据脊神经皮肤节段分布关系，患者脐以下感觉平面，认为病变位置在胸椎以下，但由于感觉平面上升，基于皮肤神经分布任何相邻阶段之间有相当多的重叠，考虑病变位置有可能会在颈椎，所以增加颈椎平扫磁共振检查。

医疗处置

7月10日22:00 颈椎平扫：C7、T1 椎体水平椎管内占位。

7月11日行全脑血管及脊髓血管造影。造影结果：未见明显异常。

7月12日急诊全麻下行后入路颈椎椎管内探查术加血肿清除术。

<h2 style="text-align:center">临床场景 2</h2>

7月13日15:00，手术治疗后患者由监护室转回病房。管床护士评估患者四肢肌力Ⅴ级，活动正常。术后第三天患者出现双手不能抓握，无法做精细动作，如拿筷子、写字等；双下肢肌力Ⅲ级，双下肢控制能力变差；双胸4水平以下浅觉减退，双乳头水平以下麻胀感加重。患者和家属很着急问管床护士，"护士，我做完手术回来手脚都

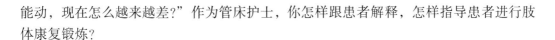

能动，现在怎么越来越差？"作为管床护士，你怎样跟患者解释，怎样指导患者进行肢体康复锻炼？

思维提示

（1）手术方式为后入路硬膜外血肿清除，术后水肿可压迫神经导致患者肢体功能障碍。

（2）患者上肢精细动作差，下肢定位不准确，可制定有针对性、个性化的康复护理计划和措施。

知识链接

1. 脊髓功能

脊髓功能主要为传导功能和反射功能。脊髓内多种上行传导束（运动传导束）、下行传导束（感觉传导束）将脑和躯干、四肢联系成为整体，实现着各种感觉和运动的功能。当脊髓的某部分发生病变，脊髓的传导功能受到影响，则身体的相应部位出现感觉和运动的障碍。

（1）传导功能。脊髓白质是传导功能的主要结构，它使身体周围部分与脑的各部联系起来。如躯体（除头、面部外）的各种浅、深感觉和内脏感觉冲动借上行（感觉）传导束经过脊髓传到大脑及小脑。

（2）反射功能。完成脊髓反射活动的结构为脊髓的固有装置，包括脊髓灰质、固有束和脊神经的前、后根等。脊髓是反射中枢，能完成各种反射活动，例如腱反射、屈肌反射、排尿和排便反射等。在正常情况下，脊髓的反射活动始终在脑的控制下进行。临床上检查脊髓反射对了解脊髓的功能、状态和神经系统的定位诊断具有重要意义。

2. 脊髓的被膜

脊髓的被膜总称脊膜，从外向内依次为硬脊膜、蛛网膜和软脊膜。硬脊膜为硬脑膜内层向椎管内的延续，在硬脊膜与椎骨骨膜之间为硬膜外间隙，其中有椎管内静脉丛和脂肪组织。在纵长的脊髓外，由硬脊膜形成管状硬膜囊包裹着脊髓。

3. 颈椎后路加速康复

康复包括术前康复和术后分阶段康复。术前康复包括：术前教会患者四肢及颈背部力量和心肺适应性训练；教会患者颈部围领的穿戴方法、术后正确的姿势、轴向翻身和转移技术等。术后结合患者切口状况、留置引流管拔除情况，强调康复训练早期介入、早期离床。术后早期以预防术后并发症、呼吸训练和适度的颈部关节活动度训练为主，配合物理因子治疗，减轻局部炎症；术后中后期结合康复评定制定个体化的康复治疗方案，通过物理治疗、作业治疗、文娱治疗等方式，必要时配合药物，逐渐强化颈部功能康复、神经功能康复和日常生活能力恢复。

（1）并发症预防。术后开始进行踝泵练习，气压式血液循环驱动器治疗，预防下肢静脉血栓形成；进行呼吸功能训练，尽早离床，预防肺部感染，维持良好的心肺功能。

（2）颈部功能康复。颈椎各方向主动、被动活动度的训练；颈部各方向运动肌群的力量训练，从抗阻等长收缩练习开始，逐渐增加活动范围；颈部术后伤口局部给予红光或激光照射，促进愈合；若训练后疼痛明显，及时冰敷，局部给予超声药物透入、经皮神经电刺激等物理因子治疗，配合非甾体抗炎药（口服或静脉），控制炎症反应，缓解疼痛。

（3）神经功能康复。对于存在肌萎缩、肌力下降或术后出现 C5 神经根麻痹的患者，针对相应肌群及肢体进行康复训练。肌力 3 级以下的肌群给予低频电刺激，配合物理治疗师的手法助力运动训练；肌力 3 级或以上者给予中频电刺激、生物反馈治疗，配合主动或抗阻肌力训练。针对上肢可使用功率计进行肌力训练，下肢肌力可使用康复踏车或等速肌力训练设备进行训练。对于手部精细功能差的患者，通过 OT 桌、E-Link 手功能训练工作站、情景互动设备等进行手功能训练，配合作业治疗师的手法治疗，为患者布置日常情景中的作业任务，提高精细动作协调性和灵活性。

（4）日常生活能力训练。在肌力、协调性达到一定水平后，开始进行平衡训练、步行训练、上下台阶训练、有氧耐力训练、日常生活动作训练等，以期提高患者的独立性和日常生活的活动能力，尽早重返家庭和社会。

护理处置

管床护士同患者做好心理支持，宣讲成功案列，与患者、主管医生共同制订分阶段康复方案。

根据患者的情况制定分阶段康复方案如下：

（1）第一阶段：

①坐位训练 1～4 步：适应性坐起训练、支持下坐位重心前后转移训练、支持下坐位重心左右转移训练、在无支持下长坐位静态平衡训练、无支持下长坐位重心左右转移训练、无支持下长坐位前后转移训练、无支持下长坐位自动态平衡训练、无支持下长坐位他动态平衡训练。

②双手精细运动训练：手功能主要体现在手指的抓握、侧捏、对捏等运动方式，而日常生活穿衣系扣能充分将这些精细动作融合。自主进食如拿勺子、拿筷子、夹菜等；自主穿衣训练：扣扣子、系带子等。

③患者外出行高压氧治疗。

（2）第二阶段，坐位训练 6～10 步：长坐位至端坐位转移训练、无支持下端坐位静态平衡训练、无支持下端坐位重心前后转移训练、无支持下端坐位重心左右转移训练、无支持下端坐位自动态平衡训练、无支持下端坐位他动态平衡训练、无支持下端坐位躯干前屈及后伸训练、坐位及站立转移训练。

（3）第三阶段，站立训练：患者右脚控制力较左侧差，受力情况差，站立位训练时要求家属在旁保护，患者双手扶稳床栏，左脚主要受力，右脚间断增加受力情况，

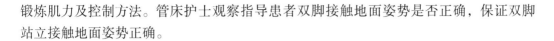

锻炼肌力及控制方法。管床护士观察指导患者双脚接触地面姿势是否正确，保证双脚站立接触地面姿势正确。

护理成效

7月27日患者双上肢肌力V级，双手能完成部分抓握动作，力量不足，双手关节灵活性下降，患者下肢肌力V级，但双下肢踝关节背屈活动受限，右侧尤甚；右侧股四头肌肌力下降，肌力较前明显好转，康复计划切实有效。

临床场景3

7月13日15：00，手术治疗后患者由监护室转回病房。管床护士评估患者留置尿管，间歇夹闭尿管，其无尿意，且三天未解大便。患者问管床护士说："我这个尿管不会一直插着不拔掉吧？我三天没解大便了，平时我每天都有两次大便的，我感觉不到我想大小便。"作为管床护士，你怎样为患者进行大小便康复训练？

思维提示

（1）小便障碍：与患者术后水肿导致逼尿肌乏力有关。

（2）大便障碍：与患者水肿期压迫神经，影响神经传导有关；与患者卧床，活动不足，肠蠕动减慢有关；与患者进食减少有关。

知识链接

单纯发生于椎管内硬膜外海绵状血管瘤较为罕见。预后取决于神经的损害程度、疾病发展速度以及是否及时得到处理。针对患者的临床特点，行早期康复护理，采取多学科团队合作模式，制定个体化康复护理方案，做好肢体以及括约肌的康复护理、疼痛的评估和护理、尿潴留及便秘的护理，同时给予营养支持和心理支持，可以促进患者更快康复。

1. 间歇性导尿术

根据《神经源性膀胱护理实践指南》，间歇性导尿术被国际尿控协会推荐为协助神经源性膀胱患者排空膀胱最安全的首选措施，是协助膀胱排空的金标准；间歇性导尿术适用于神经源性或非神经源性膀胱功能障碍引起的膀胱逼尿肌活动性低下或收缩力减弱的患者或膀胱逼尿肌过度活动被控制后存在排空障碍的患者、部分膀胱梗阻和膀胱排空不完全患者的治疗以及诊断性检查。

2. 神经源性膀胱

神经源性膀胱是由各种疾病引起的神经系统损伤从而导致的泌尿功能紊乱，常以尿频、尿急、尿失禁或排尿困难等储尿或排尿功能异常为主要临床表现。脊髓损伤是脊髓结构或功能的完全或不完全受损，造成损伤平面以下肢体感觉、运动或自主神经功能的障碍，是导致神经源性膀胱的临床最常见疾病之一。脊髓损伤后神经源性膀胱还往往伴有泌尿系统多种疾病，甚至发展为尿毒症，严重影响患者的生活质量。因此，改善膀胱功能是治疗脊髓损伤的关键所在。中医康复是在中医基础理论指导下，以整体观、辨证论治为原则的传统康复疗法，对脊髓损伤后神经源性膀胱的治疗有着明显的优势。

护理处置

（1）针对患者陈某的疑问，管床护士解释：手术后水肿等压迫神经会导致短暂的症状，术后配合康复治疗，大小便可恢复正常。

（2）遵医嘱予脱水治疗。

（3）神经源性膀胱康复护理措施：

1）意念排尿法：每次放尿前或间歇性导尿前5min，指导其全身放松，想象自己在一个安静、宽敞的卫生间，听着流水声，准备排尿，并试图自己排尿，然后由陪同人员接尿或放尿。想象过程中，强调患者利用全部感觉。时机：留置尿管放尿前或间歇性导尿前5min。

2）中医专科护士会诊：

①在肾、膀胱、尿道穴位压豆可促进患者排尿。

②在气海、中极、关元三阴交、太溪等膀胱相关穴位按摩，促进膀胱肌群功能恢复。

3）间歇性导尿术方案制定：

①导尿前完善病史评估、症状评估、实验室评估、辅助仪器评估（见表4-2）。

表4-2　病史、症状及实验室检查评估

病史评估	既往无先天性脊柱裂、脊膜膨出等；有C4/5、C5/6及C6/7椎间盘轻度突出
	既往无泌尿系统及盆腔手术及外伤史，无感染史、无特殊用药史
	既往无糖尿病等代谢性疾病史
	既往排尿习惯：自主排尿，因工作性质导致排尿无规律
	既往饮水习惯及饮水量：既往饮水不规律，多为暴饮，每天饮水量不详
目前症状	目前排尿方式：排尿困难，予留置导尿
	尿液情况：黄色，澄清，无絮状物
	膀胱感觉：间歇夹闭尿管，3h左右，患者有尿意感明显；每次开放尿管尿量在200～400mL不等
	目前输液量和输液时间：无
	便秘：有

续上表

专科检查	生命体征：正常
	腹肌张力正常，下腹部无包块及压痛
	关键肌肌力：双手手内肌和屈指肌群的肌力 2 + 级
	肌张力：正常
	脊髓损伤平面：颈 7 – 胸 1
	躯体感觉平面：双乳头以下麻木感、浅感觉轻度减退
	ADL：45 分
	手功能：不能抓握，不能持物
	肛周感觉运动：感觉存在，收缩时肛门括约肌肌力稍差
	盆底肌收缩：有力
	球棉体反射：正常
	ASIA 分级：C 级
实验室检查	入院尿常规：正常

②导尿方法及尿管的选择，见表 4 – 3。

表 4 – 3 导尿方法及尿管的选择

策略	方案
导尿方法	无菌导尿术，护士执行导尿
导尿管种类：导尿管	一次性无菌导尿管、亲水涂层导尿管
导尿管型号（尺寸）	选择 12F 细管腔导尿管

③导尿方案的制定，见表 4 – 4。

表 4 – 4 导尿方案

导尿时机	患者术后一周，病情稳定，7 ～ 24h 开始行间歇性导尿方案
导尿频率	患者膀胱感觉正常，予按需导尿，患者安全容量 350 ～ 400mL，残余尿量 200 ～ 400mL，导尿 3 ～ 4 次/日；每次导尿 <400mL（A 级推荐）
饮水计划	1700 ～ 1900mL，平均分配，20:00 后不饮水

4）间导前准备：间导前进行间歇导尿相关知识和方法、做法宣教、饮水计划实施宣教；签署知情同意书；落实间导措施及记录排尿日记，包括饮水、排尿情况、尿液情况。

（4）大便护理措施：

1）直肠指力刺激。

2）予乳果糖 10mL TID 口服治疗。

3）腹部按摩。

4）灌肠。

5）盆底肌功能锻炼，行相应肌肉、感觉的锻炼，如指导臀大肌和括约肌收缩、桥式运动等，均能刺激腰部以下神经的传导，促进患者排便功能的恢复。

6）电生理评估，了解患者肛周肌群的情况。

护理成效

实施四天间歇导尿后至 7 月 27 日，分析排尿日记，患者自主排尿次数增多，间歇导尿次数减少，可见间歇性导尿对患者膀胱功能训练有效。

临床场景 4

7 月 27 日，患者说夜间排尿次数增加 4～5 次/晚，且每次排尿量很少只有几十毫升，出现尿急不适感，夜间无法入睡。并且仍不能控制双下肢活动，且肢体麻胀感未缓解，未见明显好转。陈某有些焦虑，问管床护士，接下来怎么办呢？

思维提示

（1）患者间导过程中出现尿频尿急情况，可能尿路感染。间歇性导尿计划及方案是否要继续执行？

（2）患者目前可以做到床椅转移及坐站转移。下一步康复计划怎样调整？

（3）怎样缓解患者肢体麻胀感？

（4）请相关专家会诊：泌尿系、康复科及中医行 MDT 会诊，解决患者的疑虑。

护理处置

1. 残余尿量测定

患者排完小便后，进行仪器检测，两次检测残余尿量分别为 0mL 及 40mL。根据《神经源性膀胱护理实践指南》，通常排尿后残余尿量在 100mL 以下，被认为是可以接受的。因此暂停间歇导尿，继续实行饮水计划，每日饮水 2500～3000mL，每日 20:00 后不再饮水。继续写排尿日记，予注射用头孢呋辛钠（新福欣）静滴治疗。

2. 肢体康复

双上肢力量不足，指导患者握弹力球训练手掌力量；灵活性下降，指导患者进行对指活动，及捡豆子，拧瓶盖，套橡皮筋做抗阻活动，鼓励患者继续做力所能及的日常生活活动，如穿衣扣纽、拧毛巾、拿勺子等。双下肢训练主要指导患者提高踝关节活动度，增强右侧股四头肌力量。主要包括以下方面：

1）卧立位，借助弹力绷带行踝关节背屈活动锻炼，行股四头肌等长收缩训练，还可以做屈髋屈膝动作，类似跟膝胫试验，双脚交替。

2）患者已掌握由卧位到坐立位转移，坐立转换时姿势不正确：双侧负重不均衡，指导患者两脚与肩同宽，双足尖位置不过膝，前倾，屈曲屈膝，髋关节充分伸展，注意双脚抓地支撑，双足负重，稍放缓速度。

3）站立位下在双手有栏杆支撑或者有人保护的情况下，行单脚支撑，交替踮脚尖和后跟动作，再侧扶着栏杆做下蹲的动作，以患者感觉股四头肌发力的角度即可。另外，利用脚踏板训练屈髋屈膝动作。待患者达到站立位平衡2级，患侧下肢独立负重再进行步行训练。患者每天训练以10个动作为一组，每次三组，上下各训练一次的频率基础进行调整，以达到单天训练稍劳累，第二天不劳累的量为宜。

护理结果

患者恢复正常自主排尿，感觉平面下移至脐以下，麻木感较前好转，四肢肌力Ⅴ级，双手可抓握，手内肌及屈指肌肌力Ⅳ＋级，可持物，可用筷子进食，可扶行走路，Barthel评分90分，于8月4日康复出院。

（孙平静、黄凤爱、颜红波）

第五章　功能神经外科疾病临床护理实训案例

第一节　三叉神经痛临床护理实训案例

一、案例介绍

基本信息：36床，叶某，女，41岁，已婚，初中文化水平。

入院时间：2023年4月3日。

诊断：左侧三叉神经痛。

主诉：左面部疼痛3年余。

现病史：患者于3年前无明显诱因突发左下颌部疼痛，短暂性剧痛、呈闪电样。疼痛在左侧上唇、颊部、口角等处最为明显，起初发作数秒即骤停，间歇期正常，往往因洗面、刷牙、说话、咀嚼、吞咽等动作而诱发。未做相关治疗，后疼痛发作次数逐渐增多，发作频繁，疼痛越重，难以耐受。今来我院就诊，拟"三叉神经痛"收住院。

既往史：剖宫产史。

过敏史：无药物过敏史。

其他：日常生活自理，偶有焦虑，其丈夫陪同住院。入院以来，睡眠可，胃纳一般，二便正常。

专科情况：T:36.3℃，P:82次/分，BP:96/61mmHg，R:18次/分。GCS:E4M6V5 = 15分，双侧瞳孔等圆等大，直径3mm，对光反应灵敏，四肢肌力Ⅴ级，肌张力正常。

影像学检查：4月5日头颅MR提示左侧原发性三叉神经痛，如图5 – 1所示。

主要诊疗经过：患者自确诊三叉神经痛以来口服卡马西平药物治疗。4月6日在手术室全麻下行三叉神经微血管减压术，术后转神经外科监护室。4月7日转回病房，术后GCS:E4M6V5 = 15分，双侧瞳孔等圆等大，直径3mm，对光反应灵敏，四肢肌力Ⅴ级，肌张力正常，头部敷料干洁，左面部三叉神经痛消失，诉轻微伤口疼痛，可忍受。

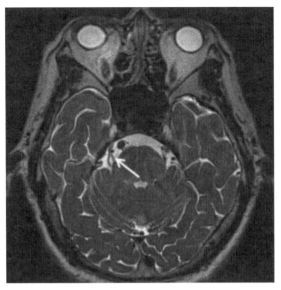

图 5 - 1 4 月 5 日头颅 MR

二、护理临床思维实训过程

临床场景 1

4 月 3 日 10:10，患者叶某用手捂着左侧脸部，步行到护士站，说："护士，我来住院。"管床护士接到患者入院卡，看到患者入院诊断：三叉神经痛。

如果你是管床护士，你将如何进行入院评估？

问题思考

三叉神经痛患者如何进行疼痛评估、疼痛的管理及护理？

知识链接

三叉神经痛（trigeminal neuralgia，TN）是指局限于三叉神经分布的一种反复性、短暂性、阵发性剧烈疼痛。历时数秒至数分钟，间歇期无症状。50％的三叉神经痛患者不能通过口服药物使疼痛得到缓解。为了能从根本上得到治疗及缓解疼痛，需对三叉神经痛患者进行除药物治疗外的其他处理方法——外科手术。对于对药物治疗反应不足的患者，神经外科治疗方案可获得非常好的效果。微血管减压术是目前治疗三叉神经痛疗效最佳、缓解持续时间最长的方法。

1. 三叉神经痛的评估

（1）疼痛评估工具。采用视觉模拟评分法（visual analogue scale，VAS）评估患者的疼痛程度，VAS 总分 10 分，分数越高，表示疼痛越严重。分别在患者入院当天、术后第一天、出院当天对患者进行疼痛评估。根据视觉模拟评分法，0～3 分为轻度疼痛（不影响睡眠）；4～6 分为中度疼痛（轻度影响睡眠）；7～10 分为重度疼痛（不能入睡或痛醒），如图 5-2 所示。

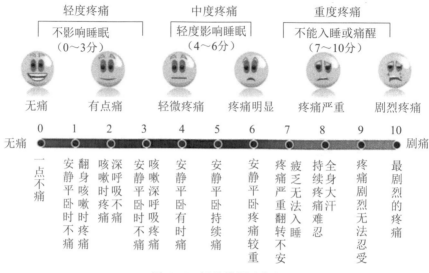

图 5-2 视觉模拟评分法

（2）疼痛的触发。扳机点是在三叉神经分支区域内，存在某个固定的、局限的、小块皮肤或黏膜特别敏感的点，对此点稍加触碰，立即引起疼痛发作。扳机点有一个或多个，常位于牙龈、牙齿、唇、鼻翼、口角、颊黏膜等处。此点一触即发，常在刷牙洗脸、进食、说话、微笑等情况下触发疼痛，因此病人常不敢刷牙洗脸而导致颜面及口腔卫生不良、牙石堆积、舌苔增厚；不敢说话、微笑而导致面部表情呆滞、木僵；不敢进食导致身体消瘦。

（3）疼痛的性质。疼痛发作时，常伴有颜面部表情肌的痉挛性抽搐，口角被牵向患侧。疼痛如电击样、刀割样、撕裂样剧痛，疼痛发作时患者表情极度痛苦。

（4）缓解疼痛动作。为缓解疼痛患者常做出各种特殊的动作，如咬紧牙关、咬唇、伸舌、一连串迅速咀嚼动作、用手紧按痛处、用力揉搓面部等。

2. 疼痛管理

首先采用疼痛视觉模拟评分（VAS）量表评估所有患者疼痛程度。根据评分结果对患者疼痛程度进行分级，给予针对性的护理干预。

（1）VAS 评分 <4 分患者，通过深呼吸来扩张胸腔、减缓呼吸频率缓解疼痛，或通过听音乐、看视频等方式转移注意力来缓解疼痛。

（2）VAS 评分为 4～7 分患者，每天在疼痛部位给予冷热敷，将湿毛巾放在冰箱冷藏一段时间，然后敷在疼痛部位，或者用热水袋、热毛巾敷在疼痛部位，每次敷15～20min。要避免冷热敷温度过低或过高导致皮肤冻伤或烫伤。配合注意力转移法缓解疼痛，并为患者提供一个舒适、安静的休息环境。若疼痛剧烈难以缓解，可为患者进行按摩。面部按摩也可以帮助缓解紧张和焦虑，从而减轻疼痛。在按摩前，请确保使用温和的按摩油或乳液。

（3）VAS 评分 >7 分患者则需予服用镇痛药，视情况为患者进行头部按摩，注意手法轻柔，患者适应后可逐渐增加按摩力度，并配合局部热敷。此外，向患者普及疾病相关知识，告知患者应忌辛辣、刺激类食物，养成良好的作息习惯，并结合患者性格特征和情绪状态给予患者心理护理干预，对出现焦虑、抑郁等负面情绪患者及时给予心理疏导。

（4）根据患者疼痛情况、处理措施、用药情况填写疼痛护理单，见表 5 – 1。

表 5 – 1　疼痛护理单

			科室　　　姓名
性别　　　诊断　　　床号　　　住院号			
疼痛分类：□急性 □癌性疼痛 □慢性非恶性疼痛（>6 个月）□伤口 □手术切口			
疼痛评估 （用斜线表示"无"）	日期		
	时间		
	疼痛部位		
	疼痛时间		
	性质		
	放射		
	伴随症状		
	加重原因		
	缓解因素		
	疼痛评分		
护理措施 （请在适当 栏目内画"√"）	（1）安慰患者		
	（2）知识宣教		
	（3）卧床休息		
	（4）调整体位		
	（5）分散注意力		
	（6）冷敷		
	（7）热敷		
	（8）理疗		
	（9）针灸		
	（10）通知医生		

续上表

护理措施（请在适当栏目内画"√"）	（11）遵医嘱使用止疼药/PCA治疗	时间	
		药物	
		途径	
		不良反应	
	（12）拒绝治疗		
	（13）其他		
签名			

思维提示

（1）确认入院患者，内容可包括：

1）核对患者身份信息及医保信息。

2）身份识别：采用手腕带，注意信息清晰可见，双人核对无误后予以佩戴。

（2）指引患者到床位，在床边评估患者相关疾病情况，内容可包括：

1）测量患者生命体征。

2）评估患者意识、瞳孔及对光反应。

3）评估患者肌力、肌张力。

4）评估患者三叉神经疼痛情况，包括疼痛时间、扳机点、疼痛程度、诱发因素等。

5）测量患者身高和体重。

6）询问患者既往史、手术史、个人史等。

7）评估患者进食与营养情况、生活自理能力、跌倒风险、VTE风险等。

（3）三叉神经痛相关知识宣教、介绍病房环境及医院制度。

护理评估

（1）测量生命体征：T:36.3℃，P:82次/分，BP:96/61mmHg，R:18次/分。

（2）意识评估：GCS:E4M6V5＝15分，患者自动睁眼，对答切题，四肢按嘱活动。

（3）体查结果：双侧瞳孔等圆等大，直径为3mm，对光反应灵敏；四肢肌力V级，肌张力正常。

（4）疼痛评估：患者疼痛评分7分，左侧三叉神经第二支疼痛，呈闪电样，持续1～2min。近来口服药物控制效果不佳，通常在洗脸、刷牙、进食时出现疼痛，每餐进食量与患病前相仿，疼痛间歇期进行洗脸、刷牙、进食。患侧口腔清洁度较健侧稍差，口腔无异味。疼痛发作时双手用力揉搓面部可使疼痛缓解。

（5）患者既往行剖宫产手术，无其他病史，无药物过敏史。

（6）风险评估：跌倒评分低危，无营养风险，生活完全自理，吞咽功能无障碍，VTE评分低危。

临床场景 2

4 月 6 日，患者在手术室行三叉神经微血管减压术，术后转入监护室，4 月 7 日转回病房。术后患者左侧三叉神经痛消失。4 月 8 日 14:50 家属按铃呼叫护士："我老婆说全身发冷，整个人都在抖，你过来看一下她。"

你作为管床护士听到这样的信息，应该如何做？

问题思考

患者术后出现寒战发热的可能原因有哪些？

思维提示

考虑患者术后出现寒战发热可能的常见原因有输液反应、流感、泌尿系统感染、颅内感染或无菌性脑膜炎等。

知识链接

1. 颅内感染

颅内感染是由细菌、病毒、真菌或寄生虫等病原体侵犯中枢神经系统脑实质、脑膜及血管等引起的急性或慢性炎症或非炎症性疾病。

（1）分类：常见的颅内感染性疾病包括病毒性脑炎、化脓性脑膜炎、脑脓肿、结核性脑膜炎、脑囊虫病等。

（2）临床表现：

1）全身感染症状：患者可出现高热、乏力、头痛、精神萎靡等症状。

2）脑膜刺激征：出现颈项强直、Kernig 和 Brudzinski 征阳性。

3）颅内压增高：表现为头痛、喷射性呕吐、视盘水肿。

4）脑部局灶性症状：可出现认知障碍、精神行为异常、肢体无力等。

（3）治疗：以抗生素和手术治疗为主。

2. 无菌性脑膜炎

（1）无菌性脑膜炎是常规病原体培养始终呈阴性的脑膜炎样综合征，系手术中脱落组织、骨尘、血液分解产物、肿瘤抗原产物或植入物等损伤或刺激神经系统，产生的一系列炎症反应。无菌性脑膜炎最常见的表现也是发热和脑脊液细胞学异常。

（2）临床表现：无菌性脑膜炎与细菌性脑膜炎表现相似，但无菌性脑膜炎患者的体温少有 >39.4 ℃，且更多的是在术后当天或术后第一天即出现升高。脑膜刺激征阳性，测量脑脊液初压多升高，白细胞计数高，蛋白含量高，而糖含量正常，培养无细菌生长。术后无菌性脑膜炎患者往往没有化脓性伤口、伤口红肿或压痛，也没有局灶性的神经表现或癫痫发作等，并且很少发生脑脊液漏。

（3）发病相关因素：

1）硬膜缝合不严，脑脊液漏出至皮下及肌层下，局部渗血及坏死组织易于混入脑脊液并进入颅内。

2）微血管减压术中的人工材料为 Teflon（聚四氟乙烯）等植入物导致的排斥反应是导致无菌性脑膜炎的主要因素之一。

（4）治疗：

1）通过术后间断行腰穿脑脊液释放，可以有效缓解患者的术后发热症状。腰椎穿刺 3～5 次后，高蛋白、高免疫细胞的脑脊液被释放，由新生的脑脊液替换，患者症状可逐渐缓解。

2）可行腰大池置管引流术。

3）使用抗生素治疗。

思维提示

（1）到患者床边查看，评估内容包括：

1）测量生命体征。

2）查看患者意识及瞳孔。

3）评估患者肌力及肌张力。

4）查看患者有无输液。

5）查看患者身上导管情况。

（2）迅速回想患者相关诊疗信息：姓名、性别、年龄、诊断、手术时间、手术名称、生命体征等。

（3）询问患者或家属患者情况，内容包括：

1）抖动持续时间。

2）有无伴随其他不适。

3）最近有无出现其他情况。

（4）安抚患者及家属，做好患者保暖。

护理评估

（1）意识评估：GCS：E4M6V5 = 15 分，患者自动睁眼，可对答，声音颤抖细小，能按嘱活动。

（2）测量生命体征：T:38.6℃，P:113 次/分，BP:156/95mmHg，R:27 次/分。

（3）体查结果：双侧瞳孔等圆等大，直径为 3mm，对光反应灵敏；四肢肌力 V 级，肌张力正常。

（4）其他：患者未进行输液，留置 CVC 敷料外观干洁，穿刺口无渗液，穿刺部位皮肤无异常。

（5）询问患者情况：

1）患者今日午饭后开始自觉发冷，未予重视，饮少量温开水，卧床盖被休息。

14:38 午睡后发冷加剧并出现全身抖动。

2）头部剧烈疼痛，无鼻塞、咳嗽、咳痰、流涕等感冒症状，无诉尿频、尿急、尿痛等泌尿系症状。

3）术后未发生此类情况，今天是首发。

（6）安抚患者及家属，健康宣教：

1）加盖棉被，做好患者保暖，避免使用热水袋、热水瓶等，避免烫伤。

2）患者发热，嘱多次少量饮用温开水，每天 1500～2000mL。

3）患者寒战仍未停止，不建议用温水擦浴、酒精擦浴、冰敷等物理降温。

4）患者发热后可能会大量出汗，需及时更换患者汗湿衣裤，避免着凉。

5）患者情况如实报告主管医生，按照医嘱进行对症处理。

护理判断

本案例中，医生予口服止痛药物止痛，予床旁腰椎穿刺术，初次压力 214mmH$_2$O 引出脑脊液 30mL，末次压力 170mmH$_2$O；脑脊液常规结果提示：白细胞 1324×10^6/L；红细胞 2516×10^6/L；脑脊液生化结果提示：葡萄糖 3.12mmol/L；蛋白质浓度为 865mg/L；因此考虑为无菌性脑炎引起的发热。

临床场景 3

4 月 9 日 2:30，家属到护士站寻找护士："我老婆说'头好痛'，晚餐未吃，刚刚还吐了一次，现在头痛到睡不着。你叫医生来看看她吧。"

你作为夜班当值护士该怎么做？

思维提示

（1）到患者床边查看患者，评估内容包括：

1）测量生命体征。

2）查看患者意识及瞳孔。

3）评估患者肌力及肌张力。

4）评估患者头痛程度。

5）评估患者进食及恶心呕吐情况。

（2）安抚患者及家属。

（3）与医生进行有效沟通。

护理评估

（1）测量生命体征：T:38.8℃，P:106 次/分，BP:126/75mmHg，R:21 次/分。

（2）意识评估：GCS:E4M6V5＝15 分，患者自动睁眼，对答切题，能按嘱活动。

（3）体查结果：双侧瞳孔等圆等大，直径为 3mm，对光反应灵敏；四肢肌力 V

级，肌张力正常。

（4）头痛情况：患者疼痛评分8分，属重度疼痛，呈跳动性疼痛，23：00 时出现轻度疼痛，后持续加重，影响患者睡眠。

（5）进食情况：患者今日 14：38 发热，体温 38.6℃，发热后胃纳差，进食量少，只进食半碗粥，呕吐胃内容物一次，量约 50mL。

临床上，护士常向医生这样汇报："医生，36 床，叶某，三叉神经微血管减压术后的病人。她现在说头痛，有发热体温 38.6℃，血压正常，呕吐了一次。你去看看她吧。"

你认为：这样的汇报是否存在问题？是否有更好的沟通方式？

思维提示

可运用 SBAR 沟通模式向医生汇报。

S：36 床，叶某，41 岁，三叉神经微血管减压术后，2：30 出现头痛、呕吐胃内容物，量约 50mL；体温 38.6℃。

B：患者现在是术后第二天，今天 14：38 出现寒战、发热，体温 38.6℃，予美林 10mL 口服后体温下降至 36.8℃，主管医生行床旁腰椎穿刺术，测得初压为 210mmH$_2$O，考虑无菌性脑炎现使用甘露醇降低颅内压，口服吲哚美辛 25mg TID 止痛。

A：患者现暂无输液，无呼吸道及泌尿系感染症状。脑脊液常规结果提示：白细胞 1324×10^6/L；红细胞 2516×10^6/L；脑脊液生化结果提示：葡萄糖 3.12mmol/L；蛋白质浓度为 865mg/L。5 月 8 日血常规结果提示：白细胞计数 12.4×10^9/L，血钾 3.24mmol/L，血钠 126mmol/L，血钙 2.92mmol/L；患者出现头痛剧烈及焦虑，家属紧张。

R：予测量生命体征和体查：T：38.8℃，P：106 次/分，BP：126/75mmHg，R：21 次/分；意识清楚，双侧瞳孔等圆等大，直径为 3mm，对光反应灵敏；四肢肌力 V 级，肌张力正常。现予冰敷，嘱患者饮温开水。请你来看一下病人。

问题思考

患者出现头痛、恶心、呕吐可能的原因有哪些？

思维提示

无菌性脑膜炎、高颅压、低颅压均可出现头痛、恶心、呕吐。

知识链接

1. 颅内压增高

（1）颅内压。颅内压是指颅内容物对颅腔所产生压力。颅内容物包括脑组织、脑脊液和血液，三者与颅腔容积相适维持正常的颅内压力，此压力随呼吸、血压有细微波动。

（2）颅内压增高。颅内压增高是指成人颅内压持续在2.0kPa（200mmH$_2$O）以上，并出现头痛、呕吐、视乳头水肿等临床表现的一种综合征。

（3）临床表现：头痛、呕吐、视神经乳头水肿、意识及精神障碍、癫痫大发作、眩晕等。

（4）一般护理：

1）平卧位或摇高床头15°～30°以利于静脉回流，减轻脑水肿。

2）给予高流量吸氧。

3）意识清醒者，予低盐普通饮食。不能进食者，应静脉输液，注意水和电解质平衡；保证基本营养的供应。

4）生活护理：满足病人日常生活需要，避免意外损伤。

（5）病情观察：

1）意识状态可反映大脑皮层和脑干结构的功能状态。

2）瞳孔改变对比，双侧瞳孔是否等大等圆及对光反应是否灵敏。

3）生命体征改变，包括脉搏的频率、节律、强度、血压及脉压、呼吸频率和幅度及类型等。

4）脑疝：注意对病人意识、瞳孔、生命体征和肢体活动的观察。

（6）对症护理：

1）高热及时给予有效降温措施，38.5℃以上应给予物理降温，必要时应用冬眠低温疗法。

2）头痛适当应用止痛药，但禁用吗啡和哌替啶，避免咳嗽、打喷嚏、弯腰、低头等头痛加重因素。

3）躁动患者应寻找原因，适当镇静，禁忌强制约束。

（7）防止颅内压骤升：

1）休息：劝慰病人安心休养，避免情绪激动。

2）保持呼吸道通畅。

3）避免剧烈咳嗽和便秘，多吃蔬菜和水果，予缓泻剂以防止便秘。

2. 低颅压综合征

低颅压综合征是微血管减压术最常见的并发症之一。术中释放脑脊液，术后出现无菌性脑膜炎，进行3～5次释放脑脊液易导致患者术后出现低颅压综合征。

（1）低颅压综合征是指成人侧卧位时脑脊液压力低于60mmH$_2$O所产生的一组综合征。

（2）临床表现：体位改变相关的头痛头晕。特别是从平卧变为直立、坐位的时候出现头痛，通常平卧数分钟后头痛缓解。头痛的特点是突然发作或逐渐频繁发作。大约在坐位或站立位2h内出现。但很少出现特别剧烈的头痛。除了典型的头痛症状，还会出现恶心、呕吐、耳鸣、头晕、颈部疼痛或僵硬等。少数人还会出现听力变化、畏光、复视、视觉模糊、眩晕、厌食、步态不稳、抽搐、意识水平下降、背痛甚至还会出现嗅觉障碍和味觉障碍。

（3）颅内压降低综合征的护理：

1）体位护理：患者头低脚高体位，将床尾抬高10°～30°，减轻低压性头痛。早期每天至少10h，以后可逐渐改为去枕平卧位以利于颅压恢复，避免坐位和站立。护理操作活动尽量在患者卧位进行。腰穿后去枕平卧4～6h，避免头部抬起、振动或突然改变体位，以免脑脊液漏，加重头痛。

2）安全护理：对于头痛头晕、视物不清的患者，应专人守护，协助生活护理，床栏保护，防止坠床、跌倒等意外发生。

3）饮食护理：饮食上以高盐、高热量为主，鼓励和帮助患者多饮水或菜汤类2000mL/d以上。对于恶心、呕吐的患者，应适量增加盐的摄入，准确记录出入量，注意有无电解质紊乱，以调整输液量和饮水量。由于患者的口味和饮食习惯，多盐饮食有时较难实现，所以要增加饮食品种，使之色、香、味多样化，不厌其烦地指导和鼓励患者改进饮食。

4）头疼护理：该病以头痛为最突出症状。在护理中首先要注意观察患者头痛的部位，性质，头痛加剧的时间、诱因，头痛的频率等。要尽量保持病房安静舒适，减少声、光对患者的不良刺激。缓和头痛症状可以冷敷患者的头部，使用冰袋或冰帽。分散患者的注意力，引导患者做深呼吸、听音乐、看书、看电视、与他人聊天，鼓励家属陪伴，减少不良情绪刺激，必要时给予镇静止痛药。

5）心理护理：由于疼痛的折磨，患者心情急躁、性格改变，对任何事情都没兴趣，极易产生恐惧、抑郁等负面情绪。这些消极、有害的心理因素可直接影响患者的生理与病理过程，降低治疗效果。因此护士要主动、积极地与患者沟通，耐心倾听患者的倾诉，做好解释工作，给予心理支持。

护理判断

本案例中主要考虑患者为无菌性脑膜炎、颅内压增高导致患者头痛剧烈、恶心、呕吐。

临床场景 4

医生接到你的汇报，现场查看患者叶某，开具医嘱：

A. 甘露醇注射液 125mL IVD ST

B. 美林 15mL 口服 ST

C. 化验：血常规、血生化 8 项、血培养，即复

D. 吲哚美辛 25mg 口服

E. 0.9% 氯化钠注射液 100mL + 10% 氯化钾注射液 15mL IVD QD；0.9% 氯化钠注射液 450mL + 10% 氯化钠注射液 50mL IVD QD；10% 葡萄糖注射液 10mL + 葡萄糖酸钙注射液 10mL IV QD

F. 头颅 CT，即复

你该如何安排执行？

思维提示

（1）患者体温高热，医嘱有血培养鉴定和口服美林降温处理，避免引起化验结果误差，应先抽血化验。

（2）静滴甘露醇降低患者颅内压，缓解患者头痛情况。

（3）患者高热行实验室化验后进行药物降温处理。

（4）做好外出检查前的安全评估，联系 CT 室和运送人员，在医生陪同下送患者外出行急 CT 检查。

（5）患者 CT 检查无异常，甘露醇静滴后疼痛缓解不明显，应按医嘱予止痛对症处理。

护理判断

（1）患者呕吐，进食量少，导致患者电解质紊乱。按医嘱补充患者电解质并进行肠外营养，可开放双通路同时进行输液。

（2）患者 CT 检查无水肿、无出血。头痛考虑为颅内压增高，静滴甘露醇降低颅内压，同时口服消炎痛缓解患者头痛情况。

（3）患者体温高热考虑患者为无菌性脑膜炎，抽血送检后给予口服退烧药及物理降温。

该医嘱处置顺序可安排：C→B→F→D→A→E。

护理结果

患者经以上处理 1h 后测量体温为 36.6℃，头痛较前缓解，使用数字评分法患者疼痛评分 2 分，3:45 分患者入睡。

（张美丽、许川徽、欧丽珊）

第二节　面肌痉挛临床护理实训案例

一、案例介绍

基本信息：26 床，邵某，女，45 岁，已婚，高中文化水平。

入院时间：2023 年 2 月 16 日。

诊断：左侧面肌痉挛。

主诉：左眼部抽搐 3 年，左面部抽搐 2 年。

现病史：患者诉3年前无明显诱因出现左眼部抽搐，休息后未缓解，睡眠时消失，无明显头晕、恶心等不适。2年前开始出现左面颊部和左口角处抽搐，精神紧张、疲劳、用力闭眼、鼓腮等左面部抽搐加重，口服卡马西平药物治疗3年，效果不佳。为进一步治疗，遂到门诊就诊，拟"左侧面肌痉挛"收入院。

既往史：无。

过敏史：无。

其他：日常生活自理，焦虑，家属陪住。入院以来，睡眠一般，胃纳一般，二便正常。

专科情况：T:36.5℃，P:73次/分，BP:104/67mmHg，R:18次/分。GCS:E4M6V5＝15分，双侧瞳孔等圆等大，直径3mm，对光反应灵敏，四肢肌力Ⅴ级，肌张力正常。见左眼及左面颊部和左口角处抽搐。

影像学检查：2月18日颅脑（三叉神经薄层扫描）＋血管成像（薄层），结果提示左侧椎动脉迂曲增粗并与左侧面听神经根部关系密切。

主要诊疗经过：入院后完善术前准备，2月20日在手术室全身麻醉下行左侧面神经微血管减压术，术后予抗感染等对症处理。

二、护理临床思维实训过程

临床场景 1

2月17日10:09，管床护士准备进行当日的护理治疗。邵某家属来到护士站："护士，我姐姐现在头晕得很厉害，想去卫生间都不敢起身。你快过来看看她吧。"

如果你是管床护士，在听到家属诉说患者情况后该如何做？

思维提示

（1）随家属迅速到床边查看患者，评估内容可包含：

1）测量生命体征。

2）评估患者神志。

3）观察瞳孔及对光反应。

4）评估患者肌力、肌张力。

5）测量指尖微量血糖。

6）询问患者进食量及胃纳情况。

7）评估患者昨晚睡眠情况。

8）评估患者膀胱是否充盈。

（2）迅速回想患者相关诊疗信息：姓名、性别、年龄、诊断、既往史、手术史、用药情况、生命体征等。

（3）安抚患者及家属。

护理评估结果

（1）测量生命体征：T:36.4℃，P:88 次/分，BP:105/61mmHg，R:18 次/分。

（2）意识评估：GCS:E3M6V5 = 15 分，患者呼唤睁眼，能按吩咐活动，痛苦面容，紧闭双眼。

（3）测量患者指尖微量血糖为 6.8mmol/L。

（4）患者胃纳好，早餐进食一碗粥、一个鸡蛋、一个肉包。

（5）夜间睡眠一般，夜间起夜 1～2 次，昨晚 22:00 入睡。

（6）体查结果：双侧瞳孔等圆等大，直径为 3mm，对光反应灵敏；四肢肌力 V 级，肌张力正常；膀胱区叩诊闻及浊音。

临床场景 2

在为邵某完成身体评估后，发现双侧床栏放下，邵某右手扶着额头，躺在床上双眼紧闭，床头柜上摆放空的 2 月 17 日 8:00 口服药袋，口服药为卡马西平 0.15g。

你该如何对患者或家属实施进一步的病史采集与宣教？

思维提示

（1）询问患者或家属头晕的情况：

1）头晕持续时间；

2）头晕的性质：天旋地转、脚踩棉花感、头重脚轻感等；

3）持续性或间歇性；

4）是否随体位改变而变化；

（2）询问患者服药的情况：

1）早上的口服药服用时间；

2）既往口服药物情况；

3）最近是否有出现头晕症状。

（3）评估患者跌倒风险与用药安全。

病史采集结果

1. 卡马西平用药情况

1）当天早上的卡马西平是早餐后口服，约在 7:30 服用。

2）生病后一直口服卡马西平，住院前口服 1 粒，1d 2 次；入院后与主管医生沟通，自觉左面部抽动症状较前加重，昨晚开始卡马西平改为口服 1 粒半，1d 2 次。

3）既往未出现头晕情况，昨晚睡前自觉昏沉沉，入睡较早，夜间睡眠一般。

2. 健康宣教

1）长期服用卡马西平会出现嗜睡、眩晕、头痛、视力模糊等，需与主管医生沟通，必要时可能会抽血化验查看血药浓度及肝肾情况。

2）患者发生头晕，跌倒风险增高，需卧床时上好双侧床栏，头晕时不要下床活动，建议床上大小便，在头晕缓解时，在他人陪同下如厕。需家属陪住，经常使用的物品放在患者容易拿取的地方，周围环境无障碍物，注意地面防滑，避免头晕跌倒引起外伤。

3）口服卡马西平导致头晕多喝一些温开水有利于加速血液循环、加快新陈代谢，促进药物尽快排出体外，减轻头晕症状。

问题思考

患者引起头晕的原因是什么？

思维提示

高或低血压导致头晕？低血糖出现头晕？药物因素导致头晕？

知识链接

面肌痉挛药物治疗常用于发病初期、无法耐受手术或者拒绝手术者以及作为术后症状不能缓解者的辅助治疗。药物治疗可减轻部分患者面肌抽搐症状。对于临床症状轻、药物疗效显著，并且无药物不良反应的患者可长期服用。面肌痉挛治疗的常用药物包括卡马西平、奥卡西平以及地西泮等，备选药物为苯妥英钠、氯硝安定、巴氯芬、托吡酯、加巴喷丁及氟哌啶醇等。

表 5-2 面肌痉挛治疗的常用药物

	卡马西平	奥卡西平	地西泮
用法用量	成人初始剂量每次 100～200mg，每天 1～2 次，逐渐增加剂量直至最佳疗效； 维持量根据需要调整至最低有效量，分次服用； 注意个体化，最高量每日不超过 1.2g	成人起始剂量可以为一天 600mg（8～10mg/kg/d），分 2 次给药。为了获得理想的效果，可以每隔 1 个星期增加每天的剂量，每期增加每天的剂量，每次增加剂量不要超过 600mg。每日维持剂量为 600～2400mg	成人一次 2.5～10mg（1～4片），一日 2～4 次。根据效果调整剂量

续上表

	卡马西平	奥卡西平	地西泮
不良反应	（1）较常见的不良反应是中枢神经系统的反应，表现为头晕、头痛、嗜睡、视物模糊、复视、眼球震颤等。 （2）因刺激抗利尿激素分泌引起水的潴留和低钠血症（或水中毒），发生率10%～15%。 （3）较少见的不良反应有变态反应，Stevens-Johnson综合征或中毒性表皮坏死溶解症	最常见的不良反应包括嗜睡、头疼、头晕、复视、恶心、呕吐和疲劳。超过10%的患者发生了上述反应。在治疗过程中，也可能发生过敏反应（如严重的皮肤反应）。卡马西平和奥卡西平的交叉过敏反应率为25%～30%	（1）常见的不良反应有嗜睡、头昏、乏力等，大剂量可有共济失调、震颤，罕见的有皮疹、白细胞减少。 （2）个别患者产生兴奋、多语睡眠障碍，甚至幻觉。停药后，上述症状很快消失。 （3）长期连续用药可产生依赖性和成瘾性，停药可能发生撤药症状，表现为激动或忧郁
作用机制	（1）可阻滞各种兴奋细胞膜的Na^+通道，故能明显抑制异常高频放电的发生和扩散。 （2）抑制T-型钙通道。增强中枢的去甲肾上腺素能神经的活性。 （3）促进抗利尿激素（ADH）的分泌或提高效应器对ADH的敏感性	奥卡西平主要由其10-单羟基代谢物（MHD）发挥作用。奥卡西平及MHD的作用机制尚不明确，但体外电生理研究提示，奥卡西平及MHD可阻断电压敏感的钠离子通道，稳定处于高度兴奋状态的神经细胞膜，抑制神经元反复放电，减少神经冲动的突触传递。另外，奥卡西平的抗惊厥作用还与增加钾离子电导和调节高电压激活的钙离子通道有关。奥卡西平及MHD与脑内神经递质或调质受体位点无明显作用	为长效苯二氮卓类中枢神经系统抑制药，可引起中枢神经系统不同部位的抑制。随着用量的加大，临床表现可自轻度的镇静到催眠甚至昏迷。本类药的作用部位与机制尚未完全阐明，认为可以加强或弱化γ-氨基丁酸（GABA）的抑制性神经递质的作用。GABA在苯二氮草受体相互作用下，主要在中枢神经各个部位起突触前和突触后的抑制作用
禁忌	已知对卡马西平相关结构药物（如三环类抗抑郁药）过敏者，有房室传导阻滞、血清铁严重异常、骨髓抑制、严重肝功能不全等病史者禁用	已知对本品任何成分或奥卡西平过敏的患者、房室传导阻滞者禁用	孕妇、妊娠期妇女、新生儿禁用

卡马西平	奥卡西平	地西泮
注意事项	（1）与三环类抗抑郁药有交叉过敏反应。 （2）用药期间注意检查：全血细胞检查（包括血小板、网织红细胞及血清铁，应经常复查达2～3年）、尿常规、肝功能、眼科；卡马西平血药浓度测定。 （3）糖尿病患者可能引起尿糖增加，应注意。 （4）下列情况应停药：肝中毒或骨髓抑制症状出现，心血管系统不良反应或皮疹出现。 （5）饭后服用可减少胃肠反应，漏服时应尽快补服，不可一次服双倍量，可一日内分次补足。 （6）孕妇及哺乳期妇女用药：本品能通过胎盘，是否致畸尚不清楚，妊娠早期需慎用；本品能分泌入乳汁，约为血药浓度60%，哺乳期妇女不宜服用	（1）对于肾功能不全（肌酐清除率小于30毫升/分）的患者，应减量使用。 （2）如果出现任何明显的骨髓抑制反应，应考虑停止用药。 （3）应避免饮酒以免发生累加的镇静作用。 （4）应告知育龄期的女性，本品和口服激素类避孕药同时使用可导致避孕效果丧失。 （5）患者在服药期间操作机械和驾驶时应特别慎重	（1）对苯二氮卓类药物过敏者可能对本药过敏。 （2）肝肾功能损害者可延长本药清除半衰期。 （3）癫痫患者突然停药可引起癫痫持续状态。 （4）严重的精神抑郁者本品可使病情加重，甚至产生自杀倾向，应采取预防措施。 （5）避免长期大量使用而成瘾。如长期使用应逐渐减量，不宜骤停。 （6）对本类药耐受量小的患者，初用量宜小。 以下情况慎用： （1）严重的急性乙醇中毒，本品加重中枢神经系统抑制作用。 （2）重度重症肌无力，病情可能被加重。 （3）急性或隐性发生闭角型青光眼，本品的抗胆碱能效应可使病情加重。 （4）低蛋白血症时，可导致易嗜睡、难醒。 （5）多动症者可有反常反应。 （6）严重慢性阻塞性肺部病变可加重呼吸衰竭。 （7）外科或长期卧床患者，咳嗽反射可受到抑制。 （8）有药物滥用和成瘾史者

护理判断

本案例患者出现头晕，BP：105/61mmHg，在基础血压范围内；指尖微量血糖为 6.8mmol/L，在随机血糖正常范围；患者前日晚餐后开始加量服用卡马西平，考虑患者因加量服用卡马西平而导致头晕。

临床场景 3

2 月 17 日 12:15，管床护士床边询问患者邵某情况："阿姨，现在还觉得头晕吗？有什么不舒服吗？"管床护士在询问后并未得到患者回答。邵某自入院后一直佩戴口罩，不愿说话，不愿与人交谈。

作为管床护士，面对患者邵某，你接下来该怎么做？

思维提示

（1）评估患者意识情况。

（2）测量患者生命体征。

（3）确定患者面肌痉挛强度分级。

（4）使用焦虑自评量表根据患者主观感受评出患者焦虑情况。

（5）通过以下方面使用访谈方式对患者的心理进行评估：个人资料、现有的问题、目前的生活环境、心理分析及评估、健康和医疗史、工作的适应性、破坏性、人际关系等方面。

（6）安抚患者。

知识链接

1. 面肌痉挛评价量表

按 Cohen 等制定的痉挛强度分级见表 5-3。

表 5-3　面肌痉挛评价量表

0 级	无痉挛
1 级	外部刺激引起瞬目增多或面肌轻度颤动
2 级	眼睑、面肌自发轻微颤动，无功能障碍
3 级	痉挛明显，有轻微功能障碍
4 级	严重痉挛和功能障碍，如病人因不能持续睁眼而无法看书，独自行走困难

2. 焦虑自评量表（表 5-4）

表 5-4　焦虑自评量表

评定项目	没有或很少有	有时有	大部分时间有（经常有）	绝大多数时间有
感到比往常更加神经过敏和焦虑	1	2	3	4
无缘无故感到担心	1	2	3	4

续上表

评定项目	没有或很少有	有时有	大部分时间有（经常有）	绝大多数时间有
容易心烦意乱感到恐慌	1	2	3	4
感到身体好像被分成几块，支离破碎	1	2	3	4
感到事事都很顺利，不会有倒霉的事情发生	4	3	2	1
四肢抖动和震颤	1	2	3	4
因头痛、颈痛、背痛而烦恼	1	2	3	4
感到无力且容易疲劳	1	2	3	4
感到很平静，能安静坐下来	4	3	2	1
感到心跳较快	1	2	3	4
因阵阵的眩晕而不舒服	1	2	3	4
有阵阵要昏倒的感觉	1	2	3	4
呼吸时进气和出气都不费力	4	3	2	1
手指和脚趾感到麻木和刺痛	1	2	3	4
因胃痛和消化不良苦恼	1	2	3	4
必须时常排尿	1	2	3	4
手总是很温暖而干燥	4	3	2	1
觉得脸发烧发红	1	2	3	4
容易入睡，晚上休息很好	4	3	2	1
做噩梦	1	2	3	4

备注：上面有 20 条，请仔细阅读每一条，把意思弄明白，然后根据最近一周的实际感觉，在分数栏 1～4 分下选择与你的情况相符的打"√"。每道题不要花费太久思考，凭第一印象回答。目前主要的情绪和躯体症状的自评请根据自觉症状的程度选择。（评定时间为过去一周内或现在）

护理评估

（1）患者神志清楚，GCS 评分 15 分，无语言障碍。

（2）测量患者生命体征：T:36.3℃，P:74 次/分，BP:110/60mmHg，R:17 次/分。

（3）患者面部痉挛强度分级为 3 级，有轻微功能障碍。

（4）患者焦虑自评量表为 38 分，属中度焦虑。

（5）交谈结果：

1）个人资料：邵某，45 岁，女性，汉族、高中学历，无宗教信仰。

2）现有的问题：患者自生病后常因面部抽搐自感焦虑，时而抽搐加重，言语费力。

3）目前的生活环境：家庭美满幸福，与父母、妹妹可经常见面，育有一女，在读初中；自己经营一家美容店，收入良好。

4）心理分析及评估：注重自己外表形象；同时存在对手术的期待和恐惧心理，惧怕术后效果不佳。

5）健康和医疗史：既往无病史、无手术史。

6）工作的适应性：热爱自己的工作。

7）破坏性：暂无破坏性想法。

8）人际关系：与家人、朋友、同事以及其他人的关系相处良好，对目前人际关系满意。

（6）健康宣教：

1）耐心倾听患者倾诉。

2）指导患者正确地认识疾病。

3）对患者给予理解、同情和安慰，并引导其宣泄。

4）详细解释手术目的、方法、效果以及术后注意事项使患者增强信心处于治疗的最佳状态。

5）指导患者行面部康复运动。

问题思考

面肌痉挛患者常见的心理状况有哪些？患者存在心理问题如何进行护理？针对围手术期患者的心理，如何进行健康宣教？

知识链接

1. 面肌痉挛患者常见的心理问题

（1）强烈的自卑感，自我形象受损的心理。

（2）惧怕社交活动导致精神上的孤独感。

（3）病程较长、心理压力大导致求医心切。

（4）烦躁易怒情绪反应。

（5）对治疗的期待和恐惧心理。

（6）术后惧怕效果不佳心理。

2. 心理护理

（1）劝解安慰，稳定患者情绪，告知患者面肌痉挛用科学的方式是完全可以治愈的，使患者建立起治疗的信心。根据患者不同的心理特征，对患者耐心解释、安慰、同情、关心、缓解其抑郁感。并告知患者，在患病期间如处于焦虑、紧张状态，可导致体内病理生理变化促使病情发展，有百害而无一利。

（2）鼓励患者提高自我防护能力。治疗期间，鼓励患者合理安排好工作、学习、生活、休息、饮食，避免情绪激动和不良因素的刺激；按摩面部瘫痪的肌肉，叩齿、鼓腮、皱眉，用具有活血化瘀作用的中药煎水热敷面部，避免直接吹风，寒冷天气出门时戴眼镜、口罩，避免感冒等。

（3）微血管减压术相关知识宣讲。向患者普及微血管减压术术前准备、整体流程及术后康复等相关知识，正确告知患者术后可能出现的并发症以及常规处理方式，引导患者积极配合，提高患者对医护人员的信任度。

（4）减轻患者不良情绪。积极与患者沟通，及时找出患者当前影响其情绪的不良因素，并给予患者积极正确的解答，以帮助患者摆正心态。并可给予患者观看相关MVD术视频，引导患者掌握调节不良情绪的方式。例如，聆听轻音乐以舒缓内心焦虑不安心理，与亲朋好友沟通以降低消极情绪。

（5）搭建社会性心理支持桥梁。在进行健康知识宣教时应对患者以及家属同时进行知识指导，发放相关 MVD 术的宣传知识手册，对患者所存在的疑虑及时给予正确解答，并鼓励患者与相同疾病患者积极交流经验，加深患者对疾病的见解。在与患者的日常接触中，采用积极支持性语言以及行动引导患者调整心态，树立信心。与患者及家属共同进行手术以及术后干预方案的探讨及制定。

护理结果

针对患者存在自我形象受损情况，指导患者术前进行面肌痉挛的康复运动，包括抬眉训练、努嘴训练、健身运动等，消除患者负面情绪，减轻患者心理压力。术前行微血管减压术相关知识宣讲，并对患者及家属提出的疑问进行正确解答，树立患者信心，摆正患者心态，最终使患者积极面对手术、配合治疗。

临床场景4

2月20日，患者邵某在手术室行左侧面肌痉挛微血管减压术。2月21日10:00，由神经外科重症监护室转入普通病房继续治疗。

问题思考

管床护士如何与监护室护士交接患者情况？

思维提示

管床护士在接到通知患者邵某准备转入普通病房时，致电监护室邵某的管床护士，可运用 ISBAR 沟通模式与监护室护士沟通。

I：你好，我是即将转入的患者邵某的管床护士。床边需要准备什么仪器及设备？

S：监护室护士自述：患者今日转回普通病房继续治疗，心电监护及吸氧医嘱暂未停止，患者右侧颈部留置一条深静脉置管，有输液及尼莫地平注射液持续泵入。医生查完房后由禁食改为半流饮食，留置一条尿管，开出拔除尿管医嘱。因为我现在带患者外出行 CT 检查后转去普通病房，所以医嘱还未执行。患者主诉有伤口疼痛，左侧面肌痉挛症状较前缓解但仍偶有左眼部似眨眼状抽搐发作，导致患者内心焦虑。

B：患者邵某于 2024 年 2 月 20 日在手术室全麻下行左侧面肌痉挛微血管减压术。手术过程顺利，面部痉挛情况已与医生沟通，患者存在延迟恢复情况，术后 1～2 周患者面部痉挛情况可完全消失。

A：患者目前神志清，自动睁眼，对答切题，四肢可按嘱活动，四肢肌力 V 级，双侧瞳孔等圆等大，直径 2mm，直接和间接对光反应灵敏，术口敷料覆盖。患者现外出行 CT 检查，请及时与医生沟通检查结果。

R：需连续、动态评估患者 GCS、瞳孔、肌力及生命体征，患者术中释放脑脊液观察有无颅内压降低的临床表现：呕吐、头痛等。

问题思考

除此之外，病房护士与监护室护士还需交接什么？

思维提示

病房管床护士与监护室护士床边交接时还需交接患者的药物、皮肤、心理状态、未行检查、未行化验项目等情况。

（1）做好两个科室之间的沟通，监护室护士按 ISBAR 模式与病房护士交接患者的基本情况。

（2）确认患者到达时间，根据监护室护士描述准备病房所需准备物品：心电监护、吸氧装置、输液泵。

（3）患者转入病房后进行身份确认，使用心电监护监测生命体征；查看患者皮肤情况，有无压红及皮肤破损；留置管路情况：CVC、尿管是否固定良好、标识清晰。

（4）患者神经系统体查：GCS 评分、瞳孔大小及对光反射情况、肌力及肌张力、面神经功能情况等。

（5）去配药室交接患者病情、未行检查及化验项目、心理状态、患者病历及剩余药物情况。

（6）交接完患者所有情况与物品后在转科记录本签名及填写转入时间。

（张美丽、许川徽、欧丽珊）

第三节　继发性癫痫临床护理实训案例

一、案例介绍

基本信息：2 床，江某，男，18 岁，未婚，初中文化水平。

诊断：丘脑肿瘤术后。

主诉：双下肢乏力1周。

现病史：患者于1周前无明显诱因出现双下肢乏力，休息后无缓解，无头痛、恶心、呕吐等不适。于5月10日入院。

既往史：8个月前行右侧丘脑胶质瘤肿瘤开颅切除术。手术后规律化疗与放疗，一直口服德巴金缓释片0.5g/次，一天两次。未出现癫痫发作。

过敏史：无药物过敏史。

其他：日常生活自理，情绪稳定，其母亲陪同住院。入院以来，睡眠可，胃纳佳，二便正常。

专科情况：T:36.5℃，P:68次/分，BP:105/65mmHg，R:16次/分。GCS:E4M6V5＝15分，双侧瞳孔等圆等大，直径3mm，对光反应灵敏，四肢肌力Ⅴ级，肌张力正常。

影像学检查：5月11日颅脑MR+增强提示右侧丘脑肿瘤术后改变，如图5-3所示。考虑肿瘤复发并梗阻性脑积水。

实验室检验：主要异常结果为总胆固醇2.81mmol/L，低密度脂蛋白胆固醇1.4 mmol/L，血红蛋白129g/L，纤维蛋白原4.29g/L。

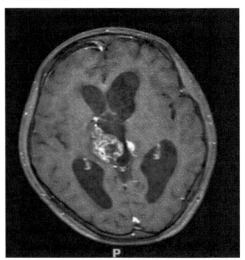

图5-3 5月11日颅脑MR+增强

主要诊疗经过：5月23日行伽马刀射线治疗，术后GCS:E4M6V5＝15分，双侧瞳孔等圆等大，直径3mm，对光反应灵敏，四肢肌力Ⅴ级，肌张力正常。头部敷料干洁，诉轻微头痛，可忍受。

二、护理临床思维实训过程

临床场景1

5月25日8:45，管床护士刚接完班，准备当天的护理治疗时，江某的妈妈着急地跑过来，"护士护士，我儿子不知道怎么回事，身体突然在发抖。你快来看看。"

如果你是管床护士，你将做出什么反应？

思维提示

（1）随家属迅速到床边查看患者，评估内容可包含：

1）测量生命体征。

2）观察瞳孔及对光反应。

3）评估患者肌力、肌张力。

（2）脑海中迅速调出患者相关诊疗信息：姓名、性别、年龄、诊断、手术史、用药情况、生命体征等。

（3）安抚患者家属。

护理评估结果

（1）意识评估：GCS：E3M5V6＝14 分，患者呼唤睁眼，能按吩咐活动，不能回忆起刚刚发生的事情，反应稍迟钝。

（2）测量生命体征：T：37.4℃，P：90 次/分，BP：120/65mmHg，R：18 次/分，SPO_2：98％。

体查结果：双侧瞳孔等圆等大，直径为 4mm，对光反应迟钝；四肢肌力Ⅴ级，肌张力正常。

临床场景 2

刚到患者江某床边时发现患者躺在病床上，未进行任何输液或治疗，一侧的床栏放下。体格检查后，看到床头柜上放着一包口服药，为 5 月 25 日 8am 的口服药，药袋完整，未开启。你将如何对患者或家属实施进一步的评估与宣教？

思维提示

（1）询问患者或家属抖动的情况：

1）抖动的部位；

2）抖动的形式；

3）抖动持续时间；

4）是否自行停止；

5）抖动前正在进行的事情或有无征兆；

6）抖动时意识是否清楚。

（2）询问患者服用抗癫痫药的情况：

1）德巴金今早是否服用；

2）最后一次服用德巴金的时间；

3）平常是否定时服药；

4）有无漏服。

（3）安全隐患识别：抗癫痫药服用不规律；未定时定量服药；存在跌倒、坠床风险等。

线索搜集结果

（1）患者无法回忆起刚发生的事情，询问家属结果：患者吃完早餐大约 20min，自诉有些疲倦，刚躺到床上，家属发现患者双手屈曲在胸前抖动，双眼紧闭，呼唤无反应，大约 15 秒自行缓解，额头轻微出汗。

（2）德巴金用药情况：

1）德巴金今早还没服用；

2）最后一次服用德巴金的时间为昨天晚饭后；

3）平常服药：一般都是早晚饭后吃，但吃饭时早时晚；

4）试过两三次忘记服药，处理是等下一餐再吃。

（3）健康宣教：

1）抗癫痫药要定时定量服药，可使用闹钟提醒。如发现漏服要及时补回服用，不要等到下一次的服药时间，以保持稳定而有效的德巴金血药浓度，达到控制癫痫发作的作用。

2）患者发生抖动等异常情况，家属不要离开患者，可使用呼叫铃或请他人寻求医务人员帮助；要上双侧床栏，在床边陪伴患者，保持患者气道通畅，防止再次受伤。

问题思考

患者身体发抖的可能原因有哪些？

思维提示

引起发抖症状，临床上常见于输液反应的发热反应或低钙血症或癫痫发作等。

知识链接

1. 输液反应

常见的输液反应包括药物热原反应静脉炎、容量负荷过重、药物过敏。其中，药物热原反应是指药品生产本身带有或输液器材、输液操作不当都可引入致热原，主要是细菌的肉毒素，当超过限度，往往可出现发热反应。临床表现为发冷、寒战、面部和四肢发绀，继而发热，体温可达 40℃左右；可伴恶心、呕吐、头痛、头昏、烦躁不安，老年人还可能出现心衰、死亡等。

2. 低钙血症

钙代谢异常引起的，指在血浆蛋白浓度正常情况下，血浆总钙浓度 <8.8mg/dL（<2.20mmol/L）或血浆钙离子浓度 <4.7mg/dL（<1.17mmol/L）。病因包括甲状旁腺功能减退、维生素 D 缺乏及肾病。低血钙时神经肌肉兴奋性增高，可出现手足抽搐、肌疼挛、喉鸣、惊厥，以及易激动、情绪不稳、幻觉等精神症状，严重时可有癫痫和心力衰竭等。

3. 癫痫

是大脑神经细胞异常放电引起的短暂的发作性大脑功能失调。

（1）分类：按病因可分为原发性和继发性两类。我国的癫痫患病率约为 0.7%，共约 900 万癫痫患者，其中药物难治性癫痫患者 200 万～300 万人。5%～10% 的药物难治性癫痫患者可通过外科手术达到癫痫缓解甚至终止发作。原发性癫痫，指除了遗传因素外，尚查不出致病原因的癫痫。继发性癫痫，又称症状性癫痫，见于多种脑部疾病和引起脑组织代谢障碍的一些全身性疾病，可见于任何年龄，大多起病于青壮年之后。

表 5 - 5　局灶性癫痫发作的分类

意识保留或受损
运动发作
自动症、失张力发作、阵挛发作、癫痫行痉挛发作、过度运动发作、肌阵挛发作、强直发作
自主神经发作、行为终止发作、认知发作、情感发作、感觉发作、局灶性进展为双侧强直—阵挛发作

（2）病理生理：癫痫灶多位于原发病变的周围，其病理学改变以原发病灶为基础，局部与硬脑膜粘连或瘢痕形成，局部蛛网膜增厚或软膜粘连，局部脑皮层萎缩、苍白、质硬，软脑膜毛细血管增多或稀少。神经元的病理兴奋和减少对病理性放电扩散产生抑制作用。正常情况下，大脑皮层神经元进行有节律的自发电活动，自发静止节律；而在病理情况下，脑波由于大量异常兴奋冲动传入，形成超同步化节律，发作形式多为部分性发作，如单纯部分性发作（运动性、感觉性、植物神经性）、复杂部分性发作（精神运动性发作）等；少数患者可发展为全身性发作。抗癫痫药物治疗效果不好，若能去除原发病，癫痫大多可以得到根治。

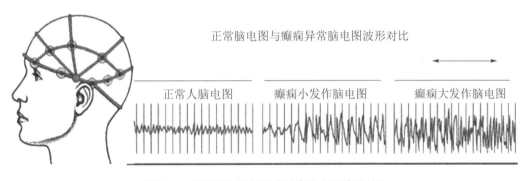

正常脑电图与癫痫异常脑电图波形对比

正常人脑电图　　癫痫小发作脑电图　　癫痫大发作脑电图

图 5 - 4　正常脑电图与癫痫异常脑电图波形对比

（3）脑胶质瘤并发癫痫。据文献报道，癫痫是脑胶质瘤患者最常见的并发症之一，癫痫发生率为 70%～80%。脑胶质瘤切除术后仍存在癫痫发作，其发生机制尚不明确，术后脑水肿是引起癫痫的重要条件，残余或复发肿瘤组织因不断刺激皮层或侵犯脑组织，可导致异常放电，而不规范的抗癫痫药物使用会增加癫痫发作的发生率。正确识别脑胶质瘤患者术后发生癫痫的危险因素是制定干预措施的重要前提。

分析结果

因此，结合该病例患者的评估情况，患者当天未进行输液，测量体温 37.4℃，不符合输液发热反应的热型，可排除输液反应的发热反应。查实验室化验结果综合生化项目，血浆钙离子浓度为 2.27mmol/L，钙离子正常，可排除低钙血症。通过体查和线索搜集，该患者未定时服用抗癫痫药，今早未服用德巴金缓释片，最后一次服药时间为前一天下午 5:30；患者于 8 个月前行右侧丘脑肿瘤术后复发并梗阻性脑积水，2 天前行伽马刀放射治疗，治疗后可能出现局部脑组织水肿，考虑为继发性癫痫发作，出现患者家属述说的身体抖动。

临床场景 3

通过以上护理评估与线索搜集，你该如何向医生汇报该患者的情况？

临床上，护士常向医生这样汇报："医生，2 床，江某，丘脑肿瘤术后的病人。他刚刚身体发生抖动，测生命体征没什么异常。您去看看他的情况吧。"

你认为这样的汇报是否存在问题？这样汇报，信息是否齐全？是否全面反映了患者的情况？是否有更好的沟通方式？

知识链接

SBAR 沟通模式是一种以证据为基础的标准的沟通方式，曾被用于美国海军核潜艇和航空业，在紧急情况下保证了信息的准确传递，也是世界卫生组织所提出的标准化、结构化的沟通模式，已逐渐应用于临床护理工作中。它包括 4 部分：

S：Situation（现状）。目前发生了什么？包括患者的床号、姓名和患者的问题。

B：Background（背景）。什么情况导致的？包括患者的现病史及既往史、主诉、问题的依据及分析。

A：Assessment（评估）。"我"认为问题是什么？包括患者的异常反应、异常报告值、患者的心理状态、对问题的评估及判断。

R：Recommendation（建议）。该如何解决问题，包括已采取的护理措施，对问题处理的建议。

思维提示

在该病例中，你可运用 SBAR 沟通模式向医生进行汇报，参考如下：

S：2 床，江某，18 岁，丘脑肿瘤术后，8:45 被家属发现双上肢屈曲抖动，当时意识丧失，15 秒后自行缓解。

B：患者 8 个月前行右侧丘脑胶质瘤切除术，术后规律放化疗，口服德巴金一天两次、一次 0.5g，2d 前行伽马刀放射治疗。

A：评估患者当时未进行输液，查 5 月 11 日颅脑平扫 + 增强提示丘脑肿瘤复发并脑积水，2d 生化指标未见异常；今早 8 点未服用德巴金，患者发生抖动前诉精神疲倦，停止后无法回忆起当时的情景；患者第一次发作，家属情绪比较紧张。

R：予测量生命体征和体查：T:37.4℃，P:90 次/分，BP:120/65mmHg，R:18 次/

分，SpO$_2$:98％；双侧瞳孔等圆等大，直径为4mm，对光反应迟钝；四肢肌力Ⅴ级，肌张力正常。考虑癫痫发作。予吸氧3L/min，呼吸平顺，唇周甲床红润。请您去看一下病人的情况。

临床场景4

医生接到汇报到床边查看江某情况，阅片后开具以下医嘱：

A. 甘露醇注射液250mL IVD 一次

B. 德巴金注射液0.4g IV 一次

C. 化验：血常规、血生化8项、血清药物浓度（德巴金丙戊酸钠），立即执行

D. 低流量给氧

E. 头颅CT，立即执行

你该如何安排执行？

思维提示

（1）通知优先处理抗癫痫医嘱。

（2）吸氧医生未到场时，已予处置，注意调整为低流量，1～2L/min。

（3）优先抽血化验查血药浓度，后使用抗癫痫药物以免血药浓度的结果被干扰。

（4）做好外出检查前的安全评估。如患者癫痫发作期，应暂缓外出检查；应在发作缓解期，在医护人员陪同下，外出检查。检查时落实发生意外的防护措施，防止坠床等意外的发生。

处置结果

该医嘱处置顺序安排：D→A→C（或C→A）→B→E。

知识链接

（1）据癫痫规范诊疗指南指出，局灶性癫痫的药物治疗应遵循尽可能单药治疗原则。若单药控制不佳，再选择不同作用机制的抗癫痫发作药物联合治疗（表5－6），同时兼顾患者的年龄、性别、合并用药、共患病及患者意愿等因素综合考虑。

表5－6 抗癫痫发作药物作用机制

抗癫痫发作药物	作用机制
卡马西平、奥卡西平、艾司利卡西平	电压门控钠通道阻滞剂
丙戊酸	电压门控钠通道阻滞剂、T型钙通道阻滞剂、GABA增强剂
托吡酯	电压门控钠通道阻滞剂、L型钙通道阻滞剂、AMPA亚型和红藻氨酸亚型谷氨酸受体拮抗剂、GABA受体增强剂、碳酸酐酶抑制剂、钾离子通道激活剂

抗癫痫发作药物	作用机制
拉莫三嗪	电压门控钠通道阻滞剂、N/P 型钙通道阻滞剂
左乙拉西坦、布瓦西坦	Sv2a 突触囊泡蛋白调节剂
唑尼沙胺	电压门控钠通道阻滞剂、T 型钙通道阻滞剂、清除羟基和氮氧化物自由基
拉考沙胺	选择性增强电压门控钠通道的慢失活
吡仑帕奈	高选择性非竞争性 AMPA 亚型谷氨酸受体拮抗剂

表 5 - 7　成人局灶性癫痫药物治疗推荐

项目	药物名称
首选药物	拉莫三嗪、卡马西平、左乙拉西坦、唑尼沙胺
可选择药物	奥卡西平、丙戊酸、醋酸艾司利卡西平、布瓦西坦
耐药癫痫添加药物	吡仑帕奈、拉考沙胺、艾司利卡西平、布瓦西坦、唑尼沙胺、托吡酯

临床场景 5

9:15 江某完成头颅 CT 检查后安返病房。安置好江某，正准备执行长期补液治疗，患者再次发生意识丧失，双眼向上凝视，双上肢屈曲，肌张力增高。床旁只有你和家属，你该如何处置？

思维提示

（1）早期识别：早期识别癫痫发作，立即启动抗癫痫团队救护。

（2）体位管理：平卧，头偏向一侧。

（3）气道管理：保持气道通畅，及时清理分泌物，必要时予负压吸痰。

（4）病情观察：监测生命体征及瞳孔；监测癫痫发作的形式、频次、持续时间等。

（5）医护沟通：评估结果及时汇报医生。

（6）医嘱执行：遵医嘱留取标本；遵医嘱进行对症处理；遵医嘱立即予抗癫痫药物，注意匀速、安全进入。做好术前准备。

（7）安全护理：防跌倒、防坠床、预防非计划拔管等。

（8）护理记录：记录生命体征、瞳孔、意识、癫痫发作的形式、持续时间等。

知识链接

（1）《成人癫痫持续状态护理专家共识》指出，护士需优先处理抗癫痫药物的医嘱，并立即执行医嘱。给药前、后应评估患者的生命体征、意识状态、瞳孔，保持气道通畅。癫痫持续发作的相关处理见表5-8。

表5-8 癫痫持续发作时紧急处理措施

时间（分钟）	证据内容
0～5	监测生命体征及瞳孔，吸氧，头偏向一侧，气道吸引；放置口咽通气道（牙垫），监测癫痫持续状态、发作形式、频次、持续时间，立即通知医生
6～30	遵医嘱给予抗癫痫药物；持续视频脑电监测，暴露患者身体目标监测部位，以便于监测抽搐肢体的发作情况；遵医嘱留取血标本化验
30～60	进行癫痫持续状态严重程度评分，评分≥3分，需早期干预与防护；记录癫痫发作类型、持续时间、发作频次及用药后效果；评估气管导管的位置及通畅性并妥善固定，必要时给予适当肢体约束，预防非计划拔管；放置癫痫警示牌，提示早期给予安全防护措施；制订集中护理计划并实施，最大限度避免诱发癫痫持续发作，完善护理记录，做好交接

处置流程

（1）发现患者发生癫痫，马上呼叫医生护士到场抢救，发现者在现场立即启动癫痫抢救措施。

（2）取平卧，头偏向一侧，及时清理分泌物，必要时予负压吸引，保持呼吸道通畅。

（3）予吸氧3L/min。

（4）测量患者生命体征、瞳孔，评估意识状态。

（5）观察癫痫发作的形式、持续时间。

（6）通知优先处理抗癫痫药物等医嘱。

（7）遵医嘱予留取化验标本。

（8）遵医嘱予抗癫痫药物，如德巴金注射液静脉泵入，药物注意匀速输注，注意观察用药后的效果，有无发生药物不良反应。

（9）落实安全护理，清理床上非必须的生活物品，拉上两侧床栏预防坠床的发生，勿强行按压患者肢体，适当予棉被或枕头遮挡保护，防止患者癫痫发作时碰撞。

（10）患者拟急诊行脑室外引流，遵医嘱落实术前准备。

（11）完善相关护理文书。

（12）做好患者的心理护理，在抢救完成后，向患者和家属进行癫痫治疗的相关知识宣教。

（张丹芬、许川微、欧丽珊）

第四节　帕金森病临床护理实训案例

一、案例介绍

基本信息：赵某，男，65 岁，中学学历，已婚，退休人员。

入院时间：2023 年 11 月 4 日。

诊断：帕金森病。

主诉：右上肢静止性震颤 5 年余，右下肢静止性震颤 2 年余，加重 1 个月。

现病史：患者于五年前无明显诱因出现右上肢震颤，运动时消失，静止时出现，无嗅觉减退，无饮水呛咳，无夜尿增多等不适。到当地医院就诊，诊断考虑为帕金森病，予口服"泰舒达"，症状控制良好。2 年前右下肢出现症状，同右上肢。1 个月前症状加重。现为进一步诊断治疗来我院就医，在门诊拟诊断为"帕金森病"收入院。自发病以来精神状态一般，食欲一般，睡眠良好，大便正常，小便正常，体力情况如常，体重无明显变化。

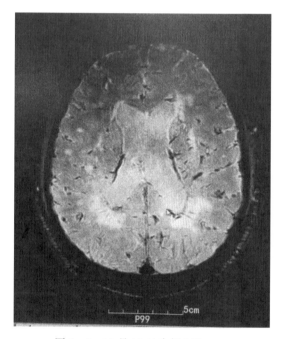

图 5 - 5　11 月 11 日头颅 MR

既往史：否认高血压、糖尿病、冠心病等病史，否认肝炎、结核等传染病史，否认外伤史，否认输血史，否认过敏史，预防接种史不详。

个人史：无饮酒史，无吸烟史，长期服用泰舒达 5 年。

主要诊疗经过：患者入院后，完善血常规、血生化、凝血、心电图、胸片、头颅 MR 等相关检查。11 月 6 日行急性左旋多巴冲击试验，改善率 63％。11 月 18 日在手术室行脑深部电刺激（DBS）手术。术后神外监护室监护治疗。11 月 19 日术后转回病房。

二、护理临床思维实训过程

临床场景 1

11 月 4 日，患者赵某在儿子陪同下办理好入院手续步行进入病房。见行走困难，步幅小，行动前冲，走路双上肢无前后摆动。管床护士在护士站接待了患者。如果你是管床护士，你该如何对患者赵某进行运动功能的评估？

思维提示

帕金森患者入院整体护理评估内容包括：
（1）测量生命体征。
（2）病史采集：询问相关病史及服药史，服药依从性、日常照顾者。
（3）评估帕金森功能障碍及病情严重程度。
（4）运动功能评估，包括肌力、肌张力、平衡能力以及步行能力的评估。
（5）认知功能评估。
（6）言语障碍的评估。
（7）精神及心理评估。
（8）吞咽功能评估。
（9）排便排尿功能评估。
（10）日常生活自理能力评估。
（11）护理风险评估：跌倒风险、营养风险、静脉血栓风险。

知识链接

1. 帕金森病

又称震颤麻痹，是中老年常见的神经系统变性疾病，以静止性麻痹、肌强直、运动迟缓和姿势步态异常为临床特征。随着疾病的进展，病人除了出现震颤、肌强直以及姿势步态异常等运动症状外，还出现精神方面的症状，如抑郁、焦虑、淡漠、睡眠紊乱等；自主神经症状如便秘、血压偏低、排尿障碍等；感觉障碍如麻木、疼痛、痉挛等。这些症状严重影响病人的身心健康，从而使其生活质量明显下降。目前综合使用多种专科量表对患者的运动功能进行评估。

2. 韦氏帕金森病评定法

用于帕金森病综合功能障碍评定，采用 4 分制：0 分为正常，1 分为轻度，2 分为中度，3 分为重度。总分为每项累加，1～9 分为早期残损，10～18 分为中度残损，19～27 分为严重进展阶段，见表 5 - 9。

表 5 – 9　韦氏帕金森病评定法

临床表现	生活能力	记分
手动作	不受影响	0
	精细动作减慢，取物、扣扣、书写不灵活	1
	动作中度减慢，单侧或双侧各动作中度障碍，书写明显受影响，有小字症	2
	动作严重减慢，不能书写，扣扣、取物显著困难	3
强直	未出现	0
	颈、肩部有强直，激发症阳性，单侧或双侧腿有静止性强直	1
	颈、肩部中度强直，不服药时有静止性强直	2
	颈、肩部严重强直，服药仍有静止性强直	3
姿势	正常，头部前屈 < 10cm	0
	脊柱开始出现强直，头屈达 12cm	1
	臀部开始屈曲，头前屈达 15cm，双侧手上抬，但低于腰部	2
	头前屈 > 15cm，单、双侧手上抬高于腰部，手显著屈曲、指关节屈曲、膝关节屈曲	3
上肢协调	双侧摆动自如	0
	一侧摆动幅度减少	1
	一侧不能摆动	2
	双侧不能摆动	3
步态	跨步正常	0
	步幅 44～75cm，转弯慢，分几步才能完成，一侧足跟开始重踏	1
	步幅 44～75cm，双侧足跟开始重踏	2
	步幅 < 7.5cm，出现顿挫步，靠足尖走路，转弯很慢	3
震颤	未见	0
	震颤幅度 < 2.5cm，见于静止时的头部、肢体	1
	震颤幅度 < 10cm，明显不固定，手仍能保持一定控制能力	2
	震颤幅度 > 10cm，经常存在，醒时即有，不能自己进食和书写	3
面容	表情丰富，无瞪眼	0
	表情有些刻板，口常闭，开始有焦虑、抑郁	1
	表情中度刻板，情绪动作时现，激动阈值显著增高，流涎，口唇有时分开，张开 > 0.6cm	2
	面具脸，口唇张开 > 0.6cm，有严重流涎	3

续上表

临床表现	生活能力	记分
言语	清晰、易懂、响亮	0
	轻度嘶哑、音调平、音量可、能听懂	1
	中度嘶哑、单调、音量小、乏力讷吃、口吃不易听懂	2
	重度嘶哑、音量小、讷吃、口吃严重、很难听懂	3
生活自理能力	能完全自理	0
	能独立自理，但穿衣速度明显减慢	1
	能部分自理，需部分帮助	2
	完全依赖照顾，不能自己穿衣进食、洗刷、起立行走，只能卧床或坐轮椅	3

3. Yahr 分期评定法

是目前国际上较通用的帕金森病病情分级评定法，见表 5 - 10。它根据功能障碍水平和能力水平进行综合评定。其中Ⅰ、Ⅱ级为日常生活能力一期，日常生活无须帮助；Ⅲ、Ⅳ级为日常生活能力二期，日常生活需部分帮助；Ⅴ级为日常生活能力三期，完全需要帮助。

表 5 - 10　Yahr 分期评定法

分期	日常生活能力	分级	临床表现
一期	正常生活不需帮助	Ⅰ级	仅一侧障碍，障碍不明显
		Ⅱ级	两侧肢体或躯干障碍，但无平衡障碍
二期	日常生活需部分帮助	Ⅲ级	出现姿势反射障碍的早期症状，身体功能稍受限，仍能从事某种程度工作，日常生活有轻重度障碍
		Ⅳ级	病情全面发展，功能障碍严重，虽能勉强行走、站立，但日常生活有严重障碍
三期		Ⅴ级	障碍严重，不能穿衣、进食、站立、行走，无人帮助则卧床或在轮椅上生活

4. 肌张力的评估（表 5 - 11）

表 5 - 11　改良 Ashworth 分级法评定标准

级别	评定标准
0 级	肌张力不增加，被动活动患侧肢体在整个 ROM 内均无阻力
1 级	肌张力稍微增加，被动活动患侧肢体到 ROM 之末时出现轻微阻力

级别	评定标准
1＋级	肌张力轻度增加，被动活动患侧肢体时在 ROM 后 50％ 范围内突然出现卡住，并在此后的被动活动中均有较小的阻力
2 级	肌张力较明显增加，被动活动患侧肢体在通过 ROM 的大部分时，阻力均明显增加，但受累部分仍能较容易地活动
3 级	肌张力严重增加，被动活动患侧肢体在整个 ROM 内均有阻力，活动比较困难
4 级	僵直，患侧肢体僵硬，被动活动十分困难

5. 平衡评估

采用三级平衡检测法：Ⅰ 级平衡是指在静态不借助外力的条件下，患者可以保持坐位或站立位平衡；Ⅱ 级平衡是指在支撑面不动（坐位或站立位）条件下，患者的身体的某个或几个部位运动时可以保持平衡；Ⅲ 级平衡是指患者在有外力作用或外来干扰的条件下，仍可以保持坐位或站立位平衡。

6. 步行能力的评估

采用 Hoffer 步行能力分级和 Holden 步行功能分类，见表 5－12。

表 5－12　Hoffer 步行能力分级

分级	评定标准
Ⅰ 不能步行	完全不能步行
Ⅱ 非功能性步行	借助膝—踝—足矫形器、杖等能在室内行走，又称治疗性步行
Ⅲ 家庭性步行	借助踝—足矫形器、手杖等可在室内行走自如，但在室外不能长时间行走
Ⅳ 社区性步行	借助踝—足矫形器、手杖或独立可在室外和社区内行走、散步、去公园、去诊所、购物等活动，但时间不能持久，如需要离开社区长时间步行时仍需坐轮椅

表 5－13　Holden 步行功能分类

级别	表现
0 级：无功能	病人不能走，需要轮椅或 2 人协助才能走
Ⅰ 级：需大量持续性的帮助	需使用双拐或需要 1 个人连续不断地搀扶才能行走及保持平衡
Ⅱ 级：需少量帮助	能行走但平衡不佳，不安全，需 1 人在旁给予持续或间断地接触身体的帮助，或需使用膝—踝—足矫形器、踝—足矫形器、单拐、手杖等以保持平衡和保证安全

续上表

级别	表现
Ⅲ级：需监护或言语指导	能行走，但不正常或不够安全，需一人监护或用言语指导，但不接触身体
Ⅳ级：平地上独立	在平地上能独立行走，但在上下斜坡、在不平的地面上行走或上下楼梯时仍有困难，需他人帮助或监护
Ⅴ级：完全独立	在任何地方都能独立行走

护理评估

（1）采用手法肌力检查法，评估患者四肢肌力为Ⅴ级。

（2）采用改良 Ashworth 痉挛量表评估患者肌张力为Ⅱ级。

（3）平衡功能的评估：患者闭目难立征阳性，三级平衡检测法评估患者可达到坐位三级平衡，站立位二级平衡。

（4）Hoffer 步行能力分级为Ⅲ家庭性步行，Holden 步行功能分类为Ⅲ级：需监护或言语指导。

临床场景 2

经过全面的入院评估后，你该如何向患者及家属进行个体化的入院宣教？

思维提示

入院整体评估结果如下：

（1）测量生命体征：T:36.4℃，BP:112/68mmHg，P:82 次/分，R:18 次/分。

（2）病史采集：确诊帕金森病 5 年余，服用泰舒达 5 年余。症状加重 1 个月余，服药需提醒，日常生活大部分能自理，需保姆看护。拟入院行 DBS 手术治疗。

（3）综合功能障碍评估：韦氏帕金森评定法为 10 分，中度残损；Yahr 分期评定法为二期，日常生活需部分帮助。

（4）采用手法肌力检查法，评估患者四肢肌力为Ⅴ级，采用改良 Ashworth 痉挛量表评估患者肌张力为Ⅱ级；平衡功能的评估，患者闭目难立征阳性，三级平衡检测法评估患者，可达到坐位三级平衡，站立位二级平衡。Hoffer 步行能力分级为Ⅲ家庭性步行，Holden 步行功能分类为Ⅲ级：需监护或言语指导。

（5）认知功能通过简易智力状态检查量表，患者得分 27 分，正常；通过交流、观察，患者无言语障碍。

（6）采用自评抑郁量表及焦虑自评量表评估患者无抑郁，轻度焦虑，睡眠良好。

（7）采用洼田饮水试验评估患者为Ⅱ级。

（8）排便 1 次/天，黄褐色软便，无排尿障碍。

（9）采用 barthel 指数评分，患者得分为 45 分，属于重度依赖。

（10）跌倒评估属于高危，暂无压疮风险，暂无营养不良风险，无 DVT 风险。

护理判断

患者入院时存在的护理问题：

（1）有漏服药的风险；

（2）有误吸的风险；

（3）有跌倒的风险；

（4）焦虑与疾病进展有关。

宣教内容

（1）住院期间需继续由保姆或家属照顾；设定服药闹钟，提高服药依从性。

（2）进食安全宣教：床边备好吸引装置，进食时患者保持垂直坐位，并调整头部位置，吞咽时头部稍稍向前使下巴指向胸部，细嚼慢咽，进食完一口食物再进食下一口食物，选择一口量 10～20mL 的食物或液体，避免进食的食团或液体量过大，进食结束后保持垂直坐位 20～30min。食物性质的选择，避免坚硬的、含颗粒状的半流质或带核、带骨的食物，如有需要把食物改成糊状，或者用增稠剂，有助于减少误吸的发生。食物口味避免辛辣、酸的或过于冰冷的食物以减少呛咳的风险，居家时可增加食物的品种和改变烹饪方式，同时，鼓励患者吞咽后轻轻咳嗽以清理咽喉部食物残留；定时定量进食，每餐进食量相对稳定，采用少食多餐的方法，保证营养供给充分。

（3）防跌倒宣教：了解患者和家属对防跌倒的认知，向其介绍病房环境和防跌倒知识；建议患者下床活动时穿戴舒适且防滑的平底鞋，且有人陪同，卧床时使用床栏；病房光线充足，夜间设置夜灯；保持地面干燥、无障碍物；指导患者及家属呼叫铃的使用。

（4）住院期间维持既往生活习惯，如日间在家属或保姆陪同下户外运动 30min，每日保持与孙子视频通话，用手机看视频、电视剧等习惯；医护人员加强与患者沟通病情，让患者了解治疗方案，同病种患友安排住同一病房，加强沟通、增强信心。

临床场景 3

赵某完善相关检查后，已行 DBS 手术治疗。术后第二天从监护室转入病房，保姆与家属双人陪护。术后第四天，家属急匆匆跑来护士站告知护士，患者赵某突然不会说话了，怎么问他都说不出话。

作为管床护士，你该如何评估与护理？

问题思考

患者不对答是心情不好，不想理人，还是病情变化导致的失语？

护理评估

（1）床边评估：患者床上坐位，上单侧床栏，保姆站在另一侧。

（2）测量生命体征：体温36.7℃，呼吸18次/分，脉搏88次/分，BP124/68 mmHg。

（3）患者神志淡漠，双手置于双膝上，表情淡漠，不抗拒体查。可按嘱活动，四肢肌力Ⅴ级，自动睁眼，不对答，能理解问话、可摇头、摆手等示意。

（4）术区敷料干结。

（5）询问家属，未发生过激的言语沟通及可能刺激到患者的任何情况。

（6）询问家属，未发生任何可能导致患者情绪激动的事件。

问题思考

DBS的术后并发症有哪些？

知识链接

1. 脑深部电刺激技术（deep brain stimulation，DBS）

又称脑起搏器治疗手术。该技术是利用立体定向技术在脑内特定神经核团的位置埋入电极，通过后续的高频电刺激来调整神经元的电活动，从而达到控制、改善或治疗某些临床症状的目的。其主要特点：微创、效果确切、安全性高、可重复、可逆，应用于原发性帕金森病、特（原）发性震颤、肌张力障碍等，可显著改善震颤、强直、运动迟缓、睡眠障碍等症状。

2. 帕金森病DBS手术适应证

（1）确诊原发性帕金森（Parkinson disease，PD），遗传性帕金森或各种基因型帕金森只要对左旋多巴反应良好也可手术。

（2）病程一般4年以上，或确诊的原发性PD病人，主要以震颤为主，虽经规范的药物治疗，震颤改善不佳，并且震颤严重影响病人的生活质量，经过评估后可放宽至3年。

（3）年龄一般不超过75岁，但以震颤为主的老年病人，可适当放宽年龄限制至80岁左右；曾对复方左旋多巴有过良好反应，目前症状控制不佳，疗效显著下降或出现较重的并发症，如运动波动或异动症严重影响生活质量的。

3. 病情严重程度

一般选择Hoehn-Yahr 2.5～4期病人为佳。

4. 禁忌证

无确切的外科手术禁忌证，如严重痴呆、肝肾功能不全等。

5. 术后常见并发症

（1）手术操作相关并发症：颅内出血、感染、缄默等。

（2）设备相关并发症：异物反应、刺激器故障、导线断裂等。

（3）刺激作用相关并发症：感觉异常、肢体麻木、视闪光、异动症等。

思维提示

（1）发生颅内血肿时，患者临床表现常见神志转差，一侧肢体偏瘫，颅内压增高引起头痛、呕吐等症状。

（2）院内卒中患者也会突发语言障碍，但往往伴随着单侧肢体乏力或肢体麻木。

（3）术后缄默症通常指的是在做完手术之后出现的一种病症，表现为患者一言不发，不愿与他人沟通和交流，语言功能处在沉默阶段。

（4）DBS术后出现缄默症，临床上并不常见，但文献有报道，需引起警惕。

护理判断

该患者并无出现颅内压增高或者肢体障碍方面的临床表现，仅表现为沉默不语。经过以上思考，患者可能出现了术后缄默，安抚患者与家属后，马上报告医生做进一步的评估与处理。

护理处置

（1）做好心理护理，并告诉患者及家属目前不能说话，只是暂时的临床症状，随着时间的推移会逐渐恢复，鼓励患者树立信心，以良好的心境接受治疗。护理过程中，通过主动观察患者的面部表情、举止行为了解其内心活动及病情变化，采取与之相吻合的护理措施；关心、帮助患者并借助手势、眼神、文字书写等方式完成语言表达，当患者进行尝试和获得成功时给予表扬；鼓励家属、朋友多与患者交谈，并耐心、缓慢、清晰地逐个问题解释，直至患者理解；营造一种和谐的亲情氛围和语言学习环境，并使用一些非语言性的心理护理技巧，如微笑、点头、抚摸、握手与拥抱等方式，来达到交流和鼓励的目的。

（2）语言训练计划，评估患者的听、说、读、写能力，发现患者可以听懂和读懂，通过手机、电视的画面和孙子的视频、照片等物品来刺激患者，吸引患者注意力，并观察患者的反应，观察患者对哪种刺激更为敏感以及乐于接受。与家属共同制定言语训练计划，时刻调动患者的积极性，让其充满信心，乐而为之。同时也根据患者的喜好播放他喜欢的抗战电视剧、红歌等来刺激诱导、强化他的记忆；进行训练时采用一对一的形式，运用循序渐进教学法或刺激法，使患者注意力集中、情绪稳定。

临床场景4

患者赵某术后静止性震颤明显缓解，肌张力较前下降，动作较前灵活、协调，走路较前快而稳，拟后天出院。患者及家属不清楚出院后的注意事项，对电极植入身体后如何进行安全保护感到茫然不安，来护士站咨询。作为管床护士，你该如何详尽地告知？

知识链接

1. DBS 术后程控

（1）将脑起搏器设备置入人体后，医生可通过无线技术设置患者体内脉冲发生器的脉冲参数实施治疗。这个过程称作术后程控治疗。帕金森病是一种慢性进展性疾病，因此其 DBS 术后的程控治疗与疾病管理是一个长期而重要的过程。对于每位帕金森病患者，在 DBS 术后，根据疾病症状特点及严重程度，调控其脑起搏器的电刺激作用大小，实施个体化长期电刺激治疗方案；也可根据帕金森病不同时期因疾病进展而出现症状恶化的程度，重新设置电刺激参数，进一步提高治疗疗效。因此，术后程控是帕金森病患者接受 DBS 治疗的重要环节，规范化的术后程控可以明确最佳刺激参数，缓解患者的症状，实现最佳的治疗效果。为了实现良好的程控效果，使 DBS 治疗达到症状控制最佳、电刺激不良反应最小化，延长电池使用寿命，在程控过程中也需要程控医师和患者之间建立良好的信任，并进行充分的沟通。

（2）帕金森病患者 DBS 术后首次程控的时间一般在术后 2～4 周。这时手术置入电极的微毁损效应基本消失，能够更准确地判断电刺激作用。程控时，不同的 PD 症状临床改善时间也不同，如僵直、"关"期肌张力障碍和运动迟缓等症状改善相对较快，短至数秒内即可感受到效果；而异动症则改善相对较慢，需要数日，甚至数个月的适应时间。PD 患者术后程控的次数依患者的个体情况而定，从众多患者 DBS 术后随访的数据来看，第一年术后患者平均程控次数为 2～4 次，第二年起平均程控次数为 1～2 次/年。现在我国自主研发的脑起搏器设备已经实现了远程程控功能，患者在居住地附近医疗中心或家里就可以与手术医生通过网络进行术后程控治疗，不必千里迢迢回到手术医院进行门诊程控，既可及时解决疾病问题，又可节省时间，同时也大大减轻了经济负担。

2. DBS 术后用药

大多数帕金森病患者在 DBS 术后，用药量会显著减少，可减至术前用药总量的 1/2～2/3 水平，有的患者甚至可以完全停药。这主要与患者的年龄和帕金森病病程有关，年轻的、病程短的患者术后药物用量减少得较多。少数以震颤为主的患者 DBS 术后可能在一段时间内不服用帕金森病药物也能达到良好的症状控制效果。

（1）DBS 术后配合药物治疗的作用：

1）加强手术效果。对中、晚期药物疗效减退明显的患者，如果不做手术只单纯服药，药物反应性很差；而 DBS 术后在改善部分症状的同时，可明显提高药物的疗效，增强药物的反应性。因此，DBS 术后仍应继续服药。

2）提高疗效稳定性。

（2）DBS 术后用药注意事项：

1）术后首次程控前，尽量不要改变抗帕金森病药物的用量和用法。如果需要调整药物用量，一定要遵医嘱调整。

2）开启脉冲发生器给予电刺激治疗后，根据症状改善情况遵医嘱缓慢酌情减少药物用量，切忌减药剂量过大、减药速度过快。

3）尽量避免单一种类用药控制症状。

需要明确的是，术后减药不是 DBS 手术治疗帕金森病的主要目的，改善患者疾病症状，提高患者生活质量才是手术追求的真正目标。

3. DBS 术后日常生活注意事项

（1）注意手术切口的术后护理：

1）术后 1～2 周切口愈合良好时可拆除缝合线。在切口愈合过程中会伴有皮肤发痒现象，禁止用手或其他异物按压、抓挠或撕扯切口附近皮肤；伤口如有结痂，应等结痂自行脱落，不应用手或其他异物将其揭去。

2）伤口缝线拆除后 72h 后可洗头，但洗头时应避免用力抓挠伤口附近皮肤以防新愈合的伤口撕裂。

3）伤口愈合一般需 0.5～1 年时间才能恢复正常皮肤的抗撕拉能力。

4）避免暴力作用于刺激器和电极及电极连线放置的部位，以免损伤设备造成设备故障。避免过度牵拉置入的脑起搏器部件。突然过度或反复低头、颈部扭转、跳跃或过度伸展均可能导致脑起搏器部件破损或移位。

5）当切口出现开裂、有异味、渗血或流脓，以及切口附近红肿、疼痛时，应及时联系手术医生。

（2）日常生活中要注意防范电磁干扰：

1）脑起搏器有一定的电磁防护能力，日常生活中常见的电器设备如手机、电脑、电视机等家用电器一般不会影响刺激器的工作。但是强电磁场可能导致刺激器被意外开启或关闭，甚至刺激参数被重置为出厂状态。若发生此种情况，需要立刻与手术医院联系，重新开机程控。

2）日常生活中应远离以下设备或环境：无线电天线、电焊设备、热阻焊设备、电气化炼钢炉、高压电（防护区外是安全的）、广播电视发射塔（防护区外是安全的）、微波通信中继站（防护区外是安全的）、线性功率放大器、各种大功率电源、电泳设备、磁铁及其他能产生强磁场设备、消磁设备、经颅磁刺激、电动按摩椅等。

（3）日常出行与旅游时尽量避免接触车站、机场、超市、图书馆等的安检门与金属探测器。患者应向安检人员出示出院时医院发放的患者识别卡，并请求绕开此类设备，要求安检人员手工检测通过。如必须通过这些设备，建议缓慢从这些设备的中间通过，避免逗留或斜靠在这些设备上。

（4）常规体检或因其他疾病住院诊疗时，医院内相关检查项目如 X 线、超声检查、CT 检查等均与脑起搏器治疗无相互影响，可放心进行检查。但是磁共振检查可能导致置入的脑起搏器移位、发热或损坏，或在神经刺激器和电极上出现感应电流使患者产生不适感。建议进行磁共振检查前联系手术医生，重新设置起搏器以满足核磁检查的需要。安装脑起搏器的 PD 患者在做心电图、脑电图检查时，神经刺激器所发放的电刺激脉冲会干扰心电信号和脑电信号。因此在做这些项目检查时，可短时将神经刺激器关机，完成检查后重新开启刺激器即可。

出院宣教

（1）嘱咐患者出院 1 月后来院程控开机，开机前继续遵医嘱口服药物控制症状；开机后遵医嘱逐渐减药。不能擅自减药、停药。

（2）出院后避免暴力作用于刺激器和电极及电极连线放置的部位，以免损伤设备造成设备故障。避免过度牵拉置入的脑起搏器部件。突然过度或反复低头、颈部扭转、跳跃或过度伸展均可能导致脑起搏器部件破损或移位。

（3）饮食指导。进食高热量、低盐低脂、清淡富含营养的流质或者半流质食物，多饮水，多食水果；增加进食高纤维食物比例预防便秘的发生；适当限制蛋白质摄取，以免影响药物疗效；避免让病人使用易碎的器皿。

（4）康复训练。所有的康复训练需秉承循序渐进、持之以恒的原则。患者维持和培养兴趣爱好，坚持适当的运动和体育锻炼，做力所能及的家务劳动，可以延缓身体功能障碍的发生和发展，从而延长寿命，提高生活质量。坚持主动运动，如散步、打太极拳等，保持关节活动的最大范围，加强日常生活作协调，进食、洗漱、穿脱衣服等尽量自理。

（5）安全指导。避免登高和操作高速运转的机器，不要单独使用煤气、热水器及锐利器械，防止受伤等意外；外出时必须有家人陪伴，日常使用的生活用品尽量按照患者的习惯放置，从而减少不良事件的发生。开机后，告知患者及家属应尽量避免接触强磁场或磁感应器，如大型变电站、磁共振检查、安检门等，避免脉冲器受磁场干扰出现意外开关机。

（6）建立电子档案，加入微信群。患者出院后每周进行 1 次电话随访，并在微信群上随时解答患者及家属提出的疑惑问题，提供纸质版宣教资料，以及互联网＋护理服务咨询二维码，随时提供咨询服务。每次护理干预后护士应及时更新整理电子档案。嘱患者及家属定期随访，出现不适及时就诊。

（林淑莹、许川徽、欧丽珊）

第五节 脑积水临床护理实训案例

一、案例介绍

基本信息：龙某，男，16 岁，未婚，中学文化水平。

入院时间：2023 年 4 月 29 日。

诊断：脑积水。

主诉：头痛伴恶心呕吐 1d。

现病史：患者于1d前无明显诱因出现头痛，呈持续性胀痛，休息后缓解不明显，伴恶心、呕吐胃内容物多次，精神疲倦，无肢体乏力、麻木、抽搐。行头颅CT检查提示幕上脑积水。于4月28日入院。

既往史：6月龄时外院确诊为交通性脑积水，行右侧脑室腹腔分流术，术后恢复良好。家属诉患者智力较同龄儿童低。8年前有发作性左侧肢体抽搐病史。外院诊断为症状性癫痫，予药物治疗，目前口服抗癫痫药：奥卡西平150mg TID，丙戊酸钠缓释片25mg QD，50mg PM，癫痫再无发作。

过敏史：无。

其他：日常生活自理，情绪稳定，母亲陪同住院。入院以来，睡眠可，胃纳佳，二便正常。

专科情况：T:36.8℃，P:87次/分，BP:118/85mmHg，R:20次/分，GCS:E4M5V6=15分；双侧瞳孔等圆等大，直径3mm，对光反应灵敏；四肢肌力Ⅴ级，肌张力正常。

实验室化验：无异常。

影像学检查：4月29日头颅CT提示左侧脑室腹腔分流术后，脑沟脑裂稍变浅，未排除脑水肿。

主要诊疗经过：4月29日行左侧脑室腹腔分流术，术后转神外监护室。4月30日返回病房。GCS:E4M5V6=15分，双侧瞳孔等圆等大，直径3mm，对光反应灵敏；四肢肌力Ⅴ级，肌张力正常；头部及腹部敷料干洁，腹部平软，无诉头痛不适。

二、护理临床思维实训过程

临床场景1

4月29日19:50，患者龙某妈妈跑过来护士站说："我儿子又吐了，头好痛。"如果你是当班护士，你该怎么做？

思维提示

（1）随家属迅速到床边查看患者，评估内容可包含：评估患者意识状态，测量生命体征，观察瞳孔及对光反应，评估患者肌力、肌张力，询问头痛程度及疼痛性质，询问呕吐情况，询问有无腹部胃部不适。协助清理呕吐物。

（2）查看最近治疗操作。4月29日17:00医生在床边为患者行腰椎穿刺术，初压为400mmH$_2$O，末压60mmH$_2$O。

（3）查询用药调整。4月29日17:35长期医嘱甘露醇注射液250mL Q12H改为Q8H；17:35临时医嘱今日下午4pm甘露醇改8pm用。

（4）安抚患者及家属。

护理评估

（1）意识评估：GCS：E4M5V6 = 15 分，患者神志清，面容痛苦，情绪激动。

（2）测量生命体征：T：36.8℃，P：75 次/分，BP：121/76 mmHg，R：20 次/分，SpO_2：98%。

（3）体查结果：双侧瞳孔等圆等大，直径为 3mm，对光反应灵敏；左肢肌力 V 级，右侧肌力 Ⅳ 级，肌张力正常。

（4）病史采集：主诉头痛，头痛呈胀痛，呕吐胃内容物为晚餐的面食。

问题思考

患者为什么会发生头痛呕吐？是否为颅内压增高的表现？

知识链接

1. 脑积水

脑积水是一种常见但病因复杂的神经系统疾病，以脑脊液在脑室系统及蛛网膜下腔内聚积并不断增长为特征，既可由先天性遗传因素导致，也可由后天脑外伤、脑出血等疾病诱发。脑脊液的产生与吸收进入静脉窦的不平衡、脑脊液循环通路受阻或者脑室内渗透压维持功能紊乱均会导致脑脊液增多，脑室扩张，如图 5-6 所示。

（1）分类：

1）交通性脑积水。因脑室外脑脊液循环通路受到阻碍，或者局部发生吸收性障碍而引起的一类脑积水疾病。该病也可能因脑脊液产生量过大而引发。患者的循环通路不会出现显著梗阻情况，整个循环过程通畅度良好，但依然会发生脑积水。蛛网膜下腔出血、脑膜炎、头部受伤及静脉栓塞等可引起交通性脑积水。患者典型的临床表现为高级智能障碍、反应迟钝、行走困难和小便失禁；影像学检查可见幕上及幕下脑室系统普遍呈现出扩张样态，部分患者可能会出现间质性脑水肿。

2）梗阻性脑积水。这类脑积水的最大特点是脑内的"水"就像河水一样持续"流动"，但当"流动"到某一部分时，如遇到肿瘤或其他结构，会因受到"压迫"而发生"断流"，从而产生脑积水。因为脑脊液循环过程受阻，会伴发高颅内压相关症状。部分患者属于正常压力性脑积水，尽管存在脑室扩张，脑室蛛网膜下腔脑脊液量增多的情况，但是患者的颅内压监测结果是"正常"的。阻塞性脑积水患者接受腰椎穿刺抽取脑脊液进行放液治疗后，症状会明显减轻。该病的病因包括感染（如结核性脑膜炎、化脓性脑膜炎）、先天性畸形（包括中脑导水管狭窄、脊柱裂等）、颅内出血等。这些因素造成患者的脑脊液循环通路在第四脑室以上受阻，使脑脊液进入蛛网膜下腔的通路发生障碍。

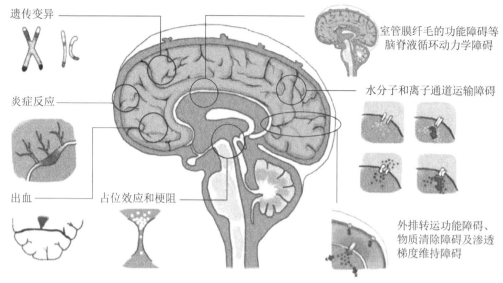

遗传变异

炎症反应

出血

占位效应和梗阻

室管膜纤毛的功能障碍等脑脊液循环动力学障碍

水分子和离子通道运输障碍

外排转运功能障碍、物质清除障碍及渗透梯度维持障碍

图 5 - 6　脑积水发病机制

2. 颅内高压

《神经病学名词》提出了继发性颅内高压症一词，即各种疾病引起的颅内压增高，包括各种原因引起的脑组织体积增大、脑脊液分泌量过多或吸收障碍、颅内血流过度灌注或静脉回流障碍、颅内占位性病变（肿瘤、血肿等）。

（1）常见病因：颅内炎症、脑出血、脑肿瘤、脑积水等。

（2）临床症状：高颅内压会影响中枢神经系统内环境的稳定，出现临床症状或体征，以剧烈头痛、喷射状呕吐、视乳头水肿为典型表现。若颅内压持续升高可发生脑疝，脑干受损而引起呼吸、循环衰竭甚至死亡。

（3）发生机制：颅内炎症和高血压脑病、脑出血、外伤等原因引起的脑血肿是临床上导致颅内压升高的主要原因，其机制与血管渗透性增加、脑脊液生成增加有关。

（4）常用的治疗颅内高压的药物：

1）渗透性组织脱水药：常用有甘露醇制剂（20%甘露醇注射液、复方甘露醇注射液）和甘油制剂（甘油氯化钠注射液、甘油果糖注射液）。

①20%甘露醇注射液作为渗透性利尿是急脑水肿临床药物治疗中最常应用的代表性药物。

优点：20%甘露醇经静脉注入后，血浆渗透压迅速升高，可使组织间液水分向血浆扩散，产生组织脱水，从而迅速减轻脑水肿、降低颅内压。同时血液内甘露醇经肾小球原型进入肾小管后导致渗透性利尿。

缺点：经常出现析晶现象和较大的肾毒性。

禁忌证：已确定急性或慢性肾功能衰竭患者禁忌使用。

②甘露醇和甘油制剂均有降低颅内压作用，作用机制相同，均为渗透性脱水药。甘露醇起效快，作用强度高，但维持作用时间短；甘油起效慢，作用强度不如甘露醇，

但维持作用时间长。两者配合可起到既快速起效，又能维持一定作用时间的效果，且在低温下不易析出结晶。多个临床和基础研究报道，20% 甘露醇注射液和复方甘油制剂（甘油氯化钠注射液、甘油果糖注射液）临床上联合用药能够提高脑出血治疗效果或减少肾毒性等副反应。甘油作为能量剂在体内参加三羧酸循环，能给缺血脑组织提供能量，且不影响血糖水平，糖尿病或高血糖患者也能使用。

2）强效利尿药：如呋塞米等。

护理判断

结合该病例患者的评估情况和 CT 影像学检查结果、该患者的头痛和呕吐症状，考虑由脑积水引起颅内压高。

护理处置

汇报医生后，医生予用药调整。遵医嘱马上予甘露醇 250mL 快滴以降低颅内压力，减轻患者症状。用药半小时后再次评估患者有无头痛、呕吐、瞳孔、肌力情况。

临床场景 2

4 月 29 日 21:45，患者再次诉头痛、呕吐胃内容物。医生开医嘱拟 23:00 送手术室急诊行左侧脑室腹腔分流术。

如果你是当班护士，你该如何完善术前准备，进行哪些相关的手术前处置？

处置流程

（1）通知患者禁食禁水，遵医嘱予留置胃管接负压瓶行胃肠减压。
（2）遵医嘱予交叉配血、皮试等。
（3）予手术部位皮肤准备，并通知医生做好手术标记。
（4）查看患者心电图、胸片完成情况，血型、凝血四项、感染 8 项化验结果情况。
（5）查看手术所需文件是否齐全（电子版：手术交接单、手术知情同意书；纸质版：手术安全评估单、手术安全核查表）。
（6）查看患者手腕带是否正确、信息是否完整。
（7）准备手术带药、病历及影像资料。
（8）测量患者生命体征，如有异常或发生其他情况，及时与医生联系。
（9）与手术室联系确定送手术时间，通知运送人员协助。
（10）书写相关护理记录。

临床场景 3

4 月 30 日，患者术后第一天转入病房，GCS 15 分，带尿管，15:30 管床护士遵医嘱予拔除尿管。22：30 接班护士发现患者膀胱区膨隆，拒绝体查。

如果你是接班护士，你认为患者出现什么问题？如何评估与处置？

思维提示

（1）询问患者拔尿管后有无自主排尿，目前有无尿意。

（2）评估导致患者尿潴留的相关因素。

（3）跟医生沟通患者病情是否可以下床小便。

护理评估与处置

（1）患者有尿意，尝试床上用尿壶小便，结果失败。

（2）患者膀胱区膨隆，伴胀痛，拒绝物理诱导排尿。

（3）与医生沟通后，予协助患者下床小便。

护理结果

协助患者下床排尿，可自解尿液约 500mL。

知识链接

（1）急性尿潴留是常见术后并发症之一，一般在尿管拔出后 6 ～8h 发生。急性尿潴留的发生主要与术后患者精神紧张、长期卧床致排尿习惯改变、腹部切口疼痛影响腹压收缩、麻醉药物对排尿中枢的抑制等因素有关。目前对于缓解急性尿潴留的方法，以导尿术为主，但导尿属于物理性侵入操作，存在尿道局部刺激痛、后期易发生尿路感染等潜在风险。

（2）临床上传统改善尿潴留的方法有：在生理方面可以采用热敷膀胱区、温水冲洗尿道口、让患者听流水声等。有研究发现开塞露塞肛对于改善卧床期间所引起的尿潴留有一定的效果。开塞露塞肛治疗尿潴留的机理及优点：开塞露具有刺激肠蠕动、润滑肠壁、软化大便的作用，其作用机理是药物进入直肠后通过物理刺激肠壁内感受器，冲动经盆神经和腹下神经传至脊髓腰骶段的低级排便中枢，同时到大脑的脑桥与脊髓第 2 ～4 节的排尿中枢，冲动上传大脑皮质而产生尿意时，骶脊髓排尿中枢兴奋，经盆神经传出，可引起膀胱逼尿肌收缩和膀胱括约肌舒张，阴部神经冲动减少使膀胱外括约肌开放，腹肌和膈肌强烈收缩，腹压上升，在腹压和强大的膀胱内压的共同作用下使尿液排出。另外，提供舒适的环境，护士嘱咐患者放松心情，在病情允许的情况下，协助患者取自由体位，也有利于减少术后尿潴留的发生。

临床场景 4

5 月 2 日 14：00，询问患者大便情况时，发现患者四天无大便。患者拒绝使用开塞露纳肛，你该如何处置？

思维提示

（1）体查患者腹部情况，听诊肠鸣音。
（2）询问患者进食情况、每日饮水量。
（3）床上运动及下床活动情况。
（4）长期药物使用情况，有无使用脱水剂或通便药。

护理评估

（1）患者腹部稍胀，叩诊实音，听诊肠鸣音 3 次/分。
（2）每餐进食饭堂普食餐 2/3 量，苹果半个/天，水约 1000mL/d。
（3）除上厕所外其余时间均卧床，卧床时未行主动运动。
（4）查看患者医嘱，无使用脱水剂及通便药。
以上情况报告主管医生。

健康宣教

（1）心理辅导。缓解患者紧张情绪，解释便秘的危害，保持大便通畅的重要性。
（2）饮食指导。增加膳食纤维的摄入，进食新鲜水果和蔬菜，如香蕉、火龙果、芹菜等。每日饮水量保证 1500mL 以上。
（3）运动指导。早期离床活动，卧床时行主动运动。
（4）用药。遵医嘱按时按量服用润肠药。

问题思考

脑室腹腔分流术后是否适合行腹部按摩？

知识链接

脑室腹腔分流术后，分流管腹腔端及脑脊液对肠壁的刺激等，均会导致胃肠蠕动减弱，引起肠道功能紊乱，患者难以正常排便，如图 5 - 7 所示。

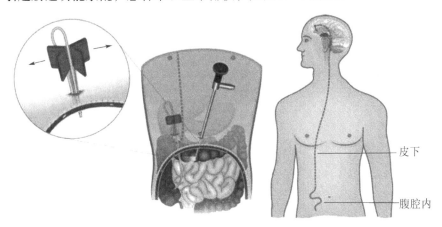

皮下

腹腔内

图 5 - 7　脑室腹腔分流术

（1）腹部环形按摩（利用双手食指、中指及无名指重叠在右下部，借助大鱼际和掌根着力，沿着肠方向行走，依次从升结肠向横结肠等）是脑室腹腔分流术后对腹胀患者常用的干预方法。虽然能促进排便，改善腹胀症状，但是治疗时间长，效果甚微。有临床研究表明，采用直肠指力刺激法定时刺激直肠肠壁能刺激大便对于直肠壁的刺激，引起迷走神经兴奋，促进胃肠蠕动，增强排便、排气能力，有助于降低便秘发生率。具体方法：正确指导患者保持侧卧位姿势，佩戴医用手套，并且将润滑油涂抹在食指，缓慢插入患者肛门，控制深度 3～4cm，采用指腹顺时针环形刺激直肠，时间控制在 20～30s，间隔 5s，每次完成 5 个轮回训练。但可能部分患者不易接受此方法。

（2）便秘防治操。排便是生理反射，分为两步：第一步为诱发便意反射；第二步为排便反射，即粪便刺激肛窦后通过 3 个传导路径引导粪便排出。便秘防治体操可增强患者全身肌肉尤其是腹肌和膈肌的收缩力，从而增加患者排便时的腹压；便秘防治操还可使患者的中枢神经系统保持一定的紧张度和兴奋性，改善神经系统的功能，增强自主神经的自律性，促进肠蠕动增加。在常规护理的基础上，正确有效地指导患者进行便秘防治体操训练，可增加腹压，刺激肛门外括约肌收缩与放松，同时增强身体耐力促进肠道蠕动，诱发肠道反射，促进排便。具体步骤如下：

①屈腿运动。指导患者腹式呼吸，取仰卧位，协助患者双手抱膝屈曲，抬头使前额贴近膝部或大腿贴腹。

②仰卧起坐运动。取仰卧，从仰卧位起坐，坐起后双手摸足尖，再躺下。

③仰卧位，双腿伸直，同时举起，膝关节保持伸直，然后慢慢放下，重复 10～20次；直腿抬高配合吸气时收缩盆底肌训练，收缩 10s 后放松，反复 10 次。

④ 踏车运动。仰卧位，轮流伸屈两腿，模仿踏车运动，伸屈运动范围尽量大。

⑤低桥式运动。取仰卧，腹部放松，双腿屈曲，双足底平踏在床面上，伸髋，抬臀距离床面一拳，保持 5～10s 后放平。

护理结果

患者腹部伤口疼痛，拒绝腹部按摩，可配合床上行便秘防治操训练，结合医嘱口服润肠药，术后第五天自解黄褐色软便一次，量约 500g。

（刘嘉韵、许川徽、欧丽珊）

第六章　颅脑其他疾病临床护理实训案例

第一节　脑脓肿临床护理实训案例

一、案例介绍

基本信息：陈某，男，38 岁，已婚，高中文化水平。

入院时间：2023 年 11 月 24 日。

诊断：左额颞蝶骨嵴外侧脑膜瘤、脑脓肿。

主诉：脑膜瘤切除术后 1 月，发热伴头痛 2 周余。

现病史：患者 1 个月前在外院行左额颞蝶骨嵴脑膜瘤切除术，术后并发脑脓肿并行左额颞脑脓肿钻孔外引流术。现为进一步治疗于我院就诊，急诊拟"左额颞蝶骨嵴外侧脑膜瘤、脑脓肿"收治入院。

既往史：10 月 23 日于外院行左额颞蝶骨嵴脑膜瘤切除术，术后并发脑脓肿。11 月 18 日行左额颞脑脓肿钻孔外引流术。高血压 1 年余，血压最高 177/93 mmHg，平时口服缬沙坦胶囊（缬克）80mg QD，硝苯地平控释片 30mg QD。血压控制尚可。

过敏史：无。

专科情况：GCS：E3V3M5 = 11 分，患者呼唤睁眼，言语含糊，四肢痛刺激可定位，肌张力正常。双侧瞳孔等圆等大，直径 2mm，对光反应灵敏。生命体征：T：38.6℃，P：94 次/分，BP：143/75mmHg，R：23 次/分。头部留置脓腔引流管。

影像学检查：11 月 24 日颅脑平扫 + 增强结果显示：左额颞叶见团片状病灶，考虑脓肿可能。12 月 15 日颅脑平扫 + 增强结果显示：左额颞部颅骨内板下不规则片状混杂信号影，范围较前明显缩小。

入院后实验室检验结果见表 6 - 1、表 6 - 2。

表 6 - 1　入院后实验室检验结果

项目	11 月 24 日	12 月 12 日	参考范围	单位
白细胞	7	3	$(0\sim8)\times10^{6}$	L
葡萄糖	1.61	2.22	2.5～4.5	mmol/L
蛋白定量	>60000	511	150～450	mmol/L

续上表

项目	11 月 24 日	12 月 12 日	参考范围	单位
氯	103.8	121.4	120～132	mmol/L
细菌培养	未见细菌生长	未见细菌生长		

表 6-2

项目	11 月 24 日	11 月 26 日	12 月 4 日	12 月 17 日	参考范围	单位
白细胞计数	4.57	3.64	6.12	5.15	$(3.5～9.5) \times 10^9$	L
C-反应蛋白	39.3	/	172.2	11.1	0.8～2	mg/L

主要诊疗经过：患者予改善循环、抗感染、营养脑神经等治疗。12 月 3 日行左额颞原切口入路额颞脑脓肿清除术 + 去骨瓣减压术。术后继续予抗感染、营养神经、护胃、雾化、加强换药、控制血糖等治疗。GCS：E3V3M5 = 11 分，患者呼唤睁眼，言语含糊，四肢痛刺激可定位，肌张力正常。双侧瞳孔等圆等大，直径 2mm，对光反应灵敏。12 月 16 日康复出院。

二、护理临床思维实训过程

临床场景 1

11 月 24 日 10:23 患者由外院转诊收入神经外科重症监护室，GCS：E3V3M5 = 11 分，呼唤睁眼，言语含糊，四肢痛刺激可定位，肌张力正常。双侧瞳孔等圆等大，直径 2mm，对光反应灵敏。生命体征为 T：38.6℃，P：94 次/分，BP：143/75mmHg，R：23 次/分。作为管床护士，针对患者的体温，你如何评估及处理？

思维提示

从重症监护室（Intensive Care Unit，ICU）患者发热可能由哪些因素引起这一方面来进行全面的评估。

知识链接

（1）当 ICU 患者出现发热，应该进行详细的评估。

1）评估痰液或气管内分泌物有无改变或新特征，如气味、颜色、分泌量以及质地，并检查肺部，以排除新发肺炎。

2）应评估医疗装置，特别要注意血管内的导管、导尿管或胸及腹部引流管等有无感染。

3）明确有无腹泻。存在腹泻则提示可能有胃肠道感染。

4）仔细检查胸部和腹部以排除压痛或强直。这些表现提示有脓肿、非结石性胆囊炎、胰腺炎或肠系膜缺血等。

5）检查患者口腔、皮肤、关节和下肢以明确有无口腔卫生不良、创面感染及蜂窝织炎、淋巴结炎、化脓性关节炎或骨髓炎。

6）查看是否有提示下肢深静脉血栓形成的证据，如肿胀、发热、压痛等。

7）应取下所有创面上覆盖的敷料或贴膏，视诊并检查创面。

（2）针对发热进行初始检查及留取标本。目前缺乏有力数据来指导 ICU 患者发热的标准化评估流程，可对大多数患者实施以下经济实惠、操作简便的初始检查以评估 ICU 患者发热的常见和严重病因：

1）血培养。使用抗生素之前，应在 2 个不同部位抽血培养，因为在两个不同部位分离到同样菌种，才能确定是病原菌。样本装入需氧瓶和厌氧瓶，成人 8～10mL，婴幼儿 2mL。若怀疑真菌感染，血样应另接种于真菌培养瓶。

2）呼吸道取样。取 ICU 发热患者的气管内抽吸物或痰液进行革兰染色和培养。疑似呼吸机相关性肺炎患者应另行检查，包括病毒检测、侵入性呼吸道取样和定量培养。

3）尿液分析和培养。尤其是插导尿管、有肾脏病变（如梗阻性结石或创伤）或免疫系统抑制的患者。

4）胸部影像学检查。胸片可识别新发或进展性的肺部浸润，鉴别肺炎与气管－支气管炎，或检出肺炎及气管—支气管炎以外的呼吸系统性发热病因。例如社区获得性肺炎患者出现胸腔积液或脓胸，此类病因不产生痰液，因此可能被漏诊。

5）疑似感染部位的微生物学培养。许多 ICU 患者都有数个潜在感染部位，包括创面、导管、积液、关节、粪便、鼻窦等。若有指征，可针对这些部位取样培养。怀疑脓胸时，应直接从胸膜腔抽取样本，而不是从导管取样。

6）实验室检查。应进行常规全血细胞计数、乳酸检测的生化检查。白细胞增多、核左移和乳酸升高可能提示脓毒症，低钠血症、高钾血症和低血糖可能提示肾上腺皮质功能减退，而尿素和肌酐水平升高可能提示肾脏泌尿道感染或梗阻。转氨酶、胆红素和碱性磷酸酶以排查非结石性胆囊炎或胆道病变，检测淀粉酶和脂肪酶以排查胰腺炎。尤其应检查腹痛患者，特别是因镇静或昏迷而不能充分评估腹部的患者。

7）腹部影像学检查有腹腔内病变症状或体征（腹部膨隆、压痛、肠鸣音消失）的患者。若患者有腹内感染可能（如近期腹部手术史）且未发现发热的其他病因，即使没有腹部病变的症状或体征，也需行腹部影像学检查。

（3）采取降温措施。脑脓肿的主要治疗手段是基于抗菌治疗和外科手术干预，体温的恢复建立在敏感抗生素足量疗程的基础上。感染性发热温度为 38℃～39℃，有一定的持续性，会导致患者脑组织氧代谢增加，脑细胞损害症状比较严重。降温时应根据个体具体情况选择降温方法，物理降温适用于需快速降温的高热，辅予药物降温可延长降温效果。

护理处置

（1）患者出现发热，护理评估如下：

1）痰液：患者口腔中吸出中量黄白粘痰。

2）导管：

①血管内导管：患者留置右上臂 PICC 置管，PICC 穿刺口无红肿渗血等，PICC 导管回血好，管道通畅。

②导尿管：引流出淡黄色澄清尿液，尿道口无分泌物，无破损渗血等。

③头部脓腔引流管：引流通畅，引出黄色脓液。

3）腹泻：无，患者大便 1～2 次/天，黄软便。

4）胸部和腹部评估：胸部视诊正常，腹部柔软，无腹胀，无压痛、反跳痛等。

5）检查患者口腔、皮肤、关节：

①口腔：口腔黏膜完整，上颚有痰痂附着，口腔有异味。

②皮肤：皮肤完整。

③关节：关节无红热肿痛。

6）查看有无深静脉血栓形成的证据：四肢无肿胀、红斑及压痛。

7）头部创面：创面有少量脓性分泌物。

（2）向医生进行汇报：

将患者 GCS 评分、瞳孔、肌力、生命体征、既往史以及详细病史向主管医生汇报。

（3）针对发热进行初始检查及留取标本：

1）血培养：予双上肢抽取血培养各一套，先注于厌氧培养瓶，避免注入空气，后注入需氧培养瓶。

2）呼吸道取样：留取痰液进行培养。

3）尿液分析和培养：留取尿常规及中段尿。

4）胸部影像学检查：患者入室前，已行胸部 CT 检查。

5）疑似感染部位的微生物学培养：协助医生留取头部脓性分泌物进行培养。

6）实验室检查：留取血常规、综合生化等。

7）腹部影像学检查：查体腹部无异常，患者既往无腹部疾病史，故未行腹部影像学检查。

（4）采取降温措施：

1）遵医嘱使用抗生素：基于患者头部伤口分泌物药物敏感试验结果未知，遵医嘱使用头孢曲松他唑巴坦 2g IVD Q12H。

2）物理降温：冰敷头部、腹股沟及腋窝，采取降温措施 30min 后复测体温。冰敷过程中注意患者皮肤的护理。

3）药物降温：遵嘱使用对乙酰氨基酚 0.6g 口服一次。

临床场景 2

11 月 24 日 11:00，针对新入院患者，护理组长询问管床护士：患者卧床一段时间，在外院的双下肢动静脉彩超结果未知，长期卧床易引起深静脉血栓的形成。针对患者这一情况，你作为管床护士，接下来该做什么？

思维提示

深静脉血栓形成的风险评估及预防措施。

知识链接

1. 风险评估时机及方法

建议医护人员在入院 8h、手术后 2h 内、病情变化时进行 VTE 风险及出血风险评估。

2. 预防措施

（1）早期活动：对于低风险的脑出血患者，推荐早期活动，建议神经外科 ICU 患者在排除相关禁忌证后尽早开始机械预防，且持续应用。机械预防方法包括：下肢间歇性气动加压（首选）或足底静脉泵、下肢加压袜、下腔静脉滤器以及踝泵运动。

（2）对动脉瘤性蛛网膜下腔出血患者，建议在入院后立即启动下肢间歇性气动加压；对创伤性脑出血患者，开始预防的时间应该更个体化，建议在出现伤后 24h 内或在完成开颅手术后 24h 内启动下肢间歇性气动加压进行 VTE 预防。

（3）存在 VTE 高度风险的神经外科（开颅）手术，建议在出血风险降低后，在机械预防的基础上进行药物预防；对于颅内出血后稳定血肿且入院 48h 内没有持续凝血功能障碍的患者，建议使用预防性剂量的皮下普通肝素或低分子肝素预防。

（4）不推荐常规使用逐级增压弹力袜预防。有血栓风险的 ICU 患者，排除禁忌证后，可从入院起即应考虑穿着采用压力 I 级的下肢加压袜。根据患者情况选择，有深静脉血栓后综合征患者可采用下肢加压袜缓解。

（5）不推荐常规使用下腔静脉滤器预防血栓，对高危静脉血栓患者同时伴有药物抗凝禁忌证者需谨慎使用。

3. 护理要点

（1）护士每天监测静脉血栓的症状、体征及出血风险，并在患者病情变化时进行动态复评。

（2）未使用药物治疗的静脉血栓高危患者，每周进行一次血管彩超监测。

（3）应用下肢加压袜时需注意测量患者下肢尺寸，选择合适的压力，每天评估肢体肿胀程度，正确测量周径，监测下肢足背动脉搏动、皮温、颜色等。

护理处置

（1）填写 Caprini 评分表，评估结果 13 分（高危）。

（2）测量患者下肢尺寸，选择 M 码的弹力袜并佩戴。

（3）协助医生完成双下肢动静脉彩超检查，结果显示患者无深静脉血栓形成。

（4）启动双下肢间歇性气动加压治疗，一天两次。

（5）启动被动踝泵运动。患者无法按嘱进行主动踝泵运动，故协助患者进行被动踝泵运动。每天 3 至 4 组，每组 10 次。

1）屈伸动作：病人躺在床上，下肢伸展，大腿放松，第一步做背屈动作，一手固定膝关节、另一手握足前部尽量让脚尖朝向患者，最大限度保持 10s；第二步做背伸动作，脚尖缓缓下压，最大限度保持 10s，然后放松。

2）环绕动作：以踝关节为中心，脚趾做 360°环绕，尽力保持动作幅度最大。

临床场景 3

11 月 27 日 9:00，患者卧床，GCS:E3V3M5＝11 分，呼唤睁眼，言语含糊，四肢痛刺激可定位，肌张力正常。双侧瞳孔等圆等大，直径 2mm，对光反应灵敏。生命体征为 T:38.0℃，P:91 次/分，BP:133/70mmHg，R:30 次/分。留置胃管，行管饲喂养，患者口腔中吸出大量黄白粘痰。听诊：右下肺有固定湿啰音；胸 CT 结果显示：患者右肺炎症较前加重。作为管床护士，针对患者肺炎加重的问题，护理上你该采取什么措施促进肺康复？

思维提示

坠积性肺炎防治与护理的关键是促进排痰。可从排除坠积性肺炎的危险因素及促进排痰上入手。

知识链接

坠积性肺炎是一种特殊类型的肺炎，是由于患者长期卧床，呼吸道堵塞导致肺底充血水肿、淤血，造成细菌滋生繁殖而引起的。发生坠积性肺炎的重要因素包括年龄、精神状态改变、卧床不起、缺乏良好的口腔卫生、留置肠内管和营养不良。神经外科患者受到疾病等因素的影响，吞咽功能下降，自主排痰能力减弱，容易吸入含有致病菌的口咽分泌物或胃内容物，诱发坠积性肺炎。有研究发现：年龄≥60 岁、吞咽障碍、入院时 GCS＜15 分、入院时 APACHEⅡ≥18 分、抗菌药物使用种类＞2 种、抗菌药物使用的时间≥7d、气管插管、气管切开、留置鼻饲管是影响神经外科仰卧位患者发生坠积性肺炎的独立危险因素。

临床上促进患者排痰的方法主要包括雾化吸入、吸痰、翻身拍背、机械振动排痰、体位管理和呼吸功能锻炼等。

（1）什么是 Z 字型体位卧位？

Z 字型过侧卧位的研究基于俯卧位通气与体位引流，结合患者疾病特点进行改良创新，是指患者在卧床过程中采取的躯干与床档成 45°夹角、身体侧卧≥90°、双腿自然屈曲、呈 Z 字型的特殊体位，如图 6-1 所示。

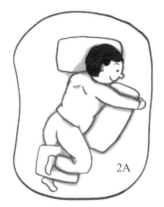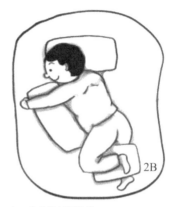

注：2A：左 Z 字型过侧卧位；2B：右 Z 字型过侧卧位

图 6-1　Z 字型体位卧位

Z 字型过侧卧位有利于增加肺顺应性，使积聚在肺底的痰液在重力作用下排出，可促使气管开口向下，利于痰液引流及肺泡复张，增加通气量。同时可以避免舌后坠，便于口腔分泌物流出，防止直接经声门入气道引发隐性误吸，防止进一步加重肺部感染。

（2）膈肌松解技术是在肋缘下施加人工压力，通过提高胸廓的活动度以及延长前隔膜的插入纤维，改善膈肌的移动度、流动性和吸气能力，改善呼吸功能。分为三级锻炼：

1）一级锻炼：RASS 评分 -4 ～ -2 分或 GCS 评分 3 ～12 分，实施被动膈肌锻炼。

①膈肌松解术：双手大拇指呈八字，放于患者肋软骨下缘。在患者吸气时，双手大拇指缓慢向里向上按摩，力度轻微；在患者呼气时，缓慢抬起，并维持这种阻力。随着呼吸周期的增加，双手大拇指的力量逐渐缓慢增加。按摩部位从剑突两侧逐渐外移至腋前线。

②手动膈肌释放术：双手小鱼际接触肋下缘，最后 3 根手指位于第 7 ～第 10 肋软骨的两侧下方。在患者吸气时，操作者双手向头部方向横向上拉，抬高肋骨；在患者呼气时，逐渐加深与肋骨内缘接触面积，并维持一定的抵抗力。在随后的呼吸周期中，逐渐增加与肋缘内的接触深度。

③膈肌拉伸术：患者取仰卧位，床头抬高 45°，操作者站于患者一侧，双手绕过患者胸腔，手指伸入肋下缘。在患者呼气时，4 指紧贴胸廓牵拉肋下缘；在患者吸气时，维持一定的牵引力。

2）二级锻炼：RASS 评分 -1 ～0 分或 GCS 评分 12 ～15 分，在被动膈肌锻炼的基础上实施负重抗阻运动。负重抗阻运动是指在患者上腹部放 1 个 1kg 沙袋，与其身体纵轴线垂直，然后观察患者的呼吸情况，用手势和语言指导患者吸气的同时保持胸部不动，鼓起腹部用腹部力量对抗沙袋重量；呼气时使腹部尽量下降。

3）三级锻炼：RASS 评分 0～1 分或 GCS 评分 15 分、气管切开、机械通气患者在被动膈肌锻炼和负重抗阻运动的基础上，实施腹式呼吸、缩唇呼吸。缩唇呼吸指经鼻深吸气，呼气时缩唇微闭，缓慢呼气 4～6s，吸气和呼气的比例在 1:2 或 1:3。

护理处置

（1）体位管理：床头抬高 >30°，Z 字型体位卧位，每 2h 翻身 1 次。

（2）口腔护理：使用生理盐水，采用负压吸引式牙刷，调负压吸引的压力为 300～400mmHg（1mmHg = 0.133kPa），每日三次，每次 >2min。

（3）肠内营养管理：根据患者能量目标需要量，遵医嘱选择整蛋白型营养制剂，能全力 1500mL，使用营养输注泵均速喂养，80mL/h。患者翻身、拍背、吸痰前暂停鼻饲喂养。使用误吸风险评估量表，结果显示患者为误吸高风险者，每 4～8h 测量胃残留量，胃残余量波动于 10～70mL。

（4）辅助排痰：翻身时辅予人工叩背以及机械辅助排痰，一天两次。根据患者的耐受情况选择频率为 20Hz（通常 15～30Hz），每次 15～20min。叩背及机械辅助排痰遵循从外到内的原则，直至覆盖整个肺部。

（5）雾化吸入：生理盐水 5mL + 异丙托溴铵溶液 2mL + 吸入用盐酸氨溴索溶液 15mg。

（6）吸痰：采用捻发式吸痰手法，按需吸痰。

（7）肺康复锻炼：因患者无法配合完成缩唇呼吸及腹式呼吸，给予被动运动锻炼及膈肌松解术。

临床场景 4

患者头部分泌物涂片培养结果检出少量革兰氏阴性菌。根据药敏试验，抗生素改为万古霉素以及联合哌拉西林钠他唑巴坦钠。12 月 6 日接检验科报危急值示：脓液标本结果：产超广谱 β 内酰胺酶阳性耐药菌（ESBL +）。作为管床护士，你接到危急值后的处理有哪些？

思维提示

危急值报告的汇报，以及防控的落实。

知识链接

1. 危急值报告制度

2018 年国家卫健委发布了《医疗质量安全核心制度要点》，第十四项危急值报告制度的内容如下：

（1）定义：指对提示患者处于生命危急状态的检查、检验结果建立复核、报告、记录等管理机制，以保障患者安全的制度。

（2）基本要求：

1）医疗机构应当分别建立住院和门急诊患者危急值报告具体管理流程和记录规范，确保危急值信息准确，传递及时，信息传递各环节无缝衔接且可追溯。

2）医疗机构应当制订可能危及患者生命的各项检查、检验结果危急值清单并定期调整。

3）出现危急值时，出具检查、检验结果报告的部门报出前，应当双人核对并签字确认，夜间或紧急情况下可单人双次核对。对于需要立即重复检查、检验的项目，应当及时复检并核对。

4）外送的检验标本或检查项目存在危急值项目的，医院应当和相关机构协商危急值的通知方式，并建立可追溯的危急值报告流程，确保临床科室或患方能够及时接收危急值。

5）临床科室任何接收到危急值信息的人员应当准确记录、复读、确认危急值结果，并立即通知相关医师。

6）医疗机构应当统一制订临床危急值信息登记专册和模板，确保危急值信息报告全流程的人员、时间、内容等关键要素可追溯。

2. 产超广谱 β 内酰胺酶阳性耐药菌

肠杆菌科细菌是临床细菌感染性疾病中最重要的致病菌。肠杆菌科细菌最重要的耐药机制是产生超广谱 β - 内酰胺酶。产 ESBLs 肠杆菌科细菌以大肠埃希菌和肺炎克雷伯菌最为常见。产 ESBLs 肠杆菌科细菌感染的治疗药物：根据抗菌药物体外药敏情况、药物作用特点，可用于产 ESBLs 菌株感染治疗的主要抗菌药物包括碳青霉烯类抗生素：厄他培南、亚胺培南、美罗培南、帕尼培南及比阿培南等； β - 内酰胺类/ β - 内酰胺酶抑制剂合剂：头孢哌酮/舒巴坦和哌拉西林/他唑巴坦，但主要用于轻中度感染患者的治疗，且需适当增加给药剂量和次数；以及头孢霉素类、氧头孢烯类、氟喹诺酮类等。

（1）患者隔离：

1）患者宜单人单间隔离，宜有单独的卫生间。

2）当需要隔离的人数多或隔离单人间不够时，宜将大小便失禁、使用侵入性设备或伤口持续有分泌物的患者优先进行单人单间隔离；宜将感染或定植同一菌种的其他患者隔离在同一个多人间。

3）宜实行分组护理，护理耐药菌感染或定植患者的人员不宜参与其他患者的护理。

4）对隔离患者，不宜有陪护人员。确需陪护的应限 1 人，且不应同时陪护其他患者。

5）隔离病室入口应张贴接触隔离标识。隔离标识宜简要注明接触隔离要求及注意事项。

6）被隔离患者宜隔离至出院。长期住院患者，应连续两次采样阴性，且采样时间相隔 24h 或以上，方可解除隔离。

7）对已知既往有耐药菌感染或定植的患者，宜在主动筛查前实施隔离。

（2）接触预防措施：

1）工作人员增强手卫生意识、依从性和正确率。按照手卫生指征及方法执行手卫生。

2）在确保诊疗、护理、康复等工作的前提下，宜最大限度地减少与患者及其周围环境与使用物品的接触。对患者进行操作时，应佩戴手套；诊疗活动结束后，应脱去手套并立即进行手卫生。

3）进行侵入性操作、大面积接触（如给患者翻身、擦浴）或处理患者排泄物时应穿隔离衣；诊疗活动结束后，应脱去隔离衣。一次性隔离衣由内向外，由上到下卷好按感染性废物处置；需重复使用的隔离衣污染面向外卷成一束悬挂于床旁并采取措施避免污染或放入专用收集容器。重复使用的隔离衣应至少每 24h 更换一次。

4）患者使用的低度危险性物品和器械（如听诊器、体温表、血压计等）应专人专用，并定期清洁和消毒；不能专人专用的物品和器械（如轮椅、车床、担架、床旁心电图机、超声仪器等）在每次使用后应清洁和消毒。

5）患者周围物品、环境和医疗器械按要求执行清洁消毒工作。患者转科或出院后，应对隔离病室或床单元进行终末消毒。

6）对耐药菌感染或定植患者不宜探视，确需探视（如临终关怀）时，应督导探视者采取相应的隔离措施（穿隔离衣、做手卫生和戴手套等）。

护理处置

危急值的汇报顺序：管床护士接到危急值电话→确认有无此患者→在危急值登记本上填写正确信息→复述危急值结果→立即报告主管医生或值班医生→记录签名→追踪处理结果并完善护理记录。

多重耐药患者管理落实：

（1）确认医生开具隔离医嘱以及 β - 内酰胺酶阳性耐药菌感染的医嘱。

（2）予单间隔离。

（3）挂 β - 内酰胺酶阳性耐药菌感染床旁隔离标识，并于门口悬挂隔离衣（污染面向内）。

（4）在床旁配备速干手消毒剂、听诊器、血压计、体温计等。

（许川徽、何钰熙、欧丽珊）

第二节 开颅术后伤口愈合不良临床护理实训案例

一、案例介绍

基本信息：陈某，女，32 岁，已婚，大专文化水平，待业。

入院时间：2023 年 2 月 25 日。

诊断：双侧额叶－胼胝体区占位。

主诉：左眼角抽搐伴头痛 5 个月。

现病史：患者 5 个月前出现左眼角抽搐伴头痛来我院就医，收入院。

既往史：头皮感染；2 型糖尿病。

过敏史：无。

其他：日常生活自理，情绪焦虑，母亲陪同住院，入院以来，睡眠可，胃纳尚可，大小二便正常。

入院评估：T：37.2℃，P：89 次/分，BP：135/75mmHg，R：18 次/分，GCS：E4V5M6＝15 分，双侧瞳孔大小为 2mm，直接对光反射灵敏，四肢肌力 V 级，长发无法观察到头皮情况，空腹血糖 16mmol/L。

主要诊疗经过：3 月 2 日患者行冠状开颅双侧额叶－胼胝体区肿瘤切除术。3 月 10 日患者反复高热不退，头部手术切口局部发红，有脓性分泌物渗出，皮下触摸有波动感，诊断为头皮脓肿并发颅内感染。皮下脓液培养结果是阴性。4 月 1 日患者颅内感染得到控制，头部切口愈合不良，通过改进头部切口愈合处理方法，给予头部持续负压引流治疗。4 月 23 日患者头部伤口愈合出院。

脑脊液实验室化验结果见表 6－3。

表 6－3 脑脊液实验室化验结果

项目	3 月 10 日	4 月 20 日	参考范围	单位
白细胞	737	20	$(0\sim8)\times10^6/L$	L
葡萄糖	1.2	2.22	$(2.5\sim4.5)$	mmol/L
蛋白定量	2784	650	$(150\sim450)$	mmol/L
氯	101	110	$(120\sim132)$	mmol/L
细菌培养	黏质沙雷氏（＋）	未见细菌生长		

二、护理临床思维实训过程

临床场景 1

2 月 25 日，患者陈某新入院。你作为管床护士在为患者收集病史和体查时，发现患者既往有头皮感染病史。经过外院皮肤科治疗后有所好转。主管医生下医嘱予理发。在对患者进行理发后，发现患者头部皮肤发红，脱屑，无伤口。问患者有无瘙痒感和疼痛感，患者诉："有一点瘙痒，不是很厉害，不会痛。"针对患者这个情况，你作为管床护士该如何护理？

思维提示

手术部位感染的预防和控制措施。

知识链接

研究显示，引发颅内感染的病原菌包括细菌、真菌、病毒与寄生虫等。颅内感染可累及患者脑实质，从而引起脑炎、脑脓肿；累及脑膜则可引起脑膜炎；累及室管膜则可引起室管膜炎。神经外科术后患者出现颅内感染的因素较多，主要包括脑脊液漏、脑室外引流、手术部位、糖尿病、手术性质、切口类型、手术时机、手术时间等。手术部位感染（surgical site infection，SSI）是指发生在手术切口、深部器官和腔隙的感染，是中低收入国家最多见、最高发的卫生保健相关感染，总体发生率达 11.8%（1.2%～23.6%）。

针对接受神经外科手术的患者，术后颅内感染和手术部位感染的前瞻性预防及护理措施是必要的。根据最新的 2023 年《中国围手术期感染预防与管理指南》的指导如下：

（1）术前最佳住院时间：推荐手术患者尽可能缩短术前住院时间，最长不应超过7d，以降低手术部位切口感染。

（2）术前及术中血糖控制：推荐对围手术期患者加强术前及术中的血糖控制以降低术后总感染率。术前应对患者的血糖水平进行评估，根据评估结果制定相应的血糖控制方案。对于糖尿病患者，应将血糖控制在理想范围内，以降低感染风险。

（3）消毒剂选择：对于术前进行皮肤准备的患者，建议选择氯己定作为术前皮肤消毒剂。

（4）处方前置审核：推荐对手术患者预防感染的处方及医嘱进行前置审核，减少不必要的预防性抗菌药物的使用，严格审核限制级抗菌药物药品种类和溶媒选择的合理性。

（5）抗菌药物选择：

1）针对不同部位手术的患者，应当给予不同类型的抗菌药物预防切口感染，不推荐使用广谱抗菌药物预防围手术期感染。抗菌药物预防是减少围手术期感染的重要手段。

2）神经外科（清洁手术无植入物）中推荐首选第一、第二代头孢菌素进行预防（如头孢唑林、头孢呋辛）；对于感染风险高、后果严重的患者，必要时可选用脑脊液浓度更高的高级别头孢类抗菌药物。

（6）手术部位以外感染：

1）推荐择期手术患者尽可能治愈手术部位以外感染后再行手术，如皮肤感染、尿路感染，可减少 SSI 发生率。

（2）术前存在的压疮可能对 SSI 无影响，但其他部位感染的风险增加。

（7）贫血与低蛋白血症：

1）贫血是术后 SSI 的危险因素，但不建议择期手术的患者手术前通过输血纠正贫血。围手术期输血可能增加 SSI 的风险。

2）低蛋白血症是术后 SSI 的独立危险因素，术前纠正低蛋白血症可降低 SSI 的风险。

（8）宣教：在患者手术前、手术后及康复期间的不同阶段，适时针对病情进行宣教。

（9）医务人员手卫生：推荐实施外科手术的医务人员应严格按照《医务人员手卫生规范》进行外科手消毒，以降低手术切口感染率。

医护共同处置

（1）根据医生医嘱尽早完善患者各项术前的检查检验结果。患者异常结果：糖化血红蛋白为 8%，丙氨酸氨基转移酶 51U/L，天门冬氨酸氨基转移酶 42U/L，γ-谷氨酰基转移酶 164U/L，彩超显示轻度脂肪肝。

（2）患者的血糖波动范围在 10～18.3mmol/L，请内分泌科医生和专科护士会诊，共同制订血糖控制方案：由于患者有脂肪肝，除了遵医嘱予糖尿病饮食，还制定了饮食小册子，标注各种食物的升糖指数，尽量不进食内脏和肥肉，同时给予口服降糖药和注射诺和锐、来优时控制血糖。血糖目标是围手术期血糖控制在 6.1～8.3mmol/L。

（3）邀请皮肤科会诊，确诊该患者为头癣。予酮康唑洗剂洗头，再外用复方酮康唑软膏外涂。治疗期间指导患者保持良好卫生习惯，保持头部清洁，避免用指尖抓挠、挤压皮肤造成头皮缺损。患者头癣治愈后再进行手术，备皮后手术部位进行皮肤消毒。

（4）遵医嘱术前使用头孢呋辛钠 2g IVD BID。

（5）患者血红蛋白 120g/L，白蛋白 31g/L。指导患者术前使用高蛋白口服营养补充剂或免疫营养，建议每日保证 3 顿口服营养补充剂，且每日口服营养补充剂的热卡量 400～600kcal。

（6）宣教：利用发放手册、播放视频资料的方式为患者及其家属特别是照顾者，宣讲疾病相关知识，包括疾病类型、发病机制、日常预防措施等。对患者及家属的日常行为进行监督，检查预防感染工作的执行情况。

（7）所有医务人员都严格遵守手卫生的执行，特别在检查患者头部皮肤情况时。

临床场景 2

患者 3 月 2 日行手术后，在 3 月 10 日下午发现患者手术切口敷料渗液已浸湿患者的枕巾，渗液为淡黄色，通知主管医生更换敷料。见患者手术切口红肿，皮温高，有黄色脓液和黑痂。作为管床护士和伤口造口专科护士，你应如何评估手术切口愈合的程度呢？

思维提示

根据手术切口愈合的分级来评估患者切口愈合的情况。

知识链接

（1）按愈合时间长短分类：

1）急性伤口：指短期内可愈合的急性受伤干净表皮受损的伤口和外科手术干净整齐缝合的一期伤口。

2）慢性伤口：伤口持续时间大于8周，需长时间治疗，如褥疮、下肢溃疡、糖尿病足或开放性伤口或有并发症的伤口（如感染性伤口或术后裂开的伤口）。

（2）Langford等认为手术切口愈合不良主要表现为切口局部感染、焦痂形成、局部头发缺失等3方面，提出了头皮切口愈合评分标准对患者手术切口愈合情况进行评估。总分3～13分，3～5分为"切口愈合满意"，≥6分为"切口愈合不良"，见表6-4。

表6-4　手术切口愈合评分标准

分值	皮肤愈合情况	感染情况	毛发再生情况
1分	完全愈合	无感染	伤口周围毛发恢复生长
2分	未愈合皮肤≤3cm	切缘皮肤发红≤0.5cm	毛发不生范围≤3cm
3分	未愈合皮肤>3cm	切缘皮肤发红>0.5cm或浅表化脓	毛发不生范围>3～6cm
4分	皮肤坏死≤3cm	深部感染	
5分	皮肤坏死>3cm		

（3）如何量化影响手术切口愈合不良的危险因素？切口愈合不良危险因素，经单因素分析，颅脑外伤术后早期切口愈合不良与患者性别、BMI、吸烟史、手术时间、出血量、急诊手术、皮瓣切口横宽比、术后1周血白蛋白值、术后抗生素使用时间、术口安尔碘湿敷都无关；与年龄、糖尿病史、双侧同时开颅手术、术中头皮缝合方式、术中颞浅动脉损伤、术中去骨瓣减压、术后早期开始肠内营养均有关。术后早期开始肠内营养和高蛋白饮食治疗有利于头皮切口愈合。

护理判断与处置

（1）根据患者手术切口情况，切口愈合评分为11分，分别是皮肤坏死>3cm，切缘皮肤浅表化脓。毛发不生范围超过3～6cm，属于切口愈合不良。

（2）手术切口愈合不良的危险因素主要与患者是双额颞开颅的手术方式，同时有骨瓣去除和糖尿病有关。

（3）观察患者头部敷料渗液情况，有渗液时通知主管医生，协助更换头部敷料，保持周围环境干净，减少人员走动，在协助过程中注意手卫生及无菌操作。在医生还没更换头部浸湿的敷料时，应使用无菌治疗巾覆盖在头部敷料下保持无菌，不接触头部敷料。

（4）早期开展营养干预，饮食以高热量、高蛋白质和高维生素的食物为主，以补充高热引起的营养物质消耗及补充水分，以保证足够的入量，同时控制血糖范围在 6.1～8.3mmol/L，促进手术切口的愈合。

临床场景 3

4 月 5 日，主管医生联合伤口造口专科护士对头部手术切口愈合不良进行处理。入职 2 年的护士小美问道："老师，这个伤口我该如何描述啊？我不懂啊，你能教教我吗？"你作为管床护士及伤口造口专科护士，该如何指导？

思维提示

描述伤口的长、宽、深以及伤口基底、气味、颜色、周围皮肤温度。

知识链接

局部伤口评估方法：视、嗅、触、量、摄、查、录。

1. 视

伤口部位、伤口颜色、渗液量及性质、渗液的颜色，见表 6 - 5。组织类型描述记录：黑色坏死组织、黄色腐肉组织、红色肉芽组织各占百分比（25%、50%、75%、100%）

表 6 - 5 伤口视诊内容

伤口颜色	渗液量	性质	渗液颜色	渗液提示
黑色	少量：24h 渗透≤1/3 标准纱布敷料	血性	澄清	正常
黄色	中量：24h 渗透 1/2～2/3 标准纱布敷料	血清性	浑浊、黏稠	感染
红色	大量：24h 渗透 1 块标准纱布敷料	脓性	粉红色、红色	毛细血管损伤
粉色		脓血性	绿色	细菌感染
混合色			黄色、褐色	腐肉或由泌尿道肠瘘渗出物

2. 嗅

气味可揭示多种状况，如个人卫生不良、大小便失禁、伤口渗出液、伤口感染、坏死和腐肉、恶性疾病。

3. 触

通过触摸法，收集非肉眼可见的信息。在皮肤评估过程中不应戴手套，因手套会降低敏感性。但为降低交叉感染的风险，手部卫生应为第一要务。

（1）脉搏：有或无。

（2）疼痛：感觉性疼痛还是神经性疼痛。

（3）水肿：可凹性或不可凹性水肿，体位性水肿。

（4）皮温升高：发炎、感染、压迫不变白的红斑。

（5）皮温降低：缺血、深部组织压力性损伤。

（6）皮肤感觉：是否有麻木、烧灼或刺痛感。

疼痛是伤口发生感染或缺血等变化的一种信号：影响伤口愈合的进程，提示感染、血管问题、异物。疼痛的评估工具——数字等级评分法，数字分级法用数字 0～10 代替文字来表示疼痛的程度。书写方式为：在描述过去 24h 内最严重的疼痛的数字上画圈。

4. 量

（1）伤口测量使用的工具包括探针、棉棒、换药钳、镊。

（2）线性测量：长、宽、高。

（3）伤口深度：

①最深部为底部垂直于皮肤表面的深度；

②无菌棉签垂直伤口表面放入最深处；

③镊子平齐伤口表面夹住棉签，测量棉签长度；

④同时观察伤口有无瘘管、窦道、潜行。

瘘管：两个空腔器官之间或从一个空腔器官到皮肤之间的通道。

窦道：周围皮肤和伤口基底之间形成的纵形腔隙，能探到腔隙的底部或盲端。

潜行：伤口皮肤边缘与伤口基底之间的袋状空穴。

5. 摄

（1）使用数码尺或标尺，标注日期、患者姓名代码、年龄、性别等。

（2）数码尺有刻度处置于伤口长与宽位置。

（3）相机设定微距。

（4）同一方向，同一角度，同一相机，注意明显解剖标志，便于前后对照。

6. 检查

必要的诊断性检查（血液、血管、病理、血糖、细菌培养等）。

7. 记录

记录评估结果和各种有价值的检查结果。

护理处置

在伤口专科护士指导下，护士小美自行制作了手术切口换药记录表，记录每一次给患者换药的内容，见表6-6。

表6-6　4月5日手术切口换药记录表

清洁程度	清洁伤□　污染伤□　感染伤☑
伤口大小	20×4×5（cm）
伤口颜色	红色组织25%，黄色组织75%，黑色组织0%
渗液	血清样＿＿＿＿　带血浆液√＿＿＿＿　脓性＿＿＿＿
颜色	黄色√＿＿＿＿　绿色＿＿＿＿　黄褐色＿＿＿＿
渗液性质	黏稠√＿＿＿＿　稀薄＿＿＿＿
渗液量	无＿＿＿＿　少量＿＿＿＿　中量＿＿＿＿　大量√
气味	无味√＿＿＿＿　臭味＿＿＿＿　恶臭＿＿＿＿
伤口边缘	粉红＿＿＿＿　白色＿＿＿＿　黑色√＿＿＿＿　内卷＿＿＿＿
潜行	有（方向　深度）　无√＿＿＿＿
伤口周围皮肤	正常＿＿＿＿　红肿√＿＿＿＿　苍白＿＿＿＿　瘀斑＿＿＿＿ 浸渍＿＿＿＿　皮炎＿＿＿＿　水肿＿＿＿＿　色素沉着＿＿＿＿
疼痛评分	5分（数字等级评分表）
影响伤口 愈合的因素	糖尿病＿＿＿＿　低蛋白＿＿＿＿
局部因素	感染＿＿＿＿　结痂√＿＿＿＿　异物＿＿＿＿　水肿＿＿＿＿ 干燥＿＿＿＿　渗液过多＿＿＿＿
伤口处理方式	机械性清创后使用负压封闭引流装置

临床场景4

4月1日，患者头部手术切口仍愈合不良。医生对切口进行清创，伤口专科护士给予头部伤口安装负压持续引流。护士小美没有接触过这个负压引流装置，不清楚头部伤口应用负压引流的原理。她该如何进行护理呢？

思维提示

负压的压力如何把握，如何观察负压下伤口的情况。

知识链接

负压创面治疗技术的六大机理：

（1）直接刺激细胞繁殖。负压吸引作用于细胞膜，使之扩张、扭曲，细胞就认为是损伤，传导损伤的信息给细胞核，通过信号转换，引起细胞分泌前愈合生长因子，包括血管增殖因子，从而刺激组织生产更多的新生血管、健康的肉芽组织。在负压环境中，仅几天新生血管、肉芽组织很快就出现了。

（2）促进肉芽组织形成。

（3）增加局部血流量。负压环境可以扩张血管，使创面的血流增加，氧和营养成分才能更快更多地被输送。而氧气和营养成分对于细胞生存和修复是非常重要的，很多代谢过程都依赖氧的存在。

（4）减少局部水肿。液体的出现将细胞淹没，使细胞孤立，氧和营养成分被稀释了。需要很远的弥散距离才能到达创面中的细胞，尽可能从创面去除掉液体，以使细胞从血管运输来的氧和营养成分更近一些。

（5）去除乳酸和创面的渗出液。

（6）创造湿润环境。湿性环境有利于伤口愈合是广泛认可的理论；允许气体交换；防止细胞组织脱水；防止细胞死亡；粘性薄膜保护伤口，同时降低伤口被污染的发生率。

（7）负压治疗技术的禁忌证：

1）暴露性的血管损伤、内脏器官。

2）合并厌氧菌感染。

3）因各种原因导致创面内部无法形成有效的治疗负压压力值，创面密封有困难。

4）大面积、渗出液很多的烧伤。

5）正在接受抗凝药物治疗或凝血功能障碍。

6）活动性出血的创面。

7）癌性溃疡创面。

护理处置

（1）密切监测生命体征变化，观察头部皮肤血液循环。床头可抬高30°。

（2）合理选用抗生素治疗，抗厌氧菌治疗不应忽视。

（3）心理护理：对于患者的头部伤口不过多谈论，多与患者谈论积极乐观的事情和人物。

（4）鼓励患者深呼吸，多饮水，定时翻身、拍背，保持床铺平整、干燥、清洁。

（5）持续负压是负压引流技术的重要特点，负压的高低和有无中断直接影响到引流的效果，一般应维持 −125 ～ −400mmHg。保持各部位封闭状态，防止漏气，定期更换吸引瓶。更换吸引瓶时要防止引流管内的液体回流到 VSD 内。其更换步骤是先钳夹引流管，关闭负压源，然后更换吸引瓶，等负压达到设定负压时再打开血管钳。严格无菌操作，避免医源性感染。使用过的负压瓶可用 500mg/L 的含氯消毒液浸泡30min 后瓶塞塞紧备用。

（6）提醒患者不要牵拉、压迫、折叠引流管，不可随意调节负压。

（7）以创面敷料塌陷、收缩变硬，管形存在，薄膜下无液体积聚，有液体引流出说明负压引流通畅持续有效。严密观察引流液的量、质，并正确记录。

（8）在负压吸引治疗期间，如果突然出现活动性出血，或者出现大量的出血，或者在管路或积液罐中观察到明显的（鲜红色）血液，应立即停止负压引流治疗。

（9）在没有启动负压创面治疗仪的情况下，不要使负压引流敷料覆盖在伤口上超过2h。

（10）一次负压密封引流可维持有效引流5～7d，一般在7d后拔出或更换。对于组织血供较差、面积较大的创口，可引流7～14d。

（11）VAC敷料鼓起不见管形，常见的原因除了引流管堵塞外，还应考虑负压源异常。如中心负压压力不足或表头损坏，引流管受压迫、打折等。VAC敷料内有少许坏死组织和渗液残留，有时会透过半透膜发出臭味，敷料上出现黄绿色、绿脓色、灰暗色等污秽的颜色，这并非创面的坏死组织所致，不会影响VAC的治疗效果，一般无需处理。

（袁杰东、何钰熙、欧丽珊）

参 考 文 献

［1］陈茂君，蒋艳，游潮. 神经外科护理手册［M］. 北京：科学出版社，2015.

［2］李瑞萍，薛富善，程怡. 小儿围麻醉期喉痉挛的预防和处理［J］. 国际麻醉学与复苏杂志，2013，34（6）：4.

［3］王文丽，朱政，彭德珍，等. 长期留置导尿管患者导管相关性尿路感染预防护理的最佳证据总结［J］. 护士进修杂志，2019，34（16）：5.

［4］韦迪，刘翔宇，谌永毅，等. 导尿管相关性尿路感染的预防和护理研究进展［J］. 国际护理学杂志，2016，35（17）：2305 – 2308.

［5］魏荣，丁素云，赵蒙. 导尿管相关尿路感染的预防研究进展［J］. 国际护理学杂志，2020，39（03）：567 – 570.

［6］谢青芬，张军，李金荣，等. 3 例麻醉诱导后喉痉挛急救与护理并文献复习［J］. 国际医药卫生导报，2020，26（7）：2.

［7］热伊拜·亚迪伢尔，吴安华. 英国预防医院感染循证指南——预防留置导尿管相关感染的指南（Ⅲ）［J］. 中国感染控制杂志，2014，13（10）：639 – 640.

［8］俞美定，李凤玲，王冬梅. 高龄患者慢性硬膜下血肿手术治疗的护理体会［J］. 解放军护理杂志，2011，28（7）：2.

［9］吕雪莲. 中国体癣和股癣诊疗指南（2018 年修订版）［J］. 中国真菌学杂志，2019，14（01）：1 – 3.

［10］姜晓黎，王艳，沈菊慧. 慢性硬膜下血肿钻孔引流术的护理进展［J］. 上海护理，2016，16（8）.

［11］蒋国平，田昕. 中国成人 ICU 镇痛和镇静治疗 2018 指南解读［J］. 浙江医学，2018，40（16）：1769 – 1774 + 1778.

［12］苗磊，倪琦，徐嘉慧，等. 布托啡诺联合右美托咪啶对脑挫裂伤患者镇痛镇静的疗效分析［J］. 菏泽医学专科学校学报，2023，35（04）：19 – 22.

［13］穆亮，付正义. 颅脑损伤、颅底骨折对视力及视野影响的司法鉴定研究［J］. 法制博览，2022，（20）：85 – 87.

［14］苏少娟，李成. 创伤性颅脑损伤患者的镇静镇痛［J］. 实用休克杂志（中英文），2021，5（04）：227 – 231 + 254.

［15］王平，王彦彬，高兰. 急性硬膜下血肿术后继发脑梗死的相关危险因素分析［J］. 河南外科学杂志，2024，30（02）：97 – 99.

［16］杨默，赵胤杰，田铸，等. 急性闭合性颅脑损伤进展性出血预测系统的初步建立与评价［J］. 西部医学，2022，34（06）：834 – 838 + 842.

［17］赵以林，罗爱林. 2018 版美国麻醉医师协会适度镇静和镇痛指南解读［J］. 临床外科杂志，2019，27（01）：24 – 28.

［18］DAVID B. Clinical manifestations and treatment of hypokalemia in adults［EB/OL］.（2024 – 04 – 12）［2024 – 5 – 16］. https：//sso. uptodate. com/contents/clinical-manifestations-and-treatment-of-hypokalemia-in-adults? search = Clinical% 20manifestations% 20and% 20treatment% 20of% 20hypokalemia% 20in% 20adults&source = search_result&selectedTitle = 1% 7E150&usage_type = default&display_rank = 1.

［19］ DAVID B. Causes of hypokalemia in adults［EB/OL］.（2022-05-18）［2024-5-16］. https：//sso. uptodate. com/contents/causes-of-hypokalemia-in-adults？ search = Causes% 20of% 20hypokalemia% 20in% 20adults&source = search_result&selectedTitle = 1% 7E150&usage_type = default&display_rank = 1.

［20］ 米元元，黄培培，吴白女，等. ICU 患者肠内营养相关性腹胀预防及管理最佳证据总结［J］. 护理学杂志，2022，37（02）：91-95.

［21］ 王秀梅. 急性脑卒中合并吞咽困难患者留置胃管长度的临床研究［J］. 中国继续医学教育，2018，10（25）：156-158.

［22］ 张博寒，田莉，焦帅，等. 神经外科 ICU 患者误吸防治与管理的最佳证据总结［J］. 中华现代护理杂志，2020，26（6）：741-748.

［23］ 中华医学会神经外科分会，中国神经外科重症管理协作组. 中国神经外科重症患者营养治疗专家共识（2022 年版）［J］. 中华医学杂志，2022，102（29）：2236-2255.

［24］ 中华医学会肠外肠内营养学分会. 成人围手术期营养支持指南［J］. 中华外科杂志，2016，54（9）：641-657.

［25］ 中华医学会肠外肠内营养学分会，中国医药教育协会加速康复外科专业委员会. 加速康复外科围手术期营养支持中国专家共识（2019 年版）［J］. 中华消化外科杂志，2019，18（10）：897-902.

［26］ 中国卒中吞咽障碍与营养管理共识专家组，中国卒中学会，国家神经系统疾病临床医学研究中心，等. 中国卒中吞咽障碍与营养管理手册［J］. 中国卒中杂志，2019，14（11）：1153-1169.

［27］ 中国吞咽障碍康复评估与治疗专家共识组. 中国吞咽障碍评估与治疗专家共识（2017 年版）第一部分评估篇［J］. 中华物理医学与康复杂志，2017，39（12）：881-892.

［28］ MCLVE SA, TAYLOR BE, MARTINDALE RG, et al, Guidelines for the Provision and Assessment of Nutrition Support Therapy in the Adult Critically Ⅲ Patient：Society of Critical Care Medicine（SCCM）and American Society for Parenteral and Enteral Nutrition（A. S. P. E. N.），JPEN J Parenter Enteral Nutr. 2016 Feb；40（2）：159-211.

［29］ 陈晓春，潘晓东，等. 神经科查体及常用量表速查手册［M］. 北京：化学工业出版社，2022.

［30］ 高波，宗雪荣，盛艳，等. 集束化认知行为干预对脑胶质瘤患者疾病恐惧及心理安全感的影响［J］. 中华行为医学与脑科学，2024，33（3）.

［31］ 李乐之. 外科护理学［M］. 7 版. 北京：人民卫生出版社，2021.

［32］ 王晓峰，向欣. 胶质瘤相关认知功能减退的研究进展［J］. 中国微侵袭神经外科杂志，2024，28（1）.

［33］ 尤黎明. 内科护理学［M］. 7 版. 北京：人民卫生出版社，2022.

［34］ 中国临床肿瘤学会肿瘤化疗所致血小板减少症共识专家委员会. 肿瘤化疗所致血小板减少症诊疗中国专家共识（2018 年版）［J］. 中华肿瘤杂志，2018，40（9）：714-720.

［35］ 中国中西医结合学会血液病专业委员会. 肿瘤放化疗后白细胞减少症中西医结合治疗专家共识（2022 年版）［J］. 中华肿瘤防治杂志，2022，29（23）.

［36］ LIANG S, FAN X, ZHAO M, et al. Clinical practice guidelines for the diagnosis and treatment of adult diffuse glioma-related epilepsy［J］. Cancer Med, 2019, 8（10）：4527-4535.

［37］ NICE. Brain tumours（primary）and brain metastases in over 16s［EB/OL］.（2021-01-29）［2024-05-08］. https：//www. nice. org. uk/guidance/ng99.

［38］ 中国康复医学会吞咽障碍康复专业委员会. 中国吞咽障碍康复管理指南（2023 年版）［J］. 中华物理医学与康复杂志，2023，45（12）：1057-1072.

［39］中国康复医学会康复护理专业委员会. 吞咽障碍康复护理专家共识［J］. 护理学杂志，2021，36（15）：1－4.

［40］龙艳慧，陈英，田露，等. 脑卒中吞咽障碍患者间歇管饲的研究进展［J］. 护理学杂志，2019，34（19）：96－98.

［41］秦静静，孙丽凯，王玫，等.《老年人吞咽障碍5Ws和1H管理的最佳实践建议》（2022年）解读［J］. 护理研究，2024，38（2）：194－198.

［42］鲁娟娟，张伟，黄振英，等. 间歇经口至食管管饲法联合吞咽康复训练在脑卒中吞咽障碍患者中的应用［J］. 齐鲁护理杂志，2022，28（7）：118－120.

［43］张榆晨，安晓梅，杨继妮. 间歇性经口至食管管饲法对脑卒中后吞咽障碍患者病耻感的影响［J］. 神经损伤与功能重建，2019，14（6）：296－298.

［44］郭露露. 脑病之吞咽障碍间歇性经口至食管管饲治疗［J］. 中国药理学与毒理学杂志，2023，37（z1）：74.

［45］陈芸梅，刘艳，黄秋雨，等. 周围性面瘫患者的面神经功能训练专家共识［J］. 华西口腔医学杂志，2023，41（6）：613－621.

［46］陈孝平，汪建平，赵继宗. 外科学［M］. 第9版. 北京：人民卫生出版社，2018：198－201.

［47］李乐之，路潜. 外科护理学［M］. 第7版. 北京：人民卫生出版社，2021：225－229.

［48］美国医疗机构评审国际联合委员会. 美国医疗机构评审国际联合委员会医院评审标准［M］. 北京：中国协和医科大学出版社，2017：36.

［49］苏艳，关琼瑶，缪丹丹，等. ISBAR标准化沟通模式在临床护理中的研究进展［J］临床医学研究与实践，2020，5（16）：194－196.

［50］王忠诚，张玉琪. 王忠诚神经外科学［M］. 第2版. 武汉：湖北科学技术出版社，2019：575－576.

［51］世界卫生组织. 患者安全教程指南：多学科综合版［M］. 北京：中国医院协会，2011：161－162.

［52］朱佳楠，康晓凤，陈京立. ISBAR沟通模式在临床护理中的应用进展［J］. 中国护理管理，2019，19（8）：1276－1280.

［53］张奕，陈香萍，高卿卿，等. 护理信息系统有效性评价及相关理论模型的研究进展［J］. 中华护理杂志，2021，56（11）：1736－17.

［54］中华医学会神经外科学分会小儿学组，中华医学会神经外科学分会神经重症协作组，《甘露醇治疗颅内压增高中国专家共识》编写委员. 甘露醇治疗颅内压增高中国专家共识［J］. 中华医学杂志，2019，99（23）：1763－1766.

［55］ALRUWILI AA，DE JESUS O. Meningioma［M］. Treasure Island（FL）：Stat Pearls Publishing，2022：1－19.

［56］MANNIX T，PARRY Y，RODERICK A. Improving Clinical Handover in a Paediatric Ward：Implicatio 0.9％氯化钠注射液 for Nursing Management［J］. J Nurs Manag，2017，25（3）：215－222.

［57］程菊云，苏晓娟，陈大瑜. 侵袭性垂体腺瘤围手术期护理体会［J］. 中国临床神经外科杂志，2023，28（3）：199－200.

［58］王忠诚. 神经外科学［M］. 第八版. 武汉：湖北科学技术出版社，2013：665－696.

［59］中国垂体腺瘤协作组. 中国垂体腺瘤外科治疗专家共识［J］. 中华医学杂志，2015，95（5）：324－329.

［60］中国垂体腺瘤协作组，中华医学会神经外科学分会. 中国难治性垂体腺瘤诊治专家共识

（2019）［J］. 中华医学杂志，2019，99（19）：1454 - 1459.

［61］ ASA SL, METE O, PERRY A, et al. Overview of the 2022 WHO Classification of Pituitary Tumors ［J］. Endocrine Pathology, 2022, 33（1）：6 - 26.

［62］ BRAT DJ. SCHEITHAUER BW. FULLER GN. et al. Newly Codified Glial Neoplasms Ofthe 2007 WHO Classification of Tumours of the Central Nervous System：angcentric glioma, pilomyxoid astrocytda and pituicytoma ［J］. Brain Pathol, 2017. 17（3）：319 - 324.

［63］ DEKKERS OM, KARAVITAKI N, PEREIRA AM. The epidemiology of aggressive pituitary tumors （and its challenges）［J］. ReV Endocr Metab Disord, 2020, 21（2）：209 - 212.

［64］ EZZAT S, ASA SL, COULDWELL WT, et al. The prevalence of pituitary adenomas：a systematic review ［J］. Cancer, 2004, 101（3）：613 - 619.

［65］ OSBORN, ANNE G. Osborn's Brain：aging, Pathology, and Anatomy. Seca d edition ［M］. Lippincott Williams & Wiliins：ELSEVIER, 2018：771 - 818.

［66］ FOUNTAS A, LITHGOW K, KARAVITAKI N. Perioperative endocrinological management in patients with pituitary adenomas ［M］//Honegger J, Reincke M, Petersenn S. Pituitary Tumors. Academic Press, 2021.

［67］ 中华医学会神经外科分会小儿神经外科学组. 颅咽管瘤诊治中国专家共识（2024）［J］. 中华医学杂志，2024，104（4）：251 - 261.

［68］ 颅咽管瘤治疗专家共识编写委员会，中华医学会神经外科学分会小儿神经外科学组. 颅咽管瘤患者长期内分泌治疗专家共识（2017）［J］. 中华医学杂志，2018，98（1）：11 - 18.

［69］ 中国老年保健协会生长发育和性腺疾病分会，茅江峰，伍学焱. 儿童和青少年颅咽管瘤术后内分泌管理专家共识 ［J］. 基础医学与临床，2024，44（5）：585 - 598.

［70］ 斯良楠，陈金桃，林志雄. 颅咽管瘤分型 ［J］. 中国现代神经疾病杂志，2023，23（10）：914 - 923.

［71］ 张康娜，黄娜，郭昱琪. 循证支持下针对性护理在经蝶窦手术入路治疗颅咽管瘤中的应用实践 ［J］. 中国实用护理杂志，2021，37（15）：1158 - 1163.

［72］ 王永华，李小会，陈艳蓉，等. 全程护理对颅咽管瘤术后患者并发症及生活质量的影响 ［J］. 国际护理学杂志，2023，42（11）：2044 - 2047.

［73］ 黄娜，范艳竹，陆朋玮. 基于医护合作平台的延续性护理对颅咽管瘤术后患者生活质量的影响 ［J］. 中华现代护理杂志，2020，26（28）：3974 - 3977.

［74］ 曹炜，王翠雪. 神经外科脑胶质瘤患者发生术后谵妄的危险因素分析 ［J］. 中华现代护理杂志，2020，26（34）：763 - 4768.

［75］ 急诊危重症患者院内转运共识专家组. 急诊危重症患者院内转运共识——标准化分级转运方案 ［J］. 中国急救学，2017，37（6）：5.

［76］ 孙朋霞，李树亚，华小雪，等. 急危重症患者院间转运护理质量评价指标的构建 ［J］. 中华护理杂志，2023.

［77］ 汤铂，王小亭，陈文劲，等. 重症患者谵妄管理专家共识 ［J］. 中华内科杂志，2019. 58（2）：108 - 118.

［78］ 中华医学会神经病学分会. 中国成人局灶性癫痫规范化诊疗指南 ［J］. 中华神经科杂志，2022. 55（12）：1341 - 1352.

［79］ AVILA EK, GRABER J. Seizures and epilepsy in cancer patients ［J］. Curr Neurol Neurosci Rep, 2010, 10：60.

［80］ENGBERS F. Is unconsciousness simply the reverse of consciousness? Anaesthesia, 2018, 73：6.

［81］KENNETH G SAAG, MD, MSCDANIEL E FURST, MD. Major adverse effects of systemic glucocorticoids. (2024 – 6 – 8)［2024 – 5 – 16］. https：//www. uptodate. cn/contents/major-adverse-effects-of-systemic-glucocorticoids.

［82］KLEIN M. Lesion momentum as explanation for preoperative neurocognitive function in patients with malignant glioma［J］. Neuro Oncol, 2016, 18（12）：1595 – 1596.

［83］LEE YU-JIN G, KIM S, KIM N, et al. Changes in subcortical resting-state functional connectivity in patients with psychophysiological insomnia after cognitive-behavioral therapy：changes in resting-state FC after CBT for insomnia patients［J］. NeuroImage Clinical, 2018, 17：15 – 123.

［84］SCHEFFER IE, BERKOVIC S, CAPOVILLA G, et al. ILAE classification of the epilepsies：Position paper of the ILAE Commission for Classification and Terminology［J］. Epilepsia, 2017, 58：512.

［85］SHER-LU PAI, MD. Delayed emergence and emergence delirium in adults. (2022 – 6 – 23)［2024 – 5 – 16］. https：//www. uptodate. cn/contents/delayed-emergence-and-emergence-delirium-in-adults.

［86］VIDERMAN D, BROTFAIN E, BILOTTA F, et al. Risk factors and mechanisms of postoperative delirium after intracranial neurosurgical procedures［J］. Asian J Anesthesiol, 2020, 58（1）：5 – 13.

［87］陈芸梅, 刘艳, 黄秋雨, 等. 周围性面瘫患者的面神经功能训练专家共识［J］. 华西口腔医学杂志, 2023, 41（6）：613 – 621.

［88］王忠诚. 神经外科学［M］. 八版. 武汉：湖北科学技术出版社, 2013：665 – 696.

［89］FOUNTAS A, LITHGOW K, KARAVITAKI N. Perioperative endocrinological management in patients with pituitary adenomas［M］//Honegger J, Reincke M, Petersenn S. Pituitary Tumors. Academic Press, 2021.

［90］急诊危重症患者院内转运共识专家组. 急诊危重症患者院内转运共识——标准化分级转运方案［J］. 中国急救学, 2017, 37（6）：5.

［91］中国医师协会神经介入专业委员会, 中国颅内动脉瘤计划研究组. 中国颅内未破裂动脉瘤诊疗指南 2021［J］. 中国脑血管病杂志, 2021, 18（9）：634 – 664.

［92］中国医师协会神经介入专业委员会, 中国颅内动脉瘤计划研究组. 中国颅内破裂动脉瘤诊疗指南 2021［J］. 中国脑血管病杂志, 2021, 18（8）：546 – 574.

［93］ETMINAN N, DE SOUSA DA, TISEO C, et al. European Stroke Organisation (ESO) guidelines on management of unruptured intracranial aneurysms［J］. Eur Stroke J, 2022, 7（3）：V.

［94］中华医学会呼吸病学分会肺栓塞与肺血管病学组, 中国医师协会呼吸医师分会肺栓塞与肺血管病工作委员会, 全国肺栓塞与肺血管病防治协作组. 肺血栓栓塞症诊治与预防指南［J］. 中华医学杂志, 2018, 98（14）：1060 – 1087.

［95］陈秀梅, 吴荣奎, 钟海, 等. 脑动静脉畸形介入治疗围手术期护理专家共识［J］. 介入放射学杂志, 2023, 32（12）：1163 – 1168.

［96］李辉, 许东辉, 李东原, 等. 脑动静脉畸形术后正常灌注压突破综合征的研究进展［J］. 中国临床研究, 2020, 33（03）：421 – 425.

［97］吴景, 何卫娥, 张平. 脑动静脉畸形栓塞术后目标血压控制管理的要点［J］. 当代护士（下旬刊）, 2018, 25（3）：52 – 54.

［98］熊方武, 余传隆, 白秋江, 等. 中国临床药物大辞典（化学药卷）［M］. 北京：中国医药科技

出版社，2018：1282.

[99] 国家药典委员会. 中华人民共和国药典（2015 年版）第二部 ［M］. 北京：中国医药科技出版社，2018：132.

[100] 袁巧玲. 复杂性脑血管病复合手术治疗的围手术期护理 ［J］. 中国微侵袭神经外科杂志，2017，22（6）：287 – 288.

[101] 国家药典委员会. 中华人民共和国药典临床用药须知（化学药和生物制品卷）2015 年版 ［M］. 北京：中国医药科技出版社，2017：34 – 36.

[102] 张谦，冀瑞俊，赵萌，等. 中国卒中学会中国脑血管病临床管理指南撰写工作委员会. 中国脑血管病临床管理指南（第 2 版）（节选）——第 5 章脑出血临床管理 ［J］. 中国卒中杂志，2023，18（9）：1014 – 1023.

[103] 李佳，冯如芝，梁素娟. 脑出血患者血压管理的证据总结 ［J］. 中华神经医学杂志，2021，20（10）：1032 – 1038.

[104] 中华医学会神经外科学分会，中国医师协会急诊医师分会，中华医学会神经病学分会脑血管病学组，等. 高血压性脑出血中国多学科诊治指南 ［J］. 中国急救医学，2020，40（8）：689 – 702.

[105] 中国医疗保健国际交流促进会心脏重症专业委员会，中华医学会急诊医学分会县域急诊急救学组，中国医学教育学会急诊医学分会基层急救分会，等. 盐酸乌拉地尔注射液临床应用多学科专家共识（2023）［J］. 中华急诊医学杂志，2023，32（3）：305 – 313.

[106] 宿英英. 神经系统急危重症监护与治疗 ［M］. 北京：人民卫生出版社，2007：261 – 269.

[107] 王忠诚. 王忠诚神经外科学 ［M］. 武汉：湖北科学技术出版社，2005：70 – 73.

[108] 张通，赵军，李雪萍，等. 中国脑血管病临床管理指南（第 2 版）（节选）——第 8 章卒中康复管理 ［J］. 中国卒中杂志，2023，18（9）：1036 – 1048.

[109] 汪晗. 穴位按摩与康复训练治疗周围性面瘫的疗效观察 ［J］. 中华护养生保健，2020，（2）：30 – 31.

[110] 杨建业，秦磊磊，李飞龙，等. 血栓弹力图临床应用的研究进展 ［J］. 重庆医学，2020，49（01）：149 – 154.

[111] 牟琼瑶. 血栓弹力图形与凝血过程的研究 ［D］. 重庆理工大学，2018.

[112] LAM H, KATYAL N, PARKER C, et al. Thromboelastography With Platelet Mapping is Not an Effective Measure of Platelet Inhibition in Patients With Spontaneous Intracerebral Hemorrhage on Antiplatelet Therapy ［J］. Cureus, 2018, 10（4）：e2515

[113] 周鹏，龚骏，陈蒸伟. 血栓弹力图在深静脉血栓诊疗中的应用研究 ［J］. 实验与检验医学，2018，36（5）：40 – 42.

[115] 中华医学会外科学分会血管外科学组. 颈动脉狭窄诊治指南 ［J］. 中国血管外科杂志（电子版），2017，9（3）：169 – 175.

[114] 杨雅薇，李攀，陈韬，等. 四种氯吡格雷抗血小板功能检测方法的比较 ［J］. 第二军医大学学报，2016，37（8）：1002 – 1006.

[115] 张雪，虞雪融，黄宇光. 血栓弹力图的临床应用 ［J］. 协和医学杂志，2016，7（04）：303 – 305.

[116] 王玲玲，曹兴建，范玉平，等. 血栓弹力图在血栓和出血性疾病诊治中的应用 ［J］. 中华临床实验室管理电子杂志，2016，4（01）：26 – 29.

[117] 中国颈动脉狭窄介入诊疗指导规范（概要）［C］. 2015 年湖北省神经康复学术会议论文集. 2015：232 – 234.

［118］关杰，任军伟，朱远，等．光学比浊法与连续血小板计数法监测血小板聚集功能的比较［J］．解放军医学院学报，2013，08：838－841．

［119］吴小利，李健，向代军，等．血栓弹力图异常图形分析及临床意义［J］．中华检验医学杂志，2013，36（5）：400－404．

［120］中华医学会放射学分会介入学组．颈动脉狭窄介入治疗操作规范（专家共识）［J］．中华放射学杂志，2010，44（9）：995－998．

［121］岑文娇，李秋桂，魏静静，等．成人经口气管插管口腔护理的最佳证据总结［J］．上海护理，2023，23（5）：19－24．

［122］广东省护理学会鼻肠管护理技术专业委员会成人超声引导下鼻肠管置管专家共识组．成人超声引导下鼻肠管置管的专家共识［J］．现代临床护理，2022，21（10）：1－6．

［123］米元元，黄海燕，尚游，等．中国危重症患者肠内营养治疗常见并发症预防管理专家共识（2021版）［J］．中华危重病急救医学，2021，33（08）：903－918．

［124］潘丽杰，闫素芹，李永秀，等．改良Beck口腔评分的综合口腔护理干预在ICU经口气管插管使用呼吸机患者中的研究［J］．护理管理杂志，2019，19（12）：906－910．

［125］舒越，毕蒙蒙，张超，等．ICU患者人工气道气囊管理的最佳证据总结［J］．中华护理杂志，2022，57（24）：3038－3045．

［126］王荣贵，刘昊，孙前，等．二合一复合手术治疗原发性脑干出血的体会及文献复习［J］．卒中与神经疾病，2024，31（2）：206－209．

［127］严玉娇，丁娟，刘晁含，等．成人危重症患者气道管理的最佳证据总结［J］．护理学报，2021，28（3）：39－45．

［128］张博寒，田莉，焦帅，等．神经外科ICU患者误吸防治与管理的最佳证据总结［J］．中华现代护理杂志，2020，26（6）：741－748．

［129］张谦，冀瑞俊，赵萌，等．中国脑血管病临床管理指南（第2版）（节选）——第5章脑出血临床管理［J］．中国卒中杂志，2023，18（9）：1014－1023．

［130］中华医学会神经外科学分会，中国神经外科重症管理协作组．中国神经外科重症患者气道管理专家共识（2016）［J］．中华医学杂志，2016，96（21）：1639－1642．

［131］中华医学会神经外科分会，中国神经外科重症管理协作组．中国神经外科重症患者营养治疗专家共识（2022版）［J］．中华医学杂志，2022，102（29）：2236－2255．

［132］Guy R．Spontaneous intracerebral hemorrhage：Acute treatment and prognosis［EB/OL］．（2024－05－03）［2024－5－18］．https://sso.uptodate.com/contents/spontaneous-intracerebral-hemorrhage-acute-treatment-and-prognosis？search＝Spontaneous% 20intracerebral% 20hemorrhage% 3A% 20Acute% 20treatment% 20and% 20prognosis&source＝search _ result&selectedTitle＝1% 7E150&usage _ type＝default&display_rank＝1．

［133］MCCLAVE S A，TAYLOR B E，MARTINDALE R G，et al．Guidelines for the Provision and Assessment of Nutrition Support Therapy in the Adult Critically Ill Patient：Society of Critical Care Medicine（SCCM）and American Society for Parenteral and Enteral Nutrition（A．S．P．E．N．）［J］．JOURNAL OF PARENTERAL AND ENTERAL NUTRITION，2016．

［134］杜洪福，李一辰，徐曼曼，等．颅内动脉瘤支架辅助弹簧圈栓塞患者的抗血小板治疗［J］．国际脑血管病杂志，2022，30（3）：221－226．

［135］赖湘，张文波，叶敏，等．动脉瘤破裂出血行血管内介入栓塞术后并发脑梗死临床分析［J］．

中国实用神经疾病杂志，2022，25（6）：746－751.

[136] 李慧敏. 支架辅助弹簧圈栓塞术治疗颅内宽颈动脉瘤的围手术期护理［J］. 罕少疾病杂志，2019，26（6）：83－85.

[137] 李袁树，孙晓川. 应用血栓弹力图血小板图参数指导支架辅助栓塞颅内动脉瘤术后抗血小板聚集治疗的研究进展［J］. 中国脑血管病杂志，2021，18（05）：339－343.

[138] 颅内动脉瘤抗血小板治疗中国专家共识编写组. 颅内动脉瘤抗血小板治疗中国专家共识［J］. 国际脑血管病杂志，2021，29（09）：646－653.

[139] 替罗非班在动脉粥样硬化性脑血管疾病中的临床应用专家共识［J］. 中国卒中杂志，2019，14（10）：1034－1044.

[140] 王淼. 蛛网膜下腔出血临床治疗的护理效果探析［J］. 中国医药指南，2020，18（15）：283－284.

[141] 王婷婷，李春霞. 综合性护理在蛛网膜下腔出血颅内动脉瘤介入栓塞术围手术期的应用［J］. 河南医学研究，2020，29（13）：2466－2467.

[142] 徐跃峤，石广志，魏俊吉，等. 重症动脉瘤性蛛网膜下腔出血管理专家共识（2023）［J］. 中国脑血管病杂志，2023，20（02）：126－145.

[143] 杨中华. JNS：神经血管介入治疗围手术期抗血小板药物的管理意见［J］. 中国卒中杂志，2018，13（12）：1283.

[144] 张丽华，田丹英，欧阳燕，等. 颅内动脉瘤破裂出血患者血压管理策略的证据总结. 中国实用护理杂志，2022，38（16）：1255－1261.

[145] 中华医学会，中华医学会杂志社，中华医学会全科医学分会，等. 缺血性卒中基层诊疗指南（实践版·2021）［J］. 中华全科医师杂志，2021，20（09）：947－958.

[146] 中华医学会神经病学分会，中华医学会神经病学分会脑血管病学组，中华医学会神经病学分会神经血管介入协作组. 中国蛛网膜下腔出血诊治指南2019［J］. 中华神经科杂志，2019，52（12）：1006－1021.

[147] PAPADOPOULOS F, ANTONOPOULOS C N, GEROULAKOS G. Stent-Assisted Coiling of Unruptured Intracranial Aneurysms with Wide Neck［J］. Asian J Neurosurg, 2020, 15（4）：821－827.

[148] SAMANIEGO E A, GIBSON E, NAKAGAWA D, et al. Safety of tirofiban and dual antiplatelet therapy in treating intracranial aneurysms［J］. Stroke Vasc Neurol, 2019, 4（1）：36－42.

[149] 宿英英. 神经系统急危重症监护与治疗［M］. 北京：人民卫生出版社，2007：261－269.

[150] 张谦，冀瑞俊，赵萌，等. 中国卒中学会中国脑血管病临床管理指南撰写工作委员会. 中国脑血管病临床管理指南（第2版）（节选）——第5章脑出血临床管理［J］. 中国卒中杂志，2023，18（9）：1014－1023.

[151] 杨建业，秦磊磊，李飞龙，等. 血栓弹力图临床应用的研究进展［J］. 重庆医学，2020，49（01）：149－154.

[152] 潘丽杰，闫素芹，李永秀，等. 改良Beck口腔评分的综合口腔护理干预在ICU经口气管插管使用呼吸机患者中的研究［J］. 护理管理杂志，2019，19（12）：906－910.

[153] 中国医师协会神经外科医师分会神经重症专家委员会，中华医学会神经外科学分会脑血管病学组，中国医师协会神经介入专业委员会，等. 重症动脉瘤性蛛网膜下腔出血管理专家共识（2023）［J］. 中国脑血管病杂志，2023，20（2）：126－14.

[154] 张丽华，田丹英，欧阳燕，等. 颅内动脉瘤破裂出血患者血压管理策略的证据总结［J］. 中国实用学护理志，2022，38（16）：1255－1261.

[155] 马昱, 吴旭青, 毕晓莹, 等. 脑梗死患者抗血小板药物的精准策略选择 [J]. 中国临床医学, 2022, 29 (6): 899 – 905.

[156] 王祥瑞, 等. 腰椎间盘突出症诊疗中国疼痛专家共识 [J]. 中国疼痛医学杂志, 2020, 26 (01): 2 – 6.

[157] 中华医学会骨科学分会脊柱外科学组, 中华医学会骨科学分会骨科康复学组. 腰椎间盘突出症诊疗指南 [J]. 中华骨科杂志, 2020, 40 (8): 477 – 487.

[158] 中国康复医学会脊柱脊髓专业委员会基础研究与转化学组. 腰椎间盘突出症诊治与康复管理指南 [J]. 中华外科杂志, 2022, 60 (5): 401 – 408.

[159] 马玉艳. 腰椎间盘突出症患者的术后护理对策 [J]. 中国医药指南, 2023, 21 (02): 32 – 35 +40.

[160] 李才营, 张裕, 赵英海, 等. 下肢深静脉血栓形成治疗前 D – 二聚体水平测定对血栓后综合征发生的预测作用分析 [J]. 中国临床新医学, 2022, 15 (10): 951 – 955.

[161] 李晓强, 张福先, 王深明. 深静脉血栓形成的诊断和治疗指南 3 版 [J]. 中国血管外科杂志 (电子版), 2017, 9 (4): 250 – 257.

[162] 殷丽. 中医揿针埋针护理对腰椎术后尿潴留患者的影响 [J]. 河南大学学报 (医学版), 2023, 42 (1): 74 – 78.

[163] 刘玉彩. 髓内神经鞘瘤的围手术期护理 [J]. 中国实用神经疾病杂志, 2015, (24): 148 – 149.

[164] 张文翠, 陆琳. 颈段椎管肿瘤患者围术期加速康复护理方案的应用效果 [J]. 中国研究型医院, 2023, 10 (5): 57 – 61.

[165] 刘俊利. 高位椎管内肿瘤的护理体会 [J]. 中国实用神经疾病杂志, 2016, 19 (16): 137 – 139.

[166] 刘名名, 王晶, 韩晓光, 等. 颈椎退行性疾病术后颈托的临床应用现状 [J]. 北京生物医学工程, 2023, 42 (4): 427 – 431, 438.

[167] 于丽. 高龄患者腰椎管内神经鞘瘤切除合并脊柱内固定术 1 例围术期护理 [J]. 齐鲁护理杂志, 2016, 22 (4): 91 – 93.

[168] 王芳. 脊髓肿瘤患者围手术期的护理 [J]. 护理实践与研究, 2018, 15 (19): 69 – 71.

[169] 陈淑芳, 雷飞雨. 骶骨肿瘤切除术的围手术期护理体会 [J]. 中西医结合护理 (中英文), 2017, 3 (5): 165 – 166.

[170] SEBRANEK J J, KOPP L A, COURSIN D B. Glycaemic control in the perioperative period [J]. Br J Anaesth, 2013 (suppl_1): 18 – 34.

[171] CREASEY, P. E, PENFOLD, et al. Peri-operative management of the surgical patient with diabetes 2015: Association of Anaesthetists of Great Britain and Ireland [J]. Anaesthesia: Journal of the Association of Anaesthetists of Great Britain and Ireland, 2015.

[172] 周非非, 韩彬, 刘楠, 等. 颈椎后路手术加速康复外科实施流程专家共识 [J]. 中华骨与关节外科杂志, 2019, 12 (7): 498 – 508.

[173] 中国康复医学会康复护理专业委员会. 神经源性膀胱护理实践指南 (2017 年版) [J]. 护理学杂志, 2017, 32 (24): 1 – 7.

[174] 李斯锦, 李彦杰, 秦合伟, 等. 脊髓损伤后神经源性膀胱的中医康复研究进展 [J]. 中国中医急症, 2021, 30 (10): 1867 – 1869, 1880.

[175] 沈健, 毛新峰, 黄小燕, 等. 椎管内硬膜外海绵状血管瘤的 MRI 特征分析 [J]. 医学影像学杂志, 2014, (7): 1123 – 1126.

[176] 史良，苏亦兵，乔京元，等. 急性自发性椎管内硬膜外血肿的临床特征及治疗 [J]. 中国脊柱脊髓杂志，2022，32（3）：243-250.

[177] 翟艺，徐秀林. 基于虚拟现实技术的上肢康复训练系统发展现状 [J]. 中国康复理论与实践，2014，20（10）：908-910.

[178] 姜李，高岩，赵慧，等. 自制穿衣训练器在脑卒中手指精细功能恢复中的应用 [J]. 护理学杂志，2019，34（22）：84-87.

[179] 万丽，赵晴，陈军，等. 疼痛评估量表应用的中国专家共识（2020版）[J]. 中华疼痛学杂志，2020，16（3）：177-187.

[180] 陶剑芳，王梅，贾小梅，等. 整体疼痛评估量表评估老年慢性疼痛的适用性 [J]. 海南医学，2017，28（17）：2905-2907.

[181] 王雨彤，邱觅真，王志剑，等. 疼痛综合评定管理在加速康复外科中的应用效果 [J]. 中国疼痛医学杂志，2022，28（3）：199-203.

[182] 陈童真，张茜茜，王文玉，等. 冰敷标准化作业对三叉神经痛射频热凝联合阿霉素治疗患者满意度的影响 [J]. 河北医药，2023，45（20）：3181-3184.

[183] 凌西. 颅神经疾病微血管减压术后发热的诊断及疗效分析 [D]. 广州医科大学，2022.

[184] 沈江江，刘志红，刘宝辉. 神经内镜联合显微镜微血管减压术治疗原发性三叉神经痛的疗效观察 [J]. 中国临床解剖学杂志，2024，42（02）：208-212.

[185] 杨吉垒，温晓霞，王文丽，等. 三叉神经痛的诊疗研究进展 [J]. 中国疼痛医学杂志，2023，29（3）：201-206.

[186] 杨晓雅，郭春平，柯磊. 延续性康复干预对老年三叉神经痛患者术后情绪、疼痛和复发率的影响 [J]. 老年医学与保健，2023，29（3）：547-551.

[187] 何敏，王芳，沈雁蓉，等. 面肌痉挛行微血管减压术后并发舌咽神经功能受损的康复管理 [J]. 护理与康复，2022，21（5）：59-60.

[188] 李雯，王芳，沈雁蓉，等. 1例左侧面肌痉挛合并桥小脑角区肿瘤术后多发并发症患者的护理 [J]. 当代护士，2023，30（15）：128-131.

[189] 马静，高若妍，孙洪涛. 临床路径指导下显微血管减压术治疗面肌痉挛的围术期护理 [J]. 重庆医学，2021，50（20）：3597-3600.

[190] 穆丽芬，马捷，刘巧灵. 加速康复外科护理干预在面肌痉挛行微血管减压患者中的应用 [J]. 齐鲁护理杂志，2021，27（18）：15-17.

[191] 邱春兰，郭丽亚，王恒. 三叉神经痛及面肌痉挛患者围术期护理进展 [J]. 齐鲁护理杂志，2021，27（2）：146-147.

[192] 王天宇，高俊，李智敏，等. 面肌痉挛评价量表的临床应用 [J]. 中国神经精神疾病杂志，2017，43（12）：760-763.

[193] 梁水清，侯明. 危重患者低钙血症的现状分析 [J]. 临床医学进展，2023，13（12）：4.

[194] 梁新慧，贾瑶，胡梦依，等. 中国脑胶质瘤患者术后发生癫痫危险因素的Meta分析 [J]. 实用心脑肺血管病杂志，2024，32（3）：84-89.

[195] 刘芳，王晓英，陈卫碧，等. 成人癫痫持续状态护理专家共识 [J]. 中华现代护理杂志，2023，29（6）：701-709.

[196] 文霞，苏英凤，陈爱梅，等. SBAR沟通模式对护理人员临床评判性思维、沟通能力及患者满意度的影响 [J]. 齐鲁护理杂志，2021，27（2）：66-69.

[197] 吴韬，方媛媛，钱瑞莲. 成年癫痫患者自我管理的研究进展 [J]. 中华护理教育，2023，20 (4)：508－512.

[198] 王超，李聪，詹文刚，等. 脑胶质瘤相关癫痫的影响因素分析 [J]. 中国实用神经疾病杂志，2023，26 (08)：993－996.

[199] 王佳婷，周芳，蔡盈，等. 癫痫患儿照顾者知识现状与教育需求的调查分析 [J]. 中国实用护理杂志，2023，39 (16)：1235－1242.

[200] 中华医学会神经病学分会. 中国成人局灶性癫痫规范化诊疗指南 [J]. 中华神经科杂志，2022. 55 (12)：1341－1352.

[201] ACHREKAR MS, MURTHY V, KANAN S, et al. Introduction of Situation, Background, Assessment, Recommendation into Nursing Practice：A Prospective Study [J]. Asia Pac J Oncol Nurs. 2016 Jan-Mar；3 (1)：45－50.

[202] IAMAEL, AHMED, ABEBE, et al. Self-care practice and associated factors among epileptic patients：a cross-sectional study, Ethiopia [J]. The Pan African Medical Journal, 2023, 44：36.

[203] KUBRA, YENI, ZELIHA, et al. Caregiver burden and its predictors in adult epilepsy patients [J]. Epilepsy & behavior：E&B, 2024, 153：109685.

[204] STEPHEN, BLENKINSOP, ALISTAIR, et al. Climate change：Attitudes and concerns of, and learnings from, people with neurological conditions, carers, and health care professionals [J]. Epilepsia, 2024, 65 (1)：95－106.

[205] 陈玲，侯芳. 帕金森病病人术后出院指导模式的探讨 [J]. 护理学杂志，2001，16 (7)：440－442.

[206] 仇正芬，蔡英，李晶晶，等. 脑深部电刺激治疗帕金森病术后并发症观察与护理 [J]. 全科护理，2020，18 (29)：3969－3970.

[207] 樊嘉祺，常丽娟. 帕金森患者吞咽障碍康复护理的研究进展 [J]. 护士进修杂志，2023，38 (3)：229－232.

[208] 龚思媛，廖春莲，高燕，等. 帕金森病患者吞咽障碍筛查工具的范围综述 [J]. 护理学报，2023，30 (18)：42－47.

[209] 黄馨睿，端烨，叶梦华，等. 帕金森病患者跌倒预防的最佳证据总结 [J]. 中华护理杂志，2022，57 (19)：2414－2421.

[210] 刘力强，方艳伟，张广宇，等. 开颅术后缄默症5例临床分析 [J]. 中国医师杂志，2012，14 (8)：1095－1096.

[211] 罗玉茹，李天豪，杨楠楠，等. 摄食训练联合吞咽凝胶干预对帕金森伴吞咽障碍患者的影响 [J]. 护理实践与研究，2023，20 (24)：3724－3730.

[212] 牛焕江. 脑深部电刺激（DBS）手术治疗帕金森病并发症预防及处理 [C]. 2011年浙江省神经外科学学术年会论文集. 2011：258－259.

[213] 叶萌，马婧，李威，等. 帕金森患者延续性护理模式的构建及护理效果分析 [J]. 中国医药科学，2020，10 (16)：105－107，187.

[214] 邵巧丽. DBS病人手术局麻阶段护理干预与术后疗效调查 [J]. 医药前沿，2018，8 (26)：252－253.

[215] 谭少娟. 后颅窝肿瘤术后并发缄默症患者的护理 [J]. 护理学报，2009，16 (9)：43－45.

[216] 王志会，王含. 帕金森防治基层医生手册 [M]. 北京：人民卫生出版社，2020：180－190.

［217］燕铁斌. 康复护理学［M］. 北京：人民卫生出版社，2017：238-247.

［218］中国帕金森病脑深部电刺激疗法专家组. 中国帕金森病脑深部电刺激疗法专家共识［J］. 中华神经外科杂志，2012，28（8）：855-857.

［219］中华医学会神经病学分会帕金森病及运动障碍学组，中国医师协会神经内科医师分会帕金森病及运动障碍学组. 中国帕金森病治疗指南（第四版）［J］. 中华神经科杂志，2020，53（12）：973-986.

［220］中华医学会神经病学分会帕金森病及运动障碍学组，中国医师协会神经内科医师分会帕金森病及运动障碍学组. 早发型帕金森病的诊断与治疗中国专家共识［J］. 中华神经医学杂志，2021，20（2）：109-116.

［221］中华医学会神经外科学分会功能神经外科学组，中华医学会神经病学分会帕金森病与运动障碍学组，中国医师协会神经外科医师分会功能神经外科专家委员会，等. 帕金森病脑深部电刺激疗法术后程控中国专家共识［J］. 中华神经外科杂志，2016，32（12）：1192-1198.

［222］韦红霞. 延续护理对中晚期帕金森 DBS 术后患者康复的影响［J］. 长治医学院学报，2021，35（1）：60-63.

［223］王雅娟，郭艳霞. 延续性护理对帕金森病患者出院后生活质量的影响［J］. 中国医科大学学报，2018，47（7）：663-665.

［224］冯强，齐林，董留建，等. 不同手术路径脑室-腹腔分流术治疗脑积水的效果［J］. 实用中西医结合临床，2023，23（6）：60-62.

［225］付璐. 舒适护理在外科手术后卧床患者急性尿潴留的应用［J］. 中国现代药物应用，2016，10（19）：260-261.

［226］范玉滢，杜爱红，马红艳，等. 直肠指力刺激在脑室腹腔分流术后腹胀患者中的疗效观察［J］. 齐齐哈尔医学院学报，2021，42（2）：175-177.

［227］高海英. 肠道管理在脑室—腹腔分流术后减轻腹胀中的应用体会［J］. 基层医学论坛，2015，（9）：1275-1276.

［228］纪婕，冯丹丹，等. 不完全性肠梗阻患者肠道康复训练与护理［J］. 实用临床医药杂志，2018，22（20）：45-47.

［229］梁毅. 便秘防治体操在预防中央束综合征便秘中的效果观察［J］. 世界最新医学信息文摘（连续型电子期刊），2019，19（93）：352，360.

［230］谭海锋，刘安平. 中医治疗继发性颅内高压症的研究进展［J］. 当代医药论丛，2024，22（3）：33-37.

［231］王昇玲，周静威，刘娜，等. 耳穴压豆联合艾灸治疗肾穿刺后排尿困难的临床研究［J］. 中国中西医结合肾病杂志，2020，21（9）：811-812.

［232］怡文辉，陈霄，王凯悦，等. 中医内科临床诊疗专家共识·脑积水（正常压力脑积水）［J］. 中国医药导刊，2023，25（8）：767-772.

［233］詹潮鸿，张向阳，肖格磊. 脑积水发病机制的研究进展［J］. 中南大学学报（医学版），2019，44（10）：1188-1195.

［234］陈丽芳，李蕙. 电子中重度疼痛护理记录单设计应用与评价［J］. 护理实践与研究，2020，17（21）：136-138.

［235］王天宇，高俊，李智敏，等. 面肌痉挛评价量表的临床应用［J］. 中国神经精神疾病杂志，2017，43（12）：760-763.

[236] 中华医学会神经病学分会. 中国成人局灶性癫痫规范化诊疗指南 [J]. 中华神经科杂志, 2022, 55 (12): 1341 – 1352.

[237] 刘芳, 王晓英, 陈卫碧, 等. 成人癫痫持续状态护理专家共识 [J]. 中华现代护理杂志, 2023, 29 (6): 701 – 709.

[238] 燕铁斌, 尹安春. 康复护理学 [M]. 北京: 人民卫生出版社, 2017: 242.

[239] 燕铁斌, 尹安春. 康复护理学 [M]. 北京: 人民卫生出版社, 2017: 042 – 043.

[240] 燕铁斌, 尹安春. 康复护理学 [M]. 北京: 人民卫生出版社, 2017: 047.

[241] 詹潮鸿, 张向阳, 肖格磊. 脑积水发病机制的研究进展 [J]. 中南大学学报, 2019, 44 (10): 1188 – 1195.

[242] 卢娴, 韩国强, 钱鑫. 慢性鼻窦炎继发脑脓肿 1 例. 中国临床案例成果数据库, 2023, 05 (01): E02499 – E02499.

[243] GRAEME M. Fever in the intensive care unit [EB/OL]. (2023 – 11 – 22) [2024 – 5 – 9]. https://sso. uptodate. com/contents/fever-in-the-intensive-care-unit? search = Fever% 20in% 20the% 20intensive% 20care% 20unit&source = search_result&selectedTitle = 1%7E150&usage_type = default&display_rank = 1.

[244] 韩华. 一例伴有复杂疾病的脑脓肿患者护理案例经验总结 [J]. 基础医学与临床, 2020, 40 (6): 835 – 837.

[245] 彭刚艺. 临床护理技术规范 [M]. 广州: 广东科技出版社, 2013.3.

[246] 陈鹏. 神经外科仰卧位患者发生坠积性肺炎危险因素及护理对策分析 [J]. 医学理论与实践, 2022, 35 (17): 3009 – 3011.

[247] 孙艳芳, 练志梅, 于杨. 改良式侧卧位角度对高龄重症肺炎患者肺功能的影响 [J]. 护理实践与研究, 2023, 20 (14): 2130 – 2134.

[248] 陈晓琳, 李晓凤, 王素云. Z 字型过侧卧位在卒中相关性肺炎患者中的应用效果 [J]. 中国实用护理杂志, 2022, 38 (33): 2607 – 2611.

[249] 中国康复医学会吞咽障碍康复专业委员会. 中国吞咽障碍康复管理指南 (2023 版) [J]. 中华物理医学与康复杂志, 2023, 45 (12): 1057 – 1072.

[250] 张莹莹, 徐博, 陈成, 等. 神经重症气管插管患者口腔黏膜压力性损伤预防及管理的最佳证据总结 [J]. 中华现代护理杂志, 2024, 30 (12): 1587 – 1595.

[251] 岑文娇, 李秋桂, 魏静静, 等. 成人经口气管插管口腔护理的最佳证据总结 [J]. 上海护理, 2023, 23 (5): 19 – 24.

[251] 张博寒, 田莉, 焦帅, 等. 神经外科 ICU 患者误吸防治与管理的最佳证据总结 [J]. 中华现代护理杂志, 2020, 26 (6): 741 – 748.

[253] 霍少娟, 田金徽, 曾晓丽, 等. 不同吸痰时机吸痰效果比较的 Meta 分析 [J]. 中国呼吸与危重监护杂志, 2019, 18 (5): 461 – 468.

[254] 刘秀, 刘滨滨, 权明桃, 等. ICU 机械通气患者膈肌锻炼方案的构建及应用研究 [J]. 中华护理杂志, 2023, 58 (3): 261 – 267.

[255] 产超广谱 β – 内酰胺酶肠杆菌感染急诊诊疗中国专家共识组. 产超广谱 β – 内酰胺酶肠杆菌感染急诊诊疗中国专家共识 [J]. 中华急诊医学杂志, 2020, 29 (12): 1520 – 1526.

[256] 周华, 李光辉, 陈佰义, 等. 中国产超广谱 β – 内酰胺酶肠杆菌科细菌感染应对策略专家共识 [J]. 中华医学杂志, 2014, 94 (24): 1847 – 1856.

[257] 碳青霉烯类耐药肠杆菌预防与控制标准 WS/T 826 – 2023 [J]. 中国感染控制杂志, 2023, 22

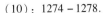
（10）：1274－1278.

［258］龚艳辉，周兰，张灿芝，等. 神经外科 ICU 脑出血患者静脉血栓栓塞预防与管理的证据总结
　　　　［J］. 当代护士，2024，31（1）：19－23.

［259］梁新慧，张珊，张腊婷，等. 颅脑手术患者术后发生手术部位感染危险因素的 Meta 分析
　　　　［J］. 实用心脑肺血管病杂志，2024，5（16）：1－9.

［260］钟菁. 预防性护理联合早期康复护理在颅脑手术患者中的护理效果［J］. 中国医药指南，
　　　　2023，21（32）：168－171.

［261］管敏武，王新东，章建飞，等. 颅脑外伤术后早期头皮切口愈合不良的危险因素分析［J］.
　　　　浙江医学，2018，40（21）：2357－2359＋2362.

［262］雷常彬，许珂，周川茹，等. 2022 版《临床实践中的伤口感染：最佳实践原则》专家共识解
　　　　读［J］. 华西医学，2024，39（04）：509－516.

［263］蒋琪霞，朱冬梅. 皮肤和伤口循证护理规范［M］. 南京：东南大学出版社：2021，10. 414.

［264］魏敏，金莉，季怡虹. "伤口感染临床实践：最佳实践原则（2022）"解读［J］. 创伤外科杂
　　　　志，2023，25（6）：408－412.

［265］王宁华. 疼痛定量评定的进展［J］. 中国临床康复，2002，6（18）：2738－2739.

［266］林建琼. 头部慢性疑难伤口医护一体化处理策略［J］. 健康必读，2019（29）：24.

［267］蒋琪霞，周济宏，吕国忠，等. 负压封闭技术治疗慢性伤口的机制及临床应用研究［J］. 中
　　　　国科技成果，2023，24（21）：57－58.

［268］蒋琪霞，朱玉玲，刘国帧，等. 负压伤口治疗结合局部氧疗用于慢性伤口的抑菌及愈合效果
　　　　研究［J］. 中国护理管理，2023，23（4）：491－496.

［269］余振兴，张珑，陈祺龙，等. 持续性封闭式负压引流术在重型颅脑损伤术后伤口愈合不良中
　　　　的应用［J］. 中国临床神经外科杂志，2020，25（12）：857－859.

［270］马燕飞，宁宁，陈佳丽，等. 临床伤口测量方法研究新进展［J］. 四川医学，2022，43
　　　　（10）：1033－1036.

［271］邱雨欢，符秋燕，朱利红，等. 慢性伤口患者报告结局测量工具的研究进展［J］. 护理研究，
　　　　2023，37（14）：2570－2575.

［272］陈晓琳，李晓凤，王素云. Z 字型过侧卧位在卒中相关性肺炎患者中的应用效果［J］. 中国实
　　　　用护理杂志，2022，38（33）：2607－2611.

［273］管敏武，王新东，章建飞，等. 颅脑外伤术后早期头皮切口愈合不良的危险因素分析［J］.
　　　　浙江医学，2018，40（21）：2357－2359＋2362.

［274］蒋琪霞，朱冬梅. 皮肤和伤口循证护理规范［M］. 南京：东南大学出版社：2021. 10：414.